나는 비뇨의학과
의사입니다

나는 비뇨의학과
의사입니다

초판 1쇄 인쇄 2020년 12월 15일
초판 1쇄 발행 2020년 12월 20일

지은이 차우헌
일러스트 차준형
펴낸이 인창수
펴낸곳 태인문화사
디자인 플러스
신고번호 제10-962호(1994년 4월 12일)
주소 서울시 마포구 독막로 28길 34
전화 02-704-5736
팩스 02~324-5736
이메일 taeinbooks@naver.com

ⓒ차우헌, 2020

ISBN 978-89-85817-85-1 13510

이 도서의 국립중앙도서관 출판예정도서목록(CIP)은 서지정보유통지원시스템 홈페이지(http://seoji.nl.go.kr)와
국가자료종합목록 구축시스템(http://kolis-net.nl.go.kr)에서 이용하실 수 있습니다.
(CIP제어번호 : CIP2020051563)

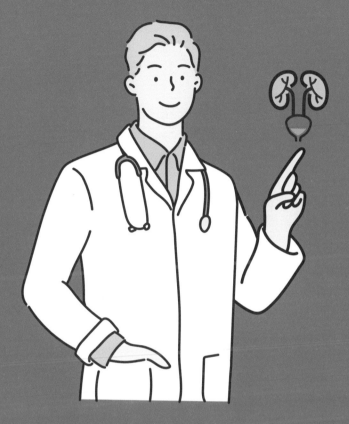

비뇨기 질환 환자와 보호자가 가장 많이 물어보는 106가지 질문

나는 비뇨의학과 의사입니다

—— 의학박사·비뇨의학과 전문의 **차우헌** ——

태 인 문 화 사

추천의 글

★ 서울대학교병원과 분당서울대학교병원에서의 40년의 비뇨의학과의 인연을 가슴에 담아 두고 현재 창원 경상대학교병원 비뇨의학과 초빙교수로서 제 2의 인생을 살고 있습니다. 돌이켜보면 비뇨의학의 불모지인 우리나라에서 의사와 학자로서 의학의 발전을 위해 최선을 다해 살아왔습니다.

우리의 생활이 윤택해지고 건강수명이 늘어나면서 비뇨의학은 우리의 생활과 더욱 밀접한 연관성을 갖게 되었습니다. 전립선비대증과 전립선염 환자뿐 아니라 전립선암, 신장암과 방광암의 유병률은 더욱 증가하였습니다. 그리고 우리의 의료기술은 전 세계 어느 나라와 견주어도 손색이 없을 정도로 향상되었다고 생각합니다.

나의 지도제자들과 분당서울대병원 비뇨의학과 전임의(BPH) 제자들이 전국 각지에서 대학병원의 교수와 종합병원의 의료진 그리고 개인의원의 원장으로서, 각자의 역할을 하며 열심히 살고 있다는 것에 스승으로서 감사하게 생각합니다. 나의 제자들이 훌륭한 논문으로 미국비뇨의학회지, 유럽비뇨의학회지와 같은 전 세계의 유명한 학술지에 연구 성과를 발표하는 것을 볼 때는 정말 무엇과도 바꿀 수 없는 희열을 느낍니다.

비뇨의학과 질환은 대학병원에서 종양의 수술과 치료만큼 중요한 것이 예방과 조기진단이라 생각합니다. 그 외에도 비뇨의학과 의사는 배뇨장애, 결석치료, 요로감염 등의 다양한 질환에서 환자들에게 도움을 줄 것이 많습니다. 내가 우리 제자들에게 늘 강조하는 말이 "부끄럽지 않게 진료를 하라는 것"과 "의사는 늘 공부를 해야 하고 환자를 위해서 정성을 다해야 한다는 것"입니다.

나의 제자 차우헌 선생이 대학병원의 교수로서 진료와 연구를 하지 않는 것에 진한 아쉬움이 남았었는데, 작년부터 일반인들을 위해서 가장 보편적인 비뇨의학과 질환을 가지고 문답식의 책을 집필한다는 것을 들으면서 대견하게 생각했습니다. 이 책은 차우헌 선생이 열과 성을 다하여 비뇨의학 교과서와 다양한 논문들을 근거로 일반인의 눈높이에서 알기 쉽게 설명했다는 점에서 높이 평가합니다. 지금과 같은 모습으로 앞으로도 꾸준히 학문에 정진하고 비뇨기 질환과 우리나라의 공공의료에 힘써주기를 바랍니다.

전 서울대학교 의과대학 교수, 현 창원 경상대학교병원 비뇨의학과 초빙교수 이상은

★ 노인 인구의 증가는 비뇨의학과의 필요성을 한층 높여 놓았습니다. 인터넷을 통해 많은 지식들이 넘쳐나고 더러는 정확하지 않고 검증되지 않은 지식들도 많은 것이 사실입니다. 그럼에도 불구하고 많은 비뇨의학과 질환에 대하여 일반인들이 알기 쉽게 정리된 책이 많지 않습니다. 특히 전립선 질환, 전립선비대증과 전립선암은 서구와 같은 패턴으로 급격히 증가하고 있습니다. 전립선 질환뿐 아니라 요실금, 요로결석, 남성 성기능 장애, 비뇨생식기종양과 소아 비뇨의학과 질환에 이르기까지 모든 질환을 일반인이 알기 쉽게 적은 책이 발간됨을 진심으로 축하합니다.

저자인 차우헌 과장은 전공의 시절 많은 논문을 쓰고 많은 논문들을 학회에 발표한 바 있는 재원 중의 재원입니다. 2차 병원에서 바쁜 가운데 많은 데이터를 찾아서 정리하고 책으로 발간하는 일이 쉽지 만은 않은 일일 터인데 책의 발간을 진심으로 축하합니다. 이 책을 통해서 삶의 질에 방해를 받는 많은 분들에게 도움이 되었으면 하는 바람이 있어 이 책을 추천합니다.

계명대학교 경주동산병원장 이경섭

★ 서울대병원 의료경영고위과정(AHP: Advanced Healthcare Management Program)을 수료한 여러 기수의 대표자들 모임에서 처음 차우헌 선생을 보았을 때 느낌은 '군계일학이라는 표현이 이럴 때 들어맞는 것이구나!'라는 것이었습니다. 의사로서의 공부만으로도 벅찰 수 있는데 부족한 시간을 쪼개가며 자신의 발전을 위해 MBA 과정을 수학했다는 사실 등 해당 기수에서도 특히 돋보이는 사람이 비뇨의학과라는 같은 길을 가고 있다는 사실이 더욱 더 자랑스러웠습니다.

그때 보았던 강렬한 인상으로 인해, 대한비뇨기초음파학회 임원으로 추천하게 되어 함께하면서 가까이에서 보니, 능력과 열정뿐만 아니라 긍정적인 에너지로 인해 주변 사람들을 편하게 만들어주고 행복하게 만드는 면이 탁월하였습니다. 중요한 일을 함께 도모하고픈 사람이 바로 차우헌 선생이었습니다.

코로나19로 인하여 다들 심신이 고단하고 심지어는 코로나 우울증으로 힘들어하는 시기에, 우리 차우헌 선생은 오히려 에너지를 더 많이 발산하고 또한 집중하여 비뇨의학과 관련한 궁금증을 총망라하여 정확한 정보에 근거하여 답변을 정리하였다는 얘기를 들었을 때, 느끼는 생각은 역시나 우리 차우헌!

이 책의 전반적인 내용을 보시면 아시겠지만, 비뇨의학과 외래에 직접 찾아오는 환자분들, 인터넷 등에서 알맞은 의학 정보에 갈급하는 네티즌들뿐만 아니라, 비뇨의학과 전문의를 비롯하여 일반 의사들에게도 환자분들의 다양한 질문에 대해 답변이 난감할 때 찾아보고 도움을 줄 수 있는 참고 자료로서의 역할을 톡톡히 할 수 있는 내용들로 구성되어 있습니다. 인터넷상에서 모여진 일반인들의 비뇨의학과 관련한 질문들, 일반 성인을 대상으로 한 설문조사를 통해 모아진 질문들을 수년간에 걸쳐 정리하고 자료를 모아, 일상이 무너진 코로나19의 와중에 이리도 소중한 비뇨의학 대중서를 완성해준 차우헌 선생에게 감사와 존경의 마음을 담아 전합니다.

대한비뇨기초음파학회 회장 조규선

★ 비뇨의학과는 남녀노소 모두의 신장, 요관, 방광, 요도 등 소변의 배출과 관계되는 장기인 요로계와 남성의 생식기계 그리고 후복막강의 장기에 관계된 질환을 다루는 아주 폭넓은 진료 분야입니다. 그러나 아직도 여성의 방광염, 요실금 같은 경우에는 산부인과에서 진료하는 경우가 더 흔하고 비뇨의학과는 남자환자만 진료하는 것으로 알고 있는 분들이 많은 실정입니다. 또한 비교적 잘 알려진 전립선 질환, 요로결석, 발기부전 등을 제외하고는 일반인들에게 비뇨기 질환은 생소한 편으로 이에 따라 진단과 치료가 늦어지는 경우를 흔히 보게 됩니다.

이러한 현실에서 우리나라 일반인들이 궁금해 하는 비뇨기 질환을 알기 쉽고 상세하게 설명해주는 안내 책자를 발간하시는 차우헌 선생님께 축하와 감사를 드리고 이 책자에 추천서를 쓰게 되어 무척 기쁘게 생각합니다.

특히 비뇨기 질환은 주위 사람들이나 담당 의사에게 자세히 물어보는 것을 꺼리게 되는 경우가 많아서 혼자서 끙끙거리고, 인터넷을 통한 정보의 홍수 속에서 더 갈피를 잡지 못하는 경우도 많습니다. 이번에 차우헌 선생님이 여러 해 동안 공들여 일반인들이 가장 궁금해 하고 가장 흔히 질문하는 내용을 일목요연하게 잘 정리하여 발간하는 이 안내 책자는 많은 이들의 고민을 들어주고 궁금증을 해소할 것으로 생각합니다.

제가 전공의 시절부터 오랜 기간 지근거리에서 지켜본 차우헌 선생님은 학문에 대한 열정이 매우 크며, 지역사회의 공공의료에 대해서도 관심이 높고 정성으로 환자를 대하는 아주 훌륭한 의사입니다. 이번 책자의 발간도 이러한 끊임없는 열정과 관심의 산물로 생각되며 이 책자가 다시 한 번 많은 이들에게 큰 도움이 되기를 바랍니다. 감사합니다.

경북대학교 의과대학 비뇨의학과 주임교수 권태균

★ 항상 환자를 봄에 있어 성실하고, 환자에게 설명을 함에 편안하고 수월하게, 또한 환자를 웃으며 즐겁게 대하는 차우헌 과장을 만난 지 어느새 10년의 세월이 흘렀습니다. 대한비뇨기초음파학회 회장과 상임이사로 만나 같이 일을 해본 차우헌 과장은 본인이 알고 있는 의학 지식을 환자 특히, 연세가 많으신 분들에게 어떻게 하면 쉽게 잘 전달을 할 수 있는가에 대한 고민을 가진 늘 한결

같은 의사였습니다.

책 제목이 '나는 비뇨의학과 의사입니다'로 같은 비뇨의학과를 전공한 선배로서 매우 자긍심을 느끼는 훌륭한 제목이라 생각합니다. 비뇨의학과라는 용어는 원래 비뇨기과라는 용어에서 정확한 의미의 전달 문제, 진료영역과 연구범위의 국내외 추세, 일반인에 대한 이미지 개선 등의 이유로 비뇨의학과로 2017년 개명을 하였습니다. 비뇨의학과에서 다루는 질환은 남성과 여성 모두에서의 소변의 생성, 이동, 저장, 배출에 관련된 불편감, 비뇨기계 종양, 손상, 감염, 결석, 신장의 기능 이상, 불임, 성기능 장애, 남성 갱년기, 선천성 기형 등 매우 다양합니다. 즉 우리의 삶의 질에 매우 밀접한 영역입니다.

최근 들어 공중파 방송, 인터넷, 유튜브, 케이블 방송 등을 통하여 건강과 관련하여 무수히 많은 정보가 제공되고 있지만, 일반인 입장에서 과연 무엇이 정확하고 올바른 정보인지를 알 수가 없습니다. 또한 정작 본인과 관련된 정보를 쉽게 찾기는 어려운 것이 실정입니다. 환자와 일반인의 눈높이에 맞춘 올바른 건강 관련 정보를 제공하는 것은 의료인의 사명인 동시에 중요한 덕목이라 생각합니다.

이러한 목적에 맞게 차우헌 과장께서 외래에서 가장 많이 만나는 질환, 네이버, 구글, 다음, 유튜브 등에서 비뇨의학과와 관련된 질문, 일반 성인을 대상으로 한 설문을 통하여 취합된 4만개 이상의 질문 중에서 가장 보편적인 100여 가지의 질문을 선정하였습니다. 이 책을 통하여 차우헌 과장의 개인적인 자아실현뿐만 아니라 이 땅의 모든 환자 및 일반인에게도 많은 도움이 되리라 확신합니다. 현대사회는 노인 인구의 증가와 비례하여 요실금과 배뇨장애가 증가하고 있고 이는 인류가 해결해야 하는 숙제이며, 사회적인 개념의 변화로 대부분 요양기관에서 부모님을 모시게 되어 배뇨 문제는 인간의 존엄성 문제와도 직결이 되고 있는 상태입니다. 이에 대한 해답이 이 책에 들어 있습니다.

마지막으로 나만 왜 이런 고생을 할까?, 나이가 들면 다 이런 것인가?, 쑥스러워 어디 이야기도 못하겠네!, 병원 가봐야 3분이면 '끝' 하고 불만이 있는 분들께 이 책을 추천드립니다. 차우헌 과장이 풍부한 경험과 많은 고민 끝에 집약된 색다른 시선으로 여러분께 따뜻한 조언과 긍정의 처방을 해드릴 겁니다.

중앙대학과 비뇨의학과 주임교수, 현 대한요로생식기감염학회 회장,

전 대한비뇨기초음파학과 회장 김태형

★ 지난 겨울부터 발생했던 코로나는 아직도 다양한 지역에서 산발적으로 발생하고 있습니다. 코로나는 발생 초기부터 면역기능이 떨어지는 노인들에게서 높은 이환율과 사망률을 보여 노인들의

일상생활을 더욱 움츠리게 하고 기존 노인 질환을 더욱 악화시킬 것으로 예상됩니다.

이 책은 국내 최초로 일반인들의 사전인식조사를 통해 비뇨의학과 외래에서 볼 수 있는 가장 대표적인 질환들에 관한 내용을 기술한 책이라는 점에서 더욱 의미가 있습니다. 비뇨의학과의 남성 질환은 병임에도 불구하고 부끄럽고 숨기고 싶은 질환으로 여겨져 왔으나, 앞으로는 당당하게 밝히고 제대로 된 진단과 치료가 이루어졌으면 합니다. 이 책이 코로나로 힘든 시기에 비뇨의학과적 질환으로 힘든 독자들에게 많은 도움이 될 수 있기를 기대합니다.

고려대학교 비뇨의학과 주임교수, 전 대한남성학회 회장 윤두건

★ 진료실에서 환자와 대화를 하다 보면 틀린 정보를 접하고 내원하는 경우가 많아 당황할 때가 있습니다. 매체의 발달로 비뇨의학과 지식이 많이 알려진 것도 사실이지만 잘못된 정보 역시 넘쳐납니다. 이런 시기에 정확하고 유용한 비뇨의학과 지식을 고스란히 담은 《나는 비뇨의학과 의사입니다》는 환자와 예비 환자, 보호자들께서 비뇨의학과 질환을 이해하고 예방하는데 훌륭한 교과서 역할을 할 수 있을 것으로 기대합니다.

대한비뇨의학과의사회 회장 이종진

★ 비뇨의학과 질환을 일반인들에게 쉽게 설명해주는 책이 나오게 되어 반갑습니다. 우리의 식습관이 서구화되고 건강수명이 늘어나면서 전립선암의 유병률은 계속 늘어나고 있습니다. 비뇨기종양, 특히 전립선암을 진료하는 의사로서 환자분들이 좀 더 일찍 검진을 하고 초기에 진단되었으면 좋았을 텐데 하는 아쉬움이 들 때가 많았었는데, 이 책이 환자분들뿐만 아니라 일반인들에게 도움이 될 수 있을 것 같아서 환영합니다.

서울대학교병원 비뇨의학과 과장 곽철

★ 비뇨의학과 질환들 중 다수의 질환들이 비전문가들로부터 진료가 되고 있습니다. 이런 안타까운 현실에서 차우헌 과장이 일반인들과 의사들이 알면 좋을 비뇨기계 질환에 대한 친절한 안내서를 발간하였습니다. 기획이 아주 잘된 비뇨기계 질환에 대한 충실한 안내서입니다. 많은 이들의 궁금함을 명쾌하게 해설해준 차우헌 과장에게 박수를 보냅니다.

분당서울대학교병원 비뇨의학과 과장 변석수

★ 병의원을 방문하는 것은 항상 멀고 어렵게 느껴집니다. 어쩌면 비뇨의학 관련 증상은 더 어려울 수도 있습니다. 하지만 이렇게 쉽게 비뇨의학 관련 문답을 정리한 책을 보고 나면 비뇨의학과를 찾아가는 것이 한결 쉽지 않을까 생각합니다. 유튜브와 여러 SNS에 병에 대한 설명은 넘쳐나지만, 비뇨의학 전문의가 교과서와 논문을 바탕으로 검증된 내용을 설명했다는 점에서 이 책은 차별화되고 있습니다. 정말로 환영하고 기뻐할 일이며, 비뇨의학과 질환으로 불편함을 느끼는 남녀노소 모든 분들에게 커다란 도움이 될 것이라 생각합니다.

서울대학교 의과대학 보라매병원 비뇨의학과 교수 손환철

★ 이번에 출간되는 차우헌 선생의 《나는 비뇨의학과 의사입니다》는 매우 큰 의미를 지닙니다. 그동안 비뇨의학을 전문으로 공부하기 위한 교과서와 전문서적들은 많았지만, 비뇨의학 대중서는 우리나라에서는 처음 시도이기 때문입니다. 특히 오늘날과 같이 엉터리 정보들이 인터넷에 널려 있는 현실에서, 객관적인 의학적 사실에 기반한 쉬운 비뇨의학 대중서가 나온 것은 매우 기쁜 일입니다.

비뇨의학은 남성이든 여성이든 신장, 요관, 방광의 문제와 전립선을 포함한 남성 기관을 다루는 의학의 한 분야입니다. 실로 비뇨의학은 선천적 이상부터 기능적 문제, 감염, 요로결석과 같은 대사 질환, 그리고 비뇨암에 이르는 폭 넓은 질환을 수술과 약물치료 등 다양한 방법으로 해결하고 있습니다. 이런 활약과 중요성에 비해, 대중적으로는 성적인 내용을 주로 다루는 분과로만 오해하여 진료를 기피하거나 숨기는 경우도 종종 있는 것이 현실입니다. 따라서 비뇨의학 관련 질문을 공공연히 하지 못하는 분위기가 많았고, 비전문가들의 엉터리 조언을 따르거나 엉뚱한 진료과에서 잘못된 치료를 받는 일이 비일비재합니다.

본 서적은 딱딱한 교과서적 구성이나 어려운 설명을 탈피하고, 쉬운 문답식 구성을 하고 있습니다. 다루는 내용들도 가장 흔하게 보는 106가지 비뇨 질환에 대해 인터넷 포털 사이트와 유튜브 내용 및 100명 이상의 설문을 통해 질문을 추렸습니다. 그만큼 보편적이면서도 일반인들이 궁금해 하는 의학적 질문에 대한 객관적인 답을 제시하고 매우 쉽게 풀어서 제시하고 있습니다. 따라서 유사 증상이 있거나 해당 질환들을 치료받고 있는 분들뿐만 아니라 남녀노소 누구나 의학상식을 넓힌다는 의미로도 재미있게 읽을 수 있을 것입니다. 책을 읽으면서 '아~ 이러한 증상은 비뇨의학과에 가야 하는 것이구나!'라는 순간이 있다면 본 서적은 가치를 충분히 다했다고 생각합니다. 오랜 기간 자료를 수집하고 집필하느라 수고한 차우헌 선생에게 비뇨의학계를 대표하여 감사를 전합니다.

서울대학교병원 비뇨의학과 교수 정창욱

★ 김천의료원에서 근무 중인 차우헌 과장으로부터 일반 시민들을 대상으로 비뇨의학 전반적인 분야를 설명한 책을 출간할 예정이라는 말을 들었을 때 순간적으로 왜 이전에 그러한 책이 있다는 말을 들어 보지 못했을까 하는 생각이 들었습니다.

물론 비뇨의학과에 대한 수많은 전문서적들이 있습니다. 하지만 의사가 아닌 시민들을 위한 책들은 거의 없다시피 합니다. 그나마 비뇨의학과의 각 분과학회에서 일반 시민들을 위한 소책자들을 발간하고 있지만 보통은 특정 질환에 대한 간단한 핸드북 정도에 그치고 있습니다.

이런 상황에 비뇨의학에 대한 일반 시민들의 이해를 높일 수 있는 책이 발간되는 것을 기쁘게 생각합니다.

비뇨의학은 아직까지도 사회적인 편견이 남아있는 분야여서 비뇨의학과 진료를 받는 사람들이 타인에게 이야기하기를 꺼려하는 면이 있습니다. 하지만 책 내용에 있는 바와 같이 비뇨의학과는 부신이 있는 후복막강 및 신장과 요관, 방광, 요도 등 배뇨가 이루어지는 통로 및 외성기를 포함한 광범위한 분야를 다루는 학문입니다. 요즘은 남성분만 아니라 여성들도 비뇨의학과를 방문하여 진료를 받는 것이 자연스러워져 비뇨의학에 대한 시민들의 많은 인식 변화를 체감하고 있습니다.

하지만 의학적 지식에 익숙하지 않는 사람들이 어떤 비뇨의학적인 면을 궁금해 하고 있는지는 저와 같은 비뇨의학과 의사들도 명확하게 잘 알지를 못합니다. 이 책은 의학적 전문지식이 없는 사람들이 궁금해 하는 비뇨의학과 관련된 증상이나 질환들을 알기 쉽게 이해할 수 있도록 설명하고 있습니다. 일반 시민들이 비뇨의학에 대해 궁금해 하는 질문들의 선발과정과 비뇨의학에 대한 전문적인 언어와 표현을 일반 시민들이 쉽게 이해할 수 있는 문장으로 바꾸기 위한 저자의 많은 노력이 있었으리라 생각합니다.

이 책을 통해 많은 분들이 비뇨의학과 관련된 증상과 질환들에 대한 궁금증을 해소하고 비뇨의학과에 대한 이해가 깊어졌으면 하는 바람입니다.

동국대학교 경주병원 비뇨의학과 주임교수 서영진

★ 2020년, 우리나라의 1인당 국내총생산이 3만 달러를 초과하고 평균수명은 82세를 넘어섰습니다. 많은 분들이 점차 삶의 질, 특히 비뇨의학 분야에 더 관심을 가지게 되었고, 각종 미디어에서는 건강 관련 정보가 넘쳐흐르고 있습니다. 이에 따라 우리는 핸드폰을 통한 정보 검색에 익숙해져 가고 수많은 정보들 속에서 과거에 상상할 수 없었던 새로운 일상을 겪고 있습니다. 그러나 인터넷이라는 정보의 바다에서 넘실거리는 자료들은 작성자의 무지에 의해서든 또는 개인적인 이득이나 잘못된 신념에 의해서든, 비판 없이 받아들이는 독자들의 건강을 심각하게 해칠 위험

이 큽니다.

가고 싶지 않지만 어쩔 수 없이 가야할 때가 있는 병원, 특히 아직은 많은 사람들에게 익숙하지 않은 비뇨의학과는 이제 고령화 시대에 누구나 도움을 얻어야 하는 중요한 분야가 되었습니다. 혼자서 인터넷을 뒤지며 끙끙 앓다가 용기를 내어 병원의 문을 두드려보지만 바쁜 의사 선생님들에게 병에 대해 자세히 물어보기가 어렵기도 하고, 단편적인 지식을 짜 맞추어 지레짐작하기에 고민이 생기기 쉽습니다. 더군다나 비뇨의학 분야는 학문의 발전 속도가 매우 빨라 조금만 시간이 지나도 새로운 지식들이 나와 혼동이 더합니다.

이 책은 5년의 자료 수집을 포함한 준비를 거쳐 현대인들이 궁금해 하는 비뇨의학 문제를 오랜 기간 수많은 환자분들과 함께 쌓은 진료경험과 최신 학술적 근거에 의해 문답식으로 알기 쉽게 정리한 대중의학 서적으로 환자를 포함한 일반인은 물론 환자들의 가려운 점을 긁어주어야 할 의료진에게도 필독을 권하고 싶은 책입니다.

전남대학교 의과대학 비뇨의학과 교수 강택원

★ 비뇨기계 종양과 결석, 전립선 질환뿐 아니라 남성 질환 등 전반적인 질환에 대해서 일반인이 이해하기 쉽도록 많은 그림과 쉬운 용어를 이용하여 알기 쉽고 객관적인 설명을 한 것이 눈에 띕니다. 《나는 비뇨의학과 의사입니다》 이 책이야말로 비뇨의학 및 비뇨기계 질환에 대한 훌륭한 길잡이가 되어줄 것이라 확신합니다. 우리 모두 비뇨의학과 의사가 될 수도 있지 않을까….

울산대학교 비뇨의학과 교수 문경현

★ 우선 이렇게 어렵고 힘든 시기에 기나긴 준비 기간과 집필 과정을 무사히 마치고 멋진 성과를 이루어낸 차우헌 선생님께 무한한 찬사와 경의를 표합니다.

이 책에서는 다양한 비뇨의학의 증상 및 치료에 대하여 의사들이 흔히 사용하는 의학적 용어와 내용을 일반인의 이해를 돕기 위하여 일반적인 용어와 내용으로 쉽게 설명하였습니다. 그리고 흔하게 인지되고 있는 잘못된 정보를 찾아서 올바르게 전달하고, 음식 및 생활습관 등을 통한 예방 및 치료에 대한 다양한 정보를 제공하고 있습니다.

오랜 기간 동안 환자를 진료하면서 터득한 다양한 경험이 이 책에 자연스럽고 멋지게 녹아 있어, 상대적으로 의학적 지식이 부족할 수 있는 일반인의 이해를 도와주었습니다. 환자분들이 필요시에 이 책을 읽고 적절한 치료를 받을 수 있기 위한 차우헌 선생님의 배려와 고민 및 숨은 노력이 고스란히 느껴집니다.

이 책을 집필한 차우헌 선생님과 그 가족에게는 평생 잊지 못할 좋은 추억을 남겨줄 것이며, 일반인에게는 비뇨의학과 관련된 질환에 대한 이해의 폭을 크게 증진시킬 횃불 같은 저서로 기억될 것입니다.

충북대학교 의과대학 비뇨의학과 교수 김용준

★ 2014년 봄, 짧은 기간이었지만 김천의료원에서 함께 근무하며 곁에서 지켜본 차우헌 선생은 그야말로 '자부심과 열정의 참의사'였습니다. 김천의료원이라는 적지 않은 규모의 의료원에서, 그것도 홀로 비뇨의학과 피부과학까지 진료하면서, 때로는 진료와 수술과 입원환자 케어까지 1인 3역을 동시에 해내면서도, 환자분들이 좋아지고 웃음을 찾아가는 것에 모든 의미와 가치를 두는 참으로 멋진 의사였습니다. 누가 시키지도 않았지만 일반인들의 눈높이에서 비뇨의학의 모든 것들을 풀어낸 이 책을 저술하기 위해 5년을 투자하여 열정을 다한 그의 모습에서, 비뇨의학에 대한 그만의 자부심과 사랑을 느낄 수 있었습니다.

이 책이 비뇨의학에 대한 소개서로서, 많은 분들이 이 책을 통해 비뇨의학에 대한 궁금증을 시원하게 해결하는 청량제의 역할을 감당하기를 기원합니다. 사랑하는 동생이자 동료 비뇨의학과 의사인 차우헌 선생의 노고에 진심 어린 박수를 보냅니다.

국립중앙의료원 비뇨의학과 과장 윤종현

★ 먼저 《나는 비뇨의학과 의사입니다》의 출간을 비뇨기 장애를 겪는 모든 이들과 함께 진심으로 축하드립니다.

저는 오랜 세월을 소변 장애로 대형병원에서 전립선비대증으로 치료를 받고 비뇨의학회 임상대상자로 동의도 여러 번 해주었지만 결과가 똑같아 밤잠을 설치고 힘든 세월을 보냈습니다. 수소문 끝에 경북 김천의료원의 차우헌 박사와 인연이 되었고 첫 진료 시 단순한 전립선비대뿐 아니라 혈뇨가 있다는 것을 확인하게 되었습니다. 요관결석에 대해서 차박사의 권유로 수술을 하였고 이와 병행하여 전립선비대증 치료를 지금도 하고 있으며 현재 잠도 잘 자고 있습니다.

명의란 오랜 세월 많은 환자의 진료와 수술의 경험에서 나온다는 것을 알게 되었습니다. 더구나 저의 치료 결과를 보고 경북 영해에 거주하는 친구는 서울의 한 병원에서 수술 직전에 차우헌 박사의 권유에 따라 수술을 하지 않고 약물치료로 변경을 하여 지금은 상태가 많이 호전된 것을 보고 참으로 놀라웠습니다. 즉, 의사의 판단에 따라 환자의 희비가 엇갈린다는 것을 처음 경험했으니까요.

그간 진료와 수술을 바탕으로 《나는 비뇨의학과 의사입니다》 저서를 발간함을 진심으로 축하드리며 더 많은 연구를 하여 전 세계 비뇨기 환자의 요람이 되길 기원 드리며 차 박사의 미래에 영광된 발전이 있기를 바랍니다.

S J 건설(주) 회장, 전 서울시 송파문화원장 김원섭

★ 세계 최고의 의료시스템을 갖춘 대한민국에서도 비뇨기 질환은 여전히 환자들이 부끄러워하고 주위에 알리기를 꺼려하는 질환 중의 하나입니다. 지천명의 중반을 살아온 저의 주위에도 벙어리 냉가슴 앓듯이 숨기기만 하다가 뒤늦게 비뇨의학과 전문의 선생님에게 진료를 받고, 서두르지 않은 것을 후회하는 사람들을 보게 됩니다. 저자가 서두에서 언급했듯이 환자들이 진료를 받기 시작할 때에는 증상이 더 악화되고, 합병증으로 고생하는 경우를 많이 볼 수 있습니다.

우리는 일상생활에 필요한 지식에서부터 우리의 생로병사와 연관된 중요하고 심각한 정보까지 누구나 쉽게 인터넷에서 습득할 수 있습니다. 하지만 건강과 질병에 대한 정보의 선택에 있어서는 일반인이 의학적인 근거가 있는 정보를 취사선택하기에는 한계가 있습니다.

의료원 근무를 통해 지역 주민들과 함께 해온 저자의 일선 진료 경험이야말로 다양한 비뇨기 질환으로 고민하는 환자들을 전문의 선생님들에게 나설 수 있게 하는 정확한 정보이자 속 시원한 해결책이 될 것이라 생각합니다.

《나는 비뇨의학과 의사입니다》에서 저자는 대표적인 검색엔진에서 엄선된 환자들이 가장 궁금해하는 100여 개의 비뇨기 질환 질문에 대해 실제 진료현장에서의 저자의 경험과 치료 성과를 토대로 차분하게 답변하며 전문의와 상담할 것을 추천하고 있습니다.

본 저서를 접하는 모든 환자들께 올바른 지식 전달을 통해 자신의 질환에 대해 섣부른 판단이나 오해 없이, 비뇨의학과 전문의 선생님들과 함께 고민하고 상담하며 치료할 수 있는 계기가 되시기를 소망합니다.

㈜동구바이오제약 대표이사 조용준

★ 비뇨의학은 남녀노소의 배뇨, 성기능 관련한 질환을 다루는 학문입니다. 오랜 시간 의료 현장에서 환자들의 질환을 진단하고 치료하는 가운데 틈틈이 써 내려간 차우헌 박사님의 《나는 비뇨의학과 의사입니다》는 비뇨기 질환과 관련한 의문을 문답식으로 설명하여 강렬하게 해결해줄 수 있는 우리 집의 주치의가 될 것입니다.

JW중외제약 대표 신영섭

★ 경북 김천의 의료를 책임지고 있는 김천의료원 원장으로서 일반 시민들을 위한 비뇨의학과 책이 출간된 것에 축하드립니다. 경북 김천의 지역거점병원이고 공공의료기관인 우리 김천의료원은 코로나와 사투를 벌였고 많은 도민들을 지켜 왔습니다.

하지만 여전히 많은 분들의 건강이 염려가 되고 있습니다. 비뇨의학과 관련된 가장 핵심적인 내용을 담은 책으로 우리 김천뿐 아니라 전국 어디서나 유용할 것이라 생각합니다. 어려운 시기에 모두들 힘내세요.

경상북도 김천의료원 원장 김미경

★ 《나는 비뇨의학과 의사입니다》는 일반적으로 비뇨의학 분야에서 궁금해 하는 것들에 대해 문답 형식으로 대화하듯이 설명을 하고 있습니다. 때로는 부끄러워하며 속 시원히 말할 수 없는 문제점들 중에서, 남성의 전립선비대증, 전립선염, 전립선암과 여성의 배뇨 장애와 요실금, 남성의 성기능과 성행위와 관련된 문제 그리고 요로결석의 진단과 치료, 소아의 음낭과 고환의 문제 등 남녀노소의 고민들을 알기 쉽게 설명해주고 있습니다.

책을 처음부터 끝까지 다 읽는다는 부담에서 벗어나 106가지 궁금증에 대한 것 중에서 필요할 때 본인에게 적절한 부분을 골라서 읽는다면 막연한 두려움과 궁금증을 줄이고, 올바른 진료를 통해 문제를 해결해 나가는데 분명히 많은 도움이 될 것으로 기대하며 자신 있게 일반 독자들에게 추천하는 바입니다.

한림대학교 의과대학, 동탄성심병원 신경외과 교수 문승명

★ 건강과 각종 질환에 관련되어 인터넷 사이트, SNS 등에서 매일 쏟아져 나오는 정보들은 때로는 우리에게 도움이 되지만, 근거도 없고 위험한 내용들은 역으로 많은 대중의 건강을 위협하고 있는 것 또한 사실입니다.

이 책은 비뇨의학 전문의가 일반인들이 궁금해 하는 질문들을 100여 개의 문답으로 정리하여 객관적 사실을 쉽게 설명함으로써 잘못된 정보로 혼란을 겪고 있거나 고생한 경험이 있는 대중들에게 새로운 지침서가 될 것입니다.

이 책은 또한 비뇨기계 질환은 남녀노소 모두의 문제라는 것과 그동안 우리가 잘못 알고 있던 사실들을 임상 사진과 초음파, CT, X-ray사진 등을 첨부하여 명쾌하게 정리해서 알려주고 있습니다. 아무리 언택트가 대세이고 AI가 진단을 해주는 시대라고 하지만 여전히 의료는 수많은 경험과 환자를 이해하는 의사의 따뜻한 손길이 필요한 분야라고 생각합니다.

이런 측면에서 오랜 기간 전문의로서 현장에서 느낀 것들을 5년이 넘는 기간 동안 환자 입장에서 생각하고 고민한 저자의 흔적이 묻어나는 이 책이 더 의미 있게 다가옵니다.

에이라인치과병원 대표원장 이재준

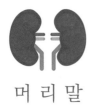

머리말

2020년 2월 하순, 경상북도 김천의료원 임상 과장들의 긴급회의가 있었습니다. 경상북도의 공공의료기관인 김천의료원을 도지사의 명령으로 소개를 한다는 것이었습니다. 입원중인 환자들을 퇴원시키거나 타 병원으로 전원을 해야 했고, 3일간의 준비기간 이후에는 코로나 폐렴환자들을 위한 전담병원으로 일을 하였습니다. 100여 년의 역사를 가진 의료원에서 도민들의 생명과 안전을 책임지며 묵묵히 의료현장을 누비는 의료인들에게는 너무나 당황스러운 일이었습니다. 비뇨의학과 전문의인 저자는 이 상황을 이해하고 받아들이는데 많은 시간이 걸렸습니다. 모든 선생님들이 의료현장에서 밤낮, 주말 없이 열심히 자신의 일을 하는 동안, 저는 우리 시민들에게 할 수 있는 역할이 무엇인지를 고민하게 되었습니다.

제가 집필 중인 이 책의 완성을 통해 제가 가진 의료지식을 여러분들에게 말씀드리고자 최선을 다하였습니다.

비뇨의학은 남성의 소변에 관련된 문제와 성기능 그리고 임신에 관련된 모든 것, 여성에서는 배뇨에 관련된 모든 문제를 진료하는 학문이고, 그곳이 바로 비뇨의학과입니다. 쉽게 말하면 콩팥부터 무릎 위에 존재하는 대부분의 장기를 진료한다고 생각하면 됩니다. 남성의 전립선비대증, 전립선염, 전립선암과 여성의 배뇨장애와 요실금의 진료를 합니다. 또 남성의 성기능과 성행위와 관련된 문제 그리고 요로결석의 진단과 치료, 소아의 음낭과 고환의 문제 등 남녀노소 모든 분들의 많은 질환을 진료하고 있습니다.

하지만 아직도 요실금은 산부인과에서, 전립선비대증은 내과에서 진료를 받고 요로결석을 담낭결석으로 이해를 하시는 분들이 계십니다. 문제는 이 환자분들께서 제게 진료를 받을 때에는 질병의 악화와 합병증 등으로 고생을 하고 계셨다는 사실입니다. 약은 약사에게, 진료는 의사에게 받아야 된다고 하지만, 더 중요한 것은 정확한 의료전문가에게 진료를 받는 것입니다. 하지만 현실적으로 그 많은 내용을 알기는 쉽지 않습니다.

이 책의 주제들을 선정했던 방법에 대해서 설명하겠습니다. 비뇨의학과 외래에서 가장 많이 만나는 질환들과 중요한 질환들을 대상으로 하였습니다. 네이버, 구글, 다음, 유튜브 등에서 비뇨의학과와 관련된 질문들을 모았고 일반 성인 100명 이상에서 각각 100여 가지의 비뇨기 질환과 관련된 내용을 설문으로 하였습니다. 취합된 4만개 이상의 질문들 중에서 가장 보편적인 100여 가지의 질문에 대해서 문답식으로 구성하였습니다.

지방의 중소도시에서 묵묵히 제 일을 하는 것이 지역주민의 의료에 대한 저의 사명인 것처럼 이 책을 통해 여러분에게 조금이나마 도움을 드릴 수 있다면 정말 좋겠습니다. 이 책의 집필에 동기부여를 해주신 분당서울대학교병원 비뇨의학과 과장 변석수 교수님께 감사의 말씀을 전합니다. 이 책을 감수해주시고 올해 분당서울대학교병원에서의 모든 생활을 정리하시는 이상은 교수님께 축하와 감사의 말씀을 드립니다. 김범수 교수(경북대병원 비뇨의학과), 이상철 교수(분당서울대병원 비뇨의학과), 하지용 교수(계명대동산병원 비뇨의학과), 배희정 과장(김천의료원 소아청소년과)의 도움으로 이 책의 완성도를 높였습니다. 5년의 집필준비와 자료수집 그리고 1년간의 집필동안 용기를 북돋아준 아내 임수정, 딸 차혜원, 아버지와 동업자를 꿈꾸며 이 책의 모든 삽화를

그리고 편집해준 아들 차준형, 초보작가에게 늘 긍정의 에너지를
보내주신 이상민 작가님과 출판사 인창수 대표님에게도 감사의 말
씀을 드립니다.

2020.11

차우헌

차례

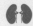

Chapter 01

환자들이 주로 호소하는
증상은 무엇이 있을까요?

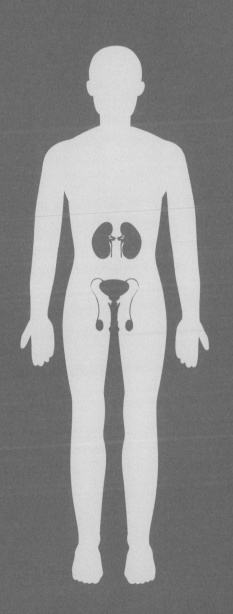

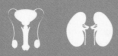 Department of Urology

1. 비뇨의학과는 어떤 질환을 진료하는 곳인가요?

저희 아이가 고추 끝이 부어서 며칠 동안 비뇨의학과에 갔었습니다. 비뇨의학과 대기실에 할아버지, 할머니부터 젊은 여성과 남학생까지 다양한 분들이 앉아 계셨습니다. 비뇨의학과는 어떤 질환을 진료하는 곳인가요? 그리고 모두가 전문의 선생님이신가요?

A 비뇨의학과는 남녀노소 모두의 배뇨와 관련된 질환을 치료하고 남자의 성(性)과 생식 및 임신에 대한 남자의 문제를 진료하는 곳입니다. 자세히 말해 남성의 소변에 관련된 문제와 성기능 그리고 임신에 관련된 모든 것을 다루고, 여성은 배뇨에 관련된 모든 문제를 진료하는 곳이 바로 비뇨의학과입니다. 비뇨의학과의 전문영역을 공부하고 수련을 받으면 비뇨의학과 전문의가 됩니다.

비뇨의학과 전문의가 되는 과정에 대해 알아보겠습니다. 비뇨의학과 학문의 지식과 경험을 바탕으로 4년 동안 레지던트 수련을 합니다. 수련과정 중에는 비뇨의학과 학회가 인정하는 논문을 작성하고 다양한 연구논문의 초록을 발표하며, 여러 분야의 비뇨의학과 수술에 대한 최소 건수가 충족되었을 때 전문의 시험자격을 얻습니다. 시험은 2번의 시험으로 구성됩니다. 1차 필기시험에 합격을 하고 나면 보통 1주일 후에 2차 실기시험을 보게 됩니다. 1년에 한 번 시험에 응시할 수 있으며 합격을 하면 비뇨의학과 전문의 자격증을 받게 됩니다.

비뇨의학과 전문의가 되기 위해서는 의과대학에서 6년의 수업 후

1년에 한 번 응시할 수 있는 의사면허 자격증 시험을 봅니다. 합격을 하면 1년 동안 종합병원의 인턴생활을 하면서 모든 전공분야의 기본적인 것을 배웁니다.

자신이 원하는 전공과목의 레지던트를 하기 위해서는 같은 과에 지원한 인턴 선생님들과 시험성적, 면접, 인턴성적으로 통해 경쟁을 하게 됩니다. 합격을 하면 4년간의 전공의 수련과정을 거칩니다(가정의학과, 내과, 외과 수련기간 : 3년). 수련과정 후 전문의 시험을 거쳐 비뇨의학과 전문의가 되면 좀 더 세부적인 분야를 공부하기 위해 펠로우라 불리는 전임의 과정을 합니다. 비뇨의학과의 세부전공으로 종양, 전립선, 배뇨 장애, 결석을 포함한 내비뇨, 남성학, 소아비뇨의학, 감염 등이 있습니다.

만약 의과대학 6년 동안 매 학기마다 각각의 과목과 전체 과목의 평균학점이 기준 이하일 때는 진급을 못하고 1년간의 유급을 한 이후에 다시 동일한 학년에서 수업을 받게 됩니다. 의사면허 국가고시에 불합격하면 다음 해에 시험을 봐야 합니다. 남자 선생님들은 인턴 시험과 레지던트 시험 또는 전문의 시험에 떨어지면 전문의 과정을 끝마치기 전에 38개월 동안 군의관 또는 공중보건의사로 국방의 의무를 하여야 합니다. 이렇게 전문의 시험에 합격 후에 드디어 전문의란 호칭으로 사회에 나오게 되는 것입니다.

일부 선생님들은 전임의 과정을 하기 위해 각 병원에서 필요한 최소한의 자리를 두고 또 경쟁을 합니다. 전문의가 되어가는 동안 하나의 목표를 위해 미친 듯이 일하고 공부하고 고민하는 과정을 거쳐서 한 분야의 전문가로 세상 밖으로 나온 것임을 알아주시길 바랍니다. 저 또한 대한민국 최고의 비뇨의학과 교수님들에게 배운 것을 영광으로 생각하고 있습니다.

2. 30대 여성입니다. 2개월째 소변이 마려운데 비뇨의학과에 가야 하나요?

30대 직장여성입니다. 비뇨의학과에 간다고 하니까 다들 이상하게 보더라고요. 비뇨의학과는 남자나 여자 모두 나이 많으신 어르신들이 간다고 하면서 말이에요. 그런데 저는 어쩌지요? 2개월째 소변이 자주 마렵습니다. 꼭 비뇨의학과에 가야하나요?

A   맞습니다. 비뇨의학과에 내원하셔서 전문의 선생님과 상담을 하시는 것이 좋겠습니다.

비뇨의학과는 우리 몸에서 소변을 만들어서 저장하고 배출하는 과정을 진료하는 곳입니다. 남자, 여자. 노인, 어린이들 모두를 진료합니다. 남자와 노인은 비뇨의학과에서 진료를 하고 여성은 산부인과, 소아는 소아과에서 진료하는 것이 아닙니다. 배뇨와 관련된 진료의 시작은 비뇨의학과로 내원하시는 것이 맞습니다. 과거에 비뇨기과의 명칭이 비뇨의학과로 바뀌었습니다.

좀 더 자세히 말씀을 드리겠습니다. 비뇨의학과는 배뇨와 관련된 치료부터 소변을 만드는 신장(콩팥), 소변을 저장하는 방광, 신장에서 방광까지 소변을 이동시키는 요관, 몸밖으로 소변을 배출시키는 요도에 발생하는 질환을 진료합니다. 또한 요도를 둘러쌓고 있는 음경, 방광과 요도 사이에 있는 전립선과 정낭, 음경 밑에 있는 음낭과 음낭 안의 고환 그리고 음낭 주위의 피부질환과 성병과 관련된 질환을 진료하는 과입니다. 쉽게 말하면 신장이 있는 상복부 부터 무릎 위에 존재

하는 우리 몸안의 기관을 진료한다고 생각하면 됩니다. 비뇨의학과에
는 여성의 불편함을 전문적으로 진료하시는 여성 비뇨의학과 전문의
선생님들이 계십니다. 환자분이 너무 부끄러워하실 필요가 없습니다.

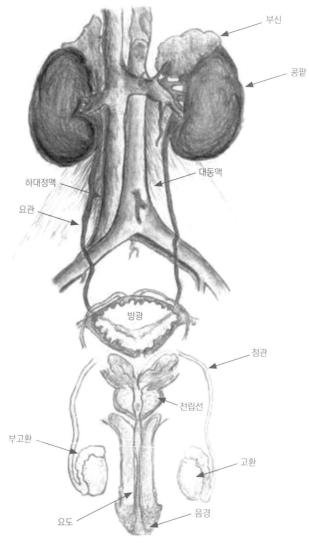

부신

콩팥

하대정맥

대동맥

요관

방광

정관

전립선

부고환

고환

요도

음경

남성비뇨생식기관

3. 평범한 남자입니다. 성기능 장애가 있는데 비뇨의학과에 가기가 매우 부끄럽습니다.

평범한 남자입니다. 성기능 장애가 있다면 남자도 비뇨의학과에 가서 검사하면 되나요? 병원에 가서 뭐라고 말을 해야 하나요. 쑥스러워서 말을 못하겠습니다.

A   비뇨의학과는 배뇨 장애와 성기능과 관련된 질환에 대해서 진료를 하는 곳이라고 말씀드렸습니다. 그럼 평범한 남자분이라면 언제 비뇨의학과에 내원할까요? 사람마다 나이에 따라 발생하는 질환과 불편함이 다릅니다. 남성에게 발생하는 보편적인 배뇨 장애로는 전립선비대증, 전립선염, 과민성방광 등이 있습니다.

국민건강보험공단의 청구 자료에 따르면 국내 전립선비대증의 유병률은 40대에서 10.5%, 50대에서 21.2%, 60대에서 37.5%, 70대에서 53.8%, 80대에서 53.8%로 나이가 증가할수록 환자 수가 늘어났습니다. 우리나라에서 많이 발생하는 50가지의 질환을 선정하였을 때, 60대 이후부터는 전립선비대증이 꼭 포함됩니다.

각 질환의 유병률을 자세히 살펴보겠습니다. 전립선염 증상은 전체 남성의 10%에서 불편을 호소하고, 약 절반의 남성은 평생 한 번 이상 이 증상을 경험한다고 합니다. 전립선염은 50세 이하의 미국 남성에서 가장 흔한 비뇨의학과질환입니다. 강북삼성병원 박홍재 교수의 연구에 따르면 우리나라의 비뇨의학과 병원을 방문한 환자의 15~25%

가 전립선염 환자인 것으로 보고하고 있습니다. 남성의 과민성방광 유병률은 40대가 12.9%, 50대가 16.1%, 60대 이상에서는 23.7%입니다. 60대 이상 환자의 유병률은 40대에 비해 2배 이상 높은 것으로 보고하였습니다.

그럼 남성의 성기능 장애는 어떤 것이 있을까요? 발기능 장애와 갱년기 장애 그리고 조루와 같은 사정 장애가 있습니다. 질병관리본부의 자료에 따르면 발기부전 환자들은 2016년 자료에서 30대가 23%, 40대가 34%, 50대가 64%, 60대가 86%로 연령에 비례하여 증가하는 양상을 보입니다. 남성 갱년기 유병률은 40대가 27.4%, 50대가 31.2%, 60대가 30.2%, 70대가 42%, 80대가 약 80%로 알려져 있습니다. 남성의 사정 장애를 조사해본 결과, 평균 27.5%의 남성은 스스로를 조루증이라 생각한다고 하였습니다. 즉, 20대는 23.4%, 30대는 24.6%, 40대는 30.7%, 50대 이상에서는 36.8%가 본인 스스로 조루증이 있다고 생각하는 것으로 나타났습니다.

그 외에도 신장에서부터 요도 끝까지 소변의 이동 통로에 생기는 결석뿐 아니라 신장, 방광, 전립선, 고환의 질환까지 다양한 질환의 치료와 검진을 같이 하고 있습니다.

따라서 비뇨의학과를 방문하시면 환자분의 나이에 맞는 질환의 유병률을 고려하여 상담과 검진을 하게 됩니다. 꼭 성기능 장애가 있을 때만 방문하시는 것으로 생각하지 마시길 바랍니다.

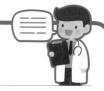

4. 갑자기 소변볼 때 아프고 개운하지 않아요. 밤에 화장실을 자주 갑니다.

저는 두 아이의 엄마입니다. 소변 눌 때 아랫배가 아프고 소변을 누고 나서도 개운하지 않고 찝찝합니다. 소변이 너무 마려워서 밤에도 화장실을 4번 이상 갑니다. 명절에 시댁에 갔다온 뒤로 더 심해졌어요. 어떻게 하죠?

A 　　명절증후군이라 생각하고 쉬면 낫겠지! 하시면 안 됩니다. 소변 누는 것이 불편하다고 해서 우선적으로 동네 약국에서 방광염 관련 약을 구입해서 먹어보는 것도 절대 추천하지 않습니다. 소변을 눌 때의 짜릿한 통증과 자주 누지만 시원하지 않은 증상, 아랫배가 더 부룩하고 심할 때는 소변 색깔이 빨갛게 나와서 비뇨의학과로 오시는 환자분들이 계십니다. 환자분들께서는 방광염에 대해 의심을 하는 것이 중요합니다.

방광염은 약물치료 전에 소변검사를 시행하는 것이 중요합니다. 소변검사를 통해 염증이 있는지를 확인하고 그 염증이 무엇인지에 대한 균 배양검사를 합니다. 보편적으로 사용할 수 있는 세파계 광범위 항생제와 퀴놀론계의 항생제를 처방하고 환자의 증상에 맞게 여러가지 약물을 추가할 수 있습니다.

방광염의 치료를 말씀드리겠습니다. 단순 방광염은 1~3일의 단기 항생제 요법을, 복합 감염일 때는 7일의 약물을 복용합니다. 약물치료 후 증상이 호전되었다고 해서 치료가 끝났다고 생각을 하면 절대로 안 됩니다. 꼭 한 번 더 내원하셔서 소변검사를 통해 염증이 완전히 없어졌는지를 확인하는 것이 중요합니다. 방광염이 반복된다면 원인을 찾는 검사를 하시는 것을 권유드립니다.

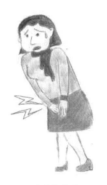

아랫배가 아프고,
소변을 볼 때 통증이 있다

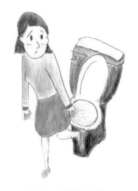

소변 봐도 시원하지 않고
잔뇨감이 있다

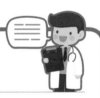

5. 왼쪽 옆구리가 자꾸 결리는데, 결석에 의한 통증일까요?

왼쪽 갈비뼈 밑이 자꾸 결립니다. 4년 전 건강검진 초음파에서 신장에 결석이 있다고 했습니다. 2년 전에는 요로결석으로 충격파 쇄석기치료를 받았습니다. 결석에 의한 통증일까요?

A 결석에 의한 통증이 궁금하시군요. 요로결석은 결석 자체가 통증을 유발하는 것이 아닙니다. 결석이 소변 나가는 길을 막았을 때 발생하는 통증입니다. 요로결석에 의해 유발된 통증은 막힌 쪽 옆구리의 12번째 갈비뼈 아래쪽에서 느껴지는 통증입니다. 우리가 요통에 의해 생기는 허리 가운데의 통증과는 차이가 있습니다.

요로결석에 의해 유발되는 증상을 말씀드리겠습니다. 결석이 신장 안과 요관 안에 존재하면, 소변이 배출되는 것을 막을 수 있습니다. 그런 경우 우리 몸은 항상성homeostasis에 의해 소변 배출을 목적으로 요관을 더 심하게 연동운동시킵니다. 그럼에도 불구하고 소변 배출이 되지 않으면 통증이 발생하게 됩니다. 요관이 갑자기 팽창하면서 압력이 콩팥까지 전달되고 콩팥을 쌓고 있는 막까지 팽창되면서 심한 통증이 생기게 되는 것입니다. 옆구리 통증과 함께 메스꺼움과 구토, 복부팽만 등의 소화기 증상이 동반될 수도 있습니다. 아이들의 경우 결석이 생겼을 때 특별한 증상은 나타나지 않고 메스꺼움과 소화불량 등의 소화기 증상만을 호소하기도 합니다.

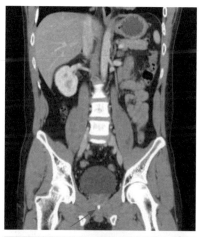

35세 남자환자로 갑작스럽게 소변이 끊기는 증상과 혈뇨 및 배뇨통을 주소로 내원하였다. CT상 음경 내의 요도에서 1.5cm 크기의 결석이 관찰되고 있다.

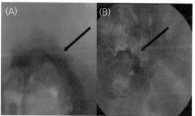

요도을 폐쇄한 요도결석에 대한 응급수술을 시행한 전 (A)과 후(B)의 사진.

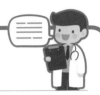

6. 신우신염이 재발하면
옆구리가 아프고 춥고 한기가 드나요?

신우신염으로 1주간 입원하여 치료를 받았습니다. 지금은 해외출장 중입니다. 며칠 전부터 옆구리에 통증이 있고 춥고 한기가 드네요. 재발한 것인가요? 여기서 말도 안 통하는데, 도와주세요.

A 신우신염은 콩팥에 염증이 생기는 것을 말합니다. 상부요로 감염이라고도 말하며 전신에 염증이 퍼질 수 있는 질환입니다. 갑작스러운 고열과 함께 춥고 한기가 들게 되고 옆구리 통증이 생깁니다. 소변을 볼 때 평소와 다르게 개운하지 않거나 자주 소변을 보게 되고 가끔 아랫배 통증을 동반하기도 합니다. 해열진통제만 복용하시는 것

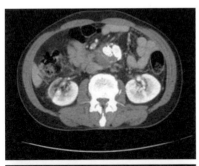

53세 남자환자. 우측 신우신염으로 입원치료를 받았다. 우측 신장의 윗부분에 조영제 증강이 되지 않는 염증 소견이 관찰된다.

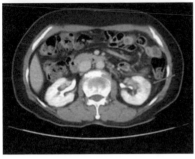

평소 당뇨병을 앓고 있는 65세 여자환자로 반복되는 요로감염으로 입원치료 중이다. 좌측 신장에서 조영제 증강이 감소되는 소견이 관찰된다.

은 추천하지 않습니다. 불편하시더라도 기본적인 소변검사와 혈액검사를 시행하고, 그 결과에 따라 약물치료를 하는 것이 좋겠습니다.

신우신염에 대해 알아보겠습니다. 방광에 생긴 염증이 요관을 타고 올라가서 콩팥에 염증이 생기는 경우가 흔합니다. 원인이 되는 균에 따라서 적절히 치료를 해야 합니다. 특히 당뇨병 환자, 만성질환 환자, 면역력이 떨어지는 환자들은 주의를 필요로 합니다. 임산부는 상대적으로 높은 빈도로 신우신염이 생길 수가 있습니다. 신우신염이 반복되거나 4세 이하의 소아에서 발생하였을 경우에는 신장에 흉터가 생기게 될 수 있고 신기능이 많이 떨어질 수 있으므로 주의를 해야 합니다.

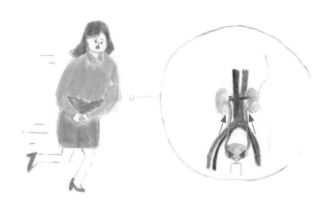

재발성 방광염에 의해 유발된 신우신염

7. 작은 크기의 결석도 통증을 유발하나요?

바보 같은 질문인데 궁금해서 올려봅니다. 끔찍한 고통으로 알려진 요로결석은 왜 아픈가요? 누구는 3mm 크기의 결석으로 응급실에 실려갔다고 하고, 누구는 1cm 크기의 결석이 자기도 모르게 나왔다고 해요.

A 요로결석의 통증이 궁금하시군요. 요관은 신장과 방광 사이를 연결하여 소변을 이동시키는 관입니다. 요관은 우리가 알고 있는 파이프처럼 직경이 균일하지 않습니다. 요관 안에 들어있는 결석이 요관을 막으면 통증이 올 수 있다고 말씀드렸습니다. 요관의 결석은 요관의 내경이 좁아지는 부위에서 잘 생깁니다. 요관석이 잘 생기는 부위로는 콩팥과 요관이 연결되는 인접 부위(A), 요관이 엉덩이 혈관과 교차하는 부위(B), 요관이 골반혈관과 교차하는 부위(B), 요관이 방광으로 들어가는 부위(C)입니다. 사람마다 손과 발의 크기가 다른 것처럼 요관의 직경도 차이가 납니다

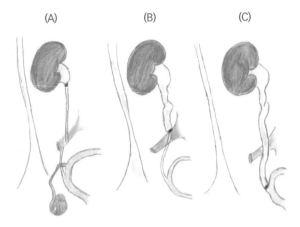

(A) (B) (C)

요관석이 잘 생기는 위치

요관결석은 단순히 옆구리 통증만 나타나는 것이 아닙니다. 결석이 생기는 요관의 위치에 따라서 다양한 통증이 동반됩니다. 남성의 경우에는 옆구리 통증과 함께 아랫배, 음낭, 고환 등에 통증이 같이 동반할 수 있습니다. 여성에서는 음부 쪽에 통증이 방사되기도 합니다.

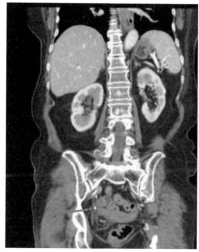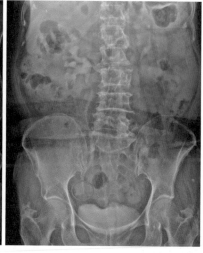

우측 하복부 통증으로 외과에 입원 중 시행한 CT. 우측 하부 요관에 4×4mm 크기의 결석이 관찰된다. 요관 경하 결석제거술을 시행 후 퇴원하였다.

조영제를 사용하는 CT를 시행한 후에 찍은 신장-요관-방광의 x-ray 사진. 결석에 의해 우측 요관이 폐쇄되어 우측 신장과 요관 내에 조영제가 남아있는 것이 관찰된다.

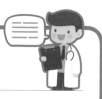

8. 딸의 소변 색깔이 빨간색으로 이상한데 음식 때문인가요?

딸아이의 소변 색깔이 이상합니다. 음식 때문인가요? 혹시 병은 아니겠죠?

A 소변 색깔이 붉은색으로 보이던가요? 제일 먼저 아이들이 먹던 군것질 음식과 음료수를 확인해보세요. 군것질 식품에 포함된

색소 때문에 그럴 수도 있습니다. 아니면 물을 적게 마셔서 소변이 농축되어 붉게 보일 수도 있습니다. 두 번째는 아이들이 심하게 뛰어놀거나 어디에 부딪히거나 넘어지지는 않았나요? 아니면 옆구리에 멍이 있는지도 확인해보셔야 합니다. 아이들은 복부에 충격이 가해지면 어른보다 쉽게 콩팥이 손상될 수 있기 때문입니다. 그리고 소변 눌 때 아이가 통증을 느끼거나 남자아이의 경우 고추 끝이 발갛게 되었는지도 확인해주세요.

아이의 소변 색깔이 평소와 다르다면 부모님께서는 너무나 놀랄 것입니다. 저 또한 비슷한 경험이 있었기 때문에 그 마음을 충분히 이해합니다. 대부분은 일시적으로 소변 색깔이 바뀔 수 있습니다. 부모님께서는 너무 놀라지 마시고 깨끗한 종이컵에 소변을 받아서 비뇨의학과 선생님에게 보여주세요. 진료하는 선생님에게 많은 도움이 될 것입니다.

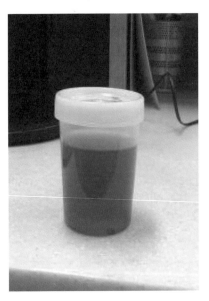

8세 소아환자. 혈뇨를 주소로 입원, 소변을 받은 후에 비뇨의학과로 협진을 의뢰한 환자이다. 고열에 의한 것으로 판단된다.

9. 60대 성인이 소변 색깔이 붉으면 방광암일 수 있나요?

60대인 아버지께서 소변검사를 하셨는데 단백뇨는 없고 혈뇨가 나온다고 합니다. 눈에는 정상으로 보입니다. 의사선생님께서 방광암일 수도 있다고 하는데 매우 불안합니다. 큰 병원에 가야 하나요?

A 성인에서 소변이 붉게 나온다고 전부 방광암이라 진단하는 것은 아닙니다. 소변이 붉게 나오면 먼저 혈뇨가 확실한가를 확인해야 합니다. 혈뇨는 콩팥, 요관, 방광에 생기는 악성종양과 결석, 감염, 장기의 손상에 의해서 발생할 수 있습니다. 배뇨 시에 통증을 느끼거나 소변 안에서 핏덩어리가 동반될 때 그리고 소변 색깔이 밝은 붉은색인지 또는 콜라 색깔의 어두운 붉은색인지에 따라서 다른 질환을 의심해볼 수 있습니다.

위치에 따른 혈뇨의 특징

	첫 뇨	중간 뇨	마지막 뇨
신장, 방광, 요관	O	O	O
요도 주위	O		
방광목, 전립선주위, 전립선 근처 요도			O

어른에서 소변이 붉게 나오는 것은 아이에서 소변이 붉게 나오는 것과는 다릅니다. 특히 어른의 소변에서 혈뇨가 나오는 것은 말 그대로 소변에 피가 섞여 나오는 것이지요. 혈뇨는 눈에 보이는 육안적 혈뇨

와 눈에 보이지 않지만 현미경을 통해서 알 수 있는 미세혈뇨로 구분합니다. 따라서 혈뇨가 관찰되었다면 신경을 쓰셔야 합니다.

결코 눈에 보이는 붉은 소변일 때만 비뇨의학과 선생님을 만나서 상담을 하는 것이 아님을 명심하셔야 합니다. 너무 놀라거나 부담을 갖지 마시고 근처의 비뇨의학과를 찾아가시면 됩니다.

그럼 비뇨의학과에서는 혈뇨의 원인을 찾기 위해 어떤 검사를 시행할까요? 신장부터 방광까지 초음파 또는 복부 컴퓨터 촬영CT을 하여 결석, 종양, 해부학적 기형 등을 확인할 수 있습니다. 전립선을 검사하기 위하여 주로 항문을 통하여 전립선초음파를 시행합니다. 전립선의 크기와 모양 및 전립선 내부 상태를 확인합니다. 필요시에는 요도방광내시경을 시행해볼 수 있습니다. 요도 안쪽부터 방광 안을 확인합니다. 방광 내의 종물, 결석, 찌꺼기, 방광 기능, 전립선요도의 폐쇄가 있는지를 구분하는 것이 좋습니다.

하지만 특별한 이유가 없이 혈뇨가 발생할 수 있습니다. 너무 걱정하지 마시고 꼭 비뇨의학과 선생님에게 찾아가보시길 바랍니다.

10. 가끔씩 소변에 거품이 생기면 병인가요?

평소 오줌을 눌 때 맥주 거품처럼 거품이 많이 생겨요. 병인가요?

A 비뇨의학과 외래에 오시는 환자분들이 많이 물어보시는 것 중 하나가 소변을 보고 나면 변기에 거품이 부쩍 많아졌다고 합니다. 그리고 단백뇨의 가능성을 물어보십니다.

비뇨의학과에서 거품뇨에 대한 검사는 어떻게 할까요? 저는 먼저 환자분에게 기본적으로 소변검사를 합니다. 소변검사 결과는 많은 정보를 가지고 있습니다. 소변 안의 혈액과 염증, 세균의 존재를 파악합니다. 소변에서 단백질이 나오는지, 소변의 산성도pH는 얼마인지, 소변의 비중을 통해서 소변이 얼마만큼 농축되었는지도 확인합니다. 필요시에는 소변에서 세포검사와 결핵검사 등도 하게 됩니다.

소변에서 단백뇨가 관찰되는 것이 꼭 신장의 손상을 말하는 것은 아닙니다. 소변이 너무 농축되었거나 배뇨 장애로 소변 내에 염증세포와 상피세포가 많이 포함되어 있을 때는 소변에서 거짓으로 단백뇨가 검출될 수 있습니다. 또한 격렬한 운동을 했을 때와 지속적으로 발열이 있을 경우에도 일시적으로 단백뇨가 생길 수 있습니다.

따라서 정밀한 검사가 필요하다고 생각되면 24시간 소변을 모아서 단백질이 정확하게 얼마만큼 나오는지를 확인하고 신장의 기능을 평가합니다. 소변검사에서 단백질과 혈뇨가 검출되지 않는 거품뇨는 너무 걱정하지 않으셔도 됩니다.

11. 소변에 단백질이 나오면 나쁜 건가요?

아버지께서 회사에서 건강검진을 받으셨는데 콩팥수치가 이상하고 단백뇨가 있다고 합니다. 병원에 가서 정밀검사를 하라고 권유받았다고 하는데 걱정이 됩니다. 소변에 단백질이 빠질 수 있나요??

A 혈액 내에 존재하던 작은 단백질 알갱이들이 소변을 통해 빠져나가게 되고 증상이 심해질수록 소변으로 배출되는 단백질의 양이 증가하게 됩니다. 신장 기능이 손상되어 질수록 소변을 통해 빠져나가는 단백질의 양이 증가하기 때문입니다. 하지만 소변에서 단백질이 빠진다고 해서 반드시 신장 기능이 나쁘다고 할 수는 없습니다. 심한 운동, 고열, 오래 서 있는 행위, 배뇨 기능 이상으로 방광 내 점막 물질이 많이 포함되어 있을 때 등도 일시적인 원인으로 나타날 수 있습니다.

혹시 아버지께서 당뇨, 고혈압, 재발성 콩팥염증 또는 소염진통제와 같은 약을 장기간 복용하고 계시나요? 아니면 평소 피로감과 식욕 저하, 소변 양 감소 또는 양측 다리가 붓는 증상을 동반하고 계신가요? 우리 몸의 신장은 2개이기 때문에 한쪽의 신장이 없거나 손상을 받으면 반대 측의 신장이 보상으로 일을 더 많이 하고 있습니다. 하지만 양측 신장 기능에 이상이 생기면 문제가 발생합니다.

너무 걱정하지 마시고 비뇨의학과 또는 신장내과에서 진료를 해보시길 권유드립니다.

12. 평소보다 소변볼 때
시원하지 않고 화장실에 자주 가면 병인가요?

보통 방광염에 걸리면 아랫배에 심한 통증이 있고 소변 눌 때 많이 불편하다고 들었습니다. 저는 소변 눌 때 통증을 심하게 느끼지는 않는데, 소변을 봐도 개운하지 않고 소변을 자주 봅니다. 시험기간이라서 병원에도 바로 못 가요. 도와주세요.

A 소변을 자주 보고 불편한 증상이 최근에 갑작스럽게 생긴 것이라면 염증에 의한 것일 수 있습니다. 오줌소태라고 일컫는 방광염은 배뇨 시 통증 없이 빈뇨와 급박뇨의 증상만 나타날 때도 있습니다. 하지만 염증이 없는 경우라면 다른 원인을 찾아봐야 합니다. 매번 소변을 볼 때마나 많은 양의 소변을 보는 것인지 또는 적게 보는 것인지와 소변을 본 이후의 남는 느낌이 드는 것을 구분하는 것이 중요합니다. 또한 환자분의 성별과 나이에 따라서 구분되어질 것이 있습니다.

정상적인 배뇨 횟수는 정해진 것이 없습니다. 많이 먹고 많이 마시면 소변이 많이 나오겠지요. 하지만 평균적으로 얘기를 하자면 하루에 7번까지 소변보는 것을 정상이라고 합니다. 사회생활을 할 때, 학교에 다닐 때, 버스를 타고 장거리 이동을 할 때 소변을 못 참고 급하게 봐야한다는 것은 여간 스트레스를 받는 것이 아닙니다. 특히 1시간에 한 번씩, 심할 경우에는 30분에 한 번씩 화장실을 가거나 소변을 못 참고 급하게 가야 한다면 그것은 삶의 질을 확 떨어뜨리고 자신감마저 잃을 수 있습니다. 소변을 볼 때 1~2일만 불편함을 느껴도 일상생활에 많은 지장을 받기 때문입니다.

단순히 약만 복용하지 마시고 적절한 검사를 통해 확실한 진단을 받아서 약물치료를 하시길 바랍니다.

대한배뇨장애요실금학회의 과민성방광에 대한 자가진단법을 말씀드리겠습니다. 너무 깊게 생각하실 필요 없습니다. 밑의 9가지 항목에 대해서 편하게 체크해보시면 됩니다.

대한배뇨장애요실금학회의 과민성방광에 대한 자가진단법

문항	과민성방광에 대한 자가진단	예	아니요
1	나는 하루에 소변을 8번 이상 본다.		
2	나는 화장실을 너무 자주 가서 일에 방해가 된다.		
3	나는 소변이 마려우면 참지 못한다.		
4	나는 수면 중에 2회 이상 화장실을 이용한다.		
5	나는 화장실에서 옷을 내리기 전에 소변이 나와서 옷을 버리는 경우가 있다.		
6	나는 소변의 불편함으로 패드나 기저귀를 사용할 때가 있다.		
7	나는 어느 장소에 가더라도 미리 화장실의 위치를 확인한다.		
8	나는 소변이 샐까봐 음료수 섭취를 제한하는 경우가 있다.		
9	나는 화장실이 없을 것 같은 장소는 피하게 된다.		

이러한 9가지 항목 중에서 1개만 해당되어도 과민성방광일 가능성이 높습니다.

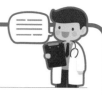

13. 밤에 자면서 소변을 보고 싶어 4-5번 일어납니다. 병인가요?

소변줄기가 약하거나 힘이 없지는 않습니다. 언젠가부터 밤에 자면서 소변을 보기 위해 4~5번 정도 깹니다. 특히 술 마신 날은 더 심합니다. 매일 피곤해요. 수면 문제인가요? 도와주세요.

야뇨증은 하루에 1번 이상 소변보기 위해서 깨는 행위를 말하는 것입니다. 눈이 떠져서 깬 김에 화장실에 갔다온 것을 말하는 것은 아닙니다. 야뇨증은 그 원인이 무엇인가에 따라서 치료하는 방법이 달라집니다. 야뇨증이 불편하신 분들에게는 약을 먼저 처방한 후에 경과를 관찰하는 것을 권장하지 않습니다.

비뇨의학과 외래에 내원하셔서 당당히 검진만을 하겠다고 말씀하시는 분들 중에는 사실은 야뇨증 때문에 고생을 하시는 분이 많습니다. 하지만 그분들은 나이가 먹었으니 당연히 그런 것이라고 생각하기 때문에 그것을 불편하다고 말하지 않습니다. 야뇨증이 있는 분들은 치료를 하겠다는 의지를 갖는 것이 중요합니다. 제 환자분들 중에는 치료를 받고 나서 하루 4~5번 잠에서 깨어 소변보던 것을 하루에 1~2번, 어떤 분들은 한 번도 깨지 않고 잠을 푹 잔다면서 고마움을 표시하는 분들이 계십니다.

그럼 야뇨증의 원인이 무엇인지 알아보겠습니다. 첫 번째는 야간에 소변양이 많아지기 때문에 소변을 보기 위해서 깨는 것이 있고, 두 번째는 밤에 방광의 기능적 크기가 작아져서 저장할 수 있는 소변의 양이 작아 소변을 배출하기 위해 깨는 것이 있습니다. 세 번째는 첫 번째와 두 번째 원인이 복합적으로 나타나는 것이 있습니다.

우리 몸에는 항이뇨호르몬이 분비되어 야간에 소변이 배출되는 것을 억제할 수가 있는데, 나이를 먹어감에 따라 그 호르몬의 분비가 적어집니다. 따라서 환자분께서 72시간 동안 배뇨일지를 작성하여 오시면 비뇨의학과 주치의 선생님은 그것을 평가하게 됩니다. 그러고 나서 그 원인에 맞게 약물처방을 받는 것이 중요합니다.

14. 아이가 야뇨증이 있으면 약을 언제까지 먹어야 하나요?

아이가 야뇨증으로 약을 먹고 있습니다. 아이에게 미안해서요. 약을 언제까지 먹여야 하나요?

Ⓐ 야뇨증의 증상이 심하지 않으면 아이가 4~5살까지는 기다려보는 것이 좋고 5세 이후에도 야뇨증 증세가 지속되면 그때부터 적극적인 치료를 권장합니다. 따라서 아이가 야뇨증이 있다고 해서 너무 걱정하지 마시고 비뇨의학과 외래에서 상담을 받으시면 좋은 결과가 있을 것입니다.

아이 엄마 입장에서는 제일 부담되는 것 중의 하나가 아이에게 약을 먹이는 것이라고 생각합니다. 일부 어머니들 중에는 마치 본인 잘못 때문에 아이가 고생하는 것 같다고 미안해하는 분도 계셨습니다. 하지만 지금부터 제 설명을 듣고 나면 조금은 마음이 가벼워지실 겁니다.

아이들의 배뇨 조절에 대해서 말씀드리겠습니다. 아이들은 기저귀를 하고 있다가 우선적으로 배변 조절을 할 수 있게 됩니다. 1~2세가 되면 소변이 마렵다는 것을 느끼게 되고 4세가 되면 낮에 소변 조절이 가능해집니다. 이후 아이가 야간 배뇨의 조절이 가능해지면 기저귀를 떼게 됩니다. 그 이유는 아이 몸에서 항이뇨호르몬이라는 물질의 분비가 시작되기 때문입니다.

야뇨증으로 진단하기 위해서는 아이의 나이가 최소 5세 이상일 때를 말합니다. 그리고 아이가 일주일에 2회 이상, 그리고 3개월 이상 낮에는 소변을 잘 가리다가 밤에만 오줌을 쌀 때로 진단합니다. 가끔씩 증상이 발생하는 것을 말하는 것은 아닙니다. 남자아이가 여자아이보다 절반 이상 잘 생기고, 5세 소아의 15%에서 야뇨증이 있다고 보고합니다. 아이는 성장할수록 야뇨증 증상은 자연적으로 없어지다가 만 15세가 되면 약 1%에서만 증상이 남게 됩니다. 태어나서 한 번도 소변을 가리지 못하는 것을 일차성 야뇨증이라고 부르며, 최소 6개월 이상 소변을 가리다가 다시 싸게 되는 경우를 이차성 야뇨증이라고 합니다.

72시간 배뇨 양상 기능검사

대한비뇨의학회 표준양식 2016.7. ver 1.0

문항	1일째	2일째	3일째	4일째
날짜	20 년 월 일	20 년 월 일	20 년 월 일	20 년 월 일
기상시간	시 분	시 분	시 분	시 분
취침시간	시 분	시 분	시 분	아침 첫 소변
시간	배뇨량(ml)	배뇨량(ml)	배뇨량(ml)	_____ ml
오전 5시				
6시				*여기에 4일째 내용을 반드시 기록해 주세요.
7시				
8시				
9시				〈기록시 주의사항〉
10시				
11시				*기상/취침시간을 꼭 기록하여 주십시오.
정오 12시				
오후 1시				
2시				*3일간 매일 아침 첫 소변량과 시간을 기록하여 주십시오.
3시				
4시				
5시				
6시				
7시				*4일째는 기상시간과 아침 첫 소변량만 기록하여 주십시오.
8시				
9시				
10시				
11시				
자정 12시				
새벽 1시				
2시				
3시				
4시				
하루 총 배뇨횟수	_____회	_____회	_____회	
하루 총 배뇨량	_____ml	_____ml	_____ml	

15. 요로감염은 성병인가요?
신우신염은 비뇨의학과에 가야 하나요?

제 집사람이 방광염이 잘 생깁니다. 20대 때부터 한 번 씩 생겼다고 합니다. 최근
에는 피곤하면 방광염뿐 아니라 신장에 염증이 생겨서 입원치료를 받습니다. 부부
관계 때문에 생긴 것은 아닌가 싶어서 문의드립니다.

A 앞에서 말씀드렸듯이 요로계의 기능은 신장에서 만들어진
소변이 요관을 거쳐 방광에 저장되었다가 요도를 통해 배출되는 것을
말합니다. 감염, 면역력 저하, 특정 원인 등에 의해서 요로계에 염증
이 발생하는 것이 요로감염입니다.

성병은 성매개체에 의해서 유발되는 요로계의 감염입니다. 성관계
후 발생하는 임질, 비임질성 요도염뿐 아니라 성기포진과 성기와 손
바닥과 발바닥 및 신경계와 심장에 영향을 주는 매독과 성기에 발생
하는 연성하감 등이 있습니다. 전신에 감염을 유발하는 AIDS, B형간
염, C형간염 등도 성매개로 발생할 수 있습니다. 따라서 성병은 요로
계 감염의 일부가 될 수 있지만 요로계 감염이 전부 성병에 의한 것은
아닙니다.

신우신염은 콩팥의 실질에 염증이 생기는 것입니다. 내과, 가정의
학과, 비뇨의학과에서 신우신염의 진료를 할 수 있습니다. 중요한 점
은 신우신염의 원인에 따라서 치료방법에 차이가 생길 수 있다는 것
입니다. 단순 감염에 의한 것이라면 항생제를 포함한 보존적 치료를
합니다. 배뇨 장애와 해부학적 이상 등에 의해 유발된 신우신염과 특

정 원인에 의한 복합된 감염이라면 그 원인을 해결해주어야 합니다. 따라서 신우신염은 영상검사와 약물치료부터 수술까지 할 수 있는 비뇨의학과에 내원하여 진료를 받으시기를 권장 드립니다.

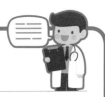

16. 젊은 남자도 소변줄기가 약하면 병인가요?

36살의 미혼남입니다. 몇 달 전부터 소변을 보면 힘없이 나옵니다. 고속도로를 달리다가 소변이 마려운 것을 1시간 참았는데도 소변줄기가 약해요. 도와주세요.

전립선비대증에 대해서 설명 드리겠습니다. 제가 전공의였을 때만 해도 전립선비대증의 정의는 50대 이상의 남성에서 전립선이 커지면서 하부요로 증상이라 불리는 배뇨 증상이 나타나는 것을 말하였습니다. 언젠가부터 전립선비대증의 정의가 40대 이후로 낮아졌습니다.

현재 우리나라 건강보험심사평가원에서는 전립선암검사에 유용한 전립선특이항원검사^{PSA}를 40대 이후의 성인부터 보험으로 인정하고 있습니다. 그 이유는 우리나라의 식습관이 서구화되고 체형이 바뀌면서 전립선이 커지고 대사증후군에 의한 악영향이라 생각합니다.

그럼 30대 중반의 남자에서 배뇨 장애는 어떻게 생각해야 할까요? 남성이 배뇨를 위해서는 몇 단계의 과정을 거칩니다. 쉽게 설명을 하면, 첫 번째 소변을 보고 싶다는 느낌을 받습니다. 두 번째 방광목과 전립선에 존재하는 괄약근이 열리고, 세 번째 방광 근육이 수축을 하면 방광에 저장된 소변이 배출되는 것입니다. 다음과 같은 경우에는 배뇨 장애가 생길 수 있습니다. 방광에 소변을 저장해야 할 상황에서 방광이 수축을 한다든지, 방광이 수축을 해야 하는 상황에서 수축력이 떨어진다든지, 전립선 요도 주위가 좁아져 있거나 해부학적 이상 또는 음경 요도가 좁아졌을 때는 소변줄기가 약하고 소변을 보고 난 이후에도 남아있는 느낌이 들 수 있습니다. 소변을 다 보고 속옷을 올릴 때 소변이 똑똑 떨어지는 경험을 할 수도 있습니다.

배뇨 장애는 부끄러운 것이 아니고 방광과 신장 기능 이상의 첫 신호일 수 있습니다. 부담 갖지 마시고 비뇨의학과 전문의와 상담해보세요.

17. 자연분만을 하면 요실금이 생길 수 있나요?

친구가 출산을 하고 2년이 흘렀는데 아직도 요실금 증세로 불편해합니다. 자연분만을 하면 요실금이 생기나요?

아이의 분만과 요실금의 관계를 설명하겠습니다. 임신과 분만 중에 요실금을 경험하는 경우는 30% 정도이고 분만 후 1년까지 10%의 산모에서 증상이 지속된다고 알려져 있습니다. 제왕절개를 한 산모들이 자연분만을 한 산모보다 요실금의 발생비율이 44% 줄어들고, 골반 내 장기들이 질 밖으로 탈출하는 것이 71% 감소하는 것으로 보고되어 있습니다. 하지만 제왕절개를 통해 출산을 한 임산부는 자연분만을 했을 때보다 다음 번의 임신 때 유산과 사산의 위험성이 높다고 알려져 있습니다.

출산의 방법은 자연분만과 제왕절개를 통한 방법이 있습니다. 친구분은 어떤 방법으로 출산을 하셨나요? 자연분만의 과정은 분만 1기인 개구기 또는 준비기, 분만 2기인 배출기 또는 산출기, 분만 3기인 후산기로 구분되어집니다. 분만 1기인 개구기 때는 자궁 입구가 10cm 정도 열리고, 분만 2기인 배출기 때는 태아를 출산하게 됩니다. 중요한 것은 아이의 머리부터 어깨, 몸통, 다리까지 빠져나오면서 엄마의 자궁 입구와 골반 쪽 근육들과 신경이 늘어나고 다치게 됩니다. 그러면 그 부위의 탄성력이 떨어지고 근육이 찢어지면서 요도괄약근의 기능이 떨어지게 됩니다.

제가 드리고 싶은 말씀은 배뇨 장애를 막기 위해 제왕절개를 권장하는 것이 아닙니다. 산부인과 선생님과 상담을 하여 가장 합리적인 출산 방법을 결정하시기 바랍니다. 그리고 많은 분들이 케겔운동을 알고 계십니다. 정확한 동작의 케겔운동을 규칙적으로 하는 것을 추천드립니다. 골반 아래쪽에서 방광과 자궁 및 질을 지지해주는 근육을 강화시켜주기 때문입니다. 유튜브 동영상을 통해 케겔운동을 참고하시면 되겠습니다.

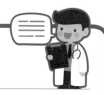

18. 젊은 남자도 콜레스테롤이 높으면 발기력이 약해지나요?

40대 회사원입니다. 검진 결과 콜레스테롤이 조금 높게 나왔습니다. 최근 들어 부부관계 중에 성기가 시들해집니다. 콜레스테롤이 높으면 발기가 떨어질 수 있는지 문의드립니다.

A 우리가 발기부전이라 말하는 것은 만족스러운 성생활을 누리는데 충분한 발기를 얻지 못하거나 유지할 수 없는 상태를 의미합니다. 콜레스테롤이 기준치보다 너무 높게 존재하며, 저밀도 콜레스테롤LDL이 높고 고밀도 콜레스테롤HDL이 적어지면 혈관 안쪽의 벽이 두꺼워지고 혈관의 탄성력이 떨어지는 동맥경화증이 발생하게 됩니다. 이것 자체가 발기부전의 위험을 증가시키고 고혈압, 심장질환, 관상동맥, 뇌혈관질환의 원인이 되기도 합니다.

우리 몸에는 콜레스테롤이 존재합니다. 콜레스테롤 자체는 우리 몸의 호르몬을 만드는 매우 중요한 물질입니다. 하지만 대사증후군의 원인이 되는 높은 혈중 중성지방과 저밀도 콜레스테롤 및 복부비만은 발기력 저하와 혈관질환의 사고를 유발합니다.

발기력을 떨어뜨리는 원인은 다양하게 존재합니다. 혈관 문제, 신경 문제, 내분비 호르몬의 문제 등과 같은 기질적인 문제와 심리적인 문제, 약물의 부작용과 수술치료 등에 의해 유발되는 발기부전도 있습니다. 중요한 점은 한 가지 원인으로 시작한 발기부전이 나중에는 여러 가지가 복합된 발기부전의 문제를 일으킨다는 것입니다.

19. 정액이 갈색입니다. 제가 잘못한 건가요?

고1 학생입니다. 스트레스를 풀려고 자위를 합니다. 갑자기 갈색의 정액이 나와서 더 스트레스입니다. 창피해서 엄마에게 말하지 못했습니다. 뭐가 문제죠?

A 일단은 진정하시고 제 말씀을 들어보시면 좋겠습니다. 혈정액은 사정액에 혈액이 포함된 것을 말합니다. 혈정액은 보통 콜라 색깔로 보입니다. 특별한 이유가 없는 경우가 더 많습니다. 혈정액을 처음 겪게 되는 남자들은 많이 놀라게 되고 반복적인 정액 색깔의 변화에 대하여 스트레스를 받게 됩니다.

정액에 대해서 설명 드리겠습니다. 정액은 사정낭에 존재하다가 사정할 때 고환에서 출발한 정자와 정관의 말단부에서 합쳐져 나오게 됩니다. 정액은 전립선에서 15~30%, 정낭에서 50~80%, 소량의 쿠퍼액으로 구성되어집니다. 사정을 한다는 것은 음부신경을 통해 전달된 흥분된 신경이 부고환꼬리와 정관, 전립선샘을 수축시켜서 정자를 이동시키고 분비물을 전립선 요도의 개구부를 통해 방출시키는 것입니다. 정상적인 정액은 유백색으로 밤꽃 냄새가 나며 가끔 젤리 같은 덩어리가 나올 수도 있지만 크게 중요하지는 않습니다.

정액에 피가 섞여있다는 것이 정자에 이상이 있다는 것을 말하는 것은 아닙니다. 혹시 환자분의 정액 색깔이 밝은 붉은색인가요? 아니면 어두운 붉은색 또는 갈색인가요? 그리고 소변을 볼 때 통증이나 잔뇨감 같은 배뇨 증상이 동반되었나요? 혈정액은 원인을 모르는 경우가 제일 많고, 염증, 전립선과 정낭의 결석, 드물게는 종양도 원인이 될 수 있습니다.

혈정액이 발견되었을 때 비뇨의학과에서 검사하는 것을 말씀드리겠습니다. 비뇨의학과 외래에서 소변검사, 혈액검사, 전립선특이항원 검사 등을 시행하고 필요시에는 전립선초음파를 시행하는 것을 추천드립니다. 검사를 하는 이유는 혈정액의 모든 원인을 알려고 하는 것이 아닙니다. 최소한 전립선과 인접 주위의 염증, 결석, 종양 등을 확인하기 위함입니다. 그리고 필요시에는 전립선과 정낭 주위를 확인하기 위해 MRI를 시행하기도 합니다.

너무 걱정하거나 창피해하지 마시고, 비뇨의학과 선생님과 상담을 해보세요.

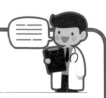

20. 성관계를 하면 삽입 후 1분 안에 사정을 하는데, 미치겠습니다.

미혼인 40살 남자입니다. 얼마 전에 여자친구가 생겼습니다. 성관계를 하면 삽입하고 1분 안에 사정을 합니다. 발기도 잘 안 됩니다. 어떻게 해야 할지 막막합니다.

A 조루와 발기부전은 남성의 자존심과 자신감을 떨어지게 하는 비뇨의학과의 질환이라고 생각합니다. 환자분의 증상에 대해서 자세히 설명을 하겠습니다.

사랑하는 사람과 성행위를 할 때 꼭 필요한 것이 충분한 발기와 그로 인한 사정이라고 생각합니다. 그리고 많은 분들은 발기부전을 조루와 같은 사정 장애와 하나의 연결된 과정으로 생각합니다. 하지만 발기와 조루는 전혀 다른 과정을 통해 이루어집니다.

발기는 성적인 상상력, 후각과 청각 등에 의한 중추발기와 성기의 촉각에 의해 유발되는 말초발기에 의한 자율신경계의 작용으로 음경의 발기를 유도합니다. 음경의 체신경계의 작용으로 더욱 단단하게 됩니다. 음경 내의 내피세포에서는 산화질소^{NO}라는 물질이 분비됩니다.

발기력이 떨어진 환자분에게는 실데나필, 타다나필, 우데나필, 미로데나필 성분의 약물을 통해 발기부전을 치료하고 있습니다. 이런 약물들은 cGMP가 GMP로 변환되는 것을 억제합니다. 음경 안의 음경해면체 민무늬근이 지속적으로 이완되어 발기가 지속되는 역할을 합니다. 발기력 저하는 그 원인에 따라서 약물치료뿐만 아니라 다양한 치료법이 존재합니다.

다음은 조루와 같은 사정 장애에 대한 것입니다. 사정 장애는 1차성 사정 장애와 2차성 사정 장애로 구분되어 집니다. 1차성 원인에 의한 사정 장애는 다폭세틴과 같은 선택적 세로토닌 재흡수 억제제를 사용합니다. 그 이유는 세로토닌 농도가 뇌의 중추신경계에 일시적으로 증가함으로써 사정이 지연되게 됩니다. 2차성 조루는 만성전립선염, 심리적 원인, 발기부전과 같이 선행되는 원인에 의해서 유발되는 것이 있습니다. 2차성 조루는 그 원인에 대한 치료를 하면 사정 장애도 같이 호전될 수 있습니다. 그리고 1차성 조루증도 발기부전이 동반되어 있다면 함께 치료하는 것이 좋습니다.

따라서 비뇨의학과 선생님과 면담을 하여 환자분의 발기와 사정 장애에 대한 정확한 원인을 확인하는 것이 중요하겠습니다.

21. 남자도 임신 전 검사를 받아야 하나요?

여자들은 산부인과에서 산전검사를 받잖아요. 어떤 검사를 받는지 궁금해요. 그리고 남성들도 필수적인 산전검사가 있을까요?

남자들이 산전검사를 받는다고 하면 이상하게 생각하고 의아해하는 분들이 많습니다. 남성의 산전검사는 주로 나이가 많은 사람만 해당된다고 오해를 합니다. 하지만 최근에는 결혼과 출산을 준비하면서 검사를 원하시는 젊은 남자들이 제법 많아졌습니다.

여성들의 산전검사는 임신과 건강한 출산을 위해 꼭 필요한 검사입니다. 검사의 종류를 말씀드리겠습니다. 신장, 체중, 시력, 청력, 혈압 등의 신체계측과 혈액형, 일반혈액검사, 풍진항체검사, B형간염검사, 매독검사, AIDS검사와 임질균과 클라미디어와 같은 비임균성 성병검사, 소변에서 당뇨와 염증의 검사, 흉부 x-ray 촬영 등이 있습니다. 보건소와 산부인과에서 건강검진을 하는 것으로 많이 홍보합니다.

비뇨의학과에서는 무엇에 더 신경을 써서 검사를 하나요? 남자는 기본적으로 정액검사를 합니다. 정액검사에서 정액의 양, 정자의 개수와 운동성, 정자의 형태를 관찰합니다. 정액검사를 하기 위해서는 2~5일간 금욕 후 자위행위를 통해 정액을 채취하여 1~2시간 내에 검사실로 보내야 합니다. 그 외에도 음낭초음파를 통해 고환의 유무와 크기, 형태, 고환 주위의 정맥혈관이 많이 생겼는지를 확인합니다. 여성과 마찬가지로 남성도 기본적인 검사를 합니다. B형, C형간염검사, 매독검사, AIDS검사와 임균과 비임균성 요도염에 대한 검사, 소변에서 혈뇨, 염증을 확인합니다. 최근에는 유전자중합효소연쇄반응[PCR]을 통해 좀 더 세밀한 검사를 시행하고 있습니다.

불임의 원인 중 절반가량은 남성이 포함되기 때문에, 남성도 반드시 검사받기를 권유합니다.

22. 아이들이 같이 놀아달라고 하는데 잠만 오고, 자꾸 짜증만 납니다.

40대 가장입니다. 아침에 일어나기도 쉽지 않고 부부관계도 예전과 다르며, 몸이 많이 무겁습니다. 주말에는 아이들이 같이 놀아달라고 하는데 잠만 오고, 자꾸 짜증만 납니다. 집에서 눈치가 보입니다. 도와주세요..

A   '열심히 일한 그대, 떠나라!' 하는 광고문구가 한동안 유행이었습니다. 그만큼 열심히 사회생활을 했는데, 자신의 몸에 무리가 왔다면 얼마나 억울하겠습니까? 갱년기 자가진단을 하여 확인해보시길 바랍니다. 너무 깊게 생각하실 필요는 없습니다. 아래의 10가지 항목에 대해서 편하게 체크해보세요.

갱년기 자가진단

문항	갱년기 자가진단	예	아니요
1	나는 성적 흥미가 감소했다.		
2	나는 기력이 몹시 떨어졌다.		
3	나는 근력이나 지구력이 떨어졌다.		
4	나는 키가 줄었다.		
5	나는 삶에 대한 즐거움을 잃었다.		
6	나는 슬프거나 불만감이 있다.		
7	나는 발기의 강도가 떨어졌다.		
8	나는 최근 운동할 때 민첩성이 떨어졌다.		
9	나는 저녁식사 후 바로 졸립다.		
10	나는 최근 일의 능률이 떨어졌다		

*1번부터 10까지의 문항 중에서 1번이나 7번이 '예'이거나 나머지 항목에서 3개 이상이 '예'이면 갱년기일 가능성이 높은 것으로 평가됩니다.

남성과 여성의 갱년기는 차이가 있습니다. 여성은 폐경 후 여성호르몬이 줄면서 갱년기 증상이 갑작스럽게 생깁니다. 하지만 남성은 40~50대 이후부터 남성호르몬이 줄면서 증상이 서서히 나타나게 됩니다. 남성호르몬은 30대 이후에 해마다 약 1%씩 감소를 하고 60세가 되면 20%, 70세 이상이 되면 30% 이상 감소한다고 합니다. 갱년기의 치료는 남성호르몬이 정상보다 떨어졌다고 즉시 치료를 하는 것은 아 닙니다.

남성은 갱년기 치료에 앞서 검사해야 할 것들이 있습니다. 중년 이후의 남성들은 약뇨, 세뇨, 잔뇨, 빈뇨 등의 배뇨 증상을 경험하기 때문에 전립선과 방광에 대한 검사를 같이 해야 합니다. 따라서 내원한 환자를 문진하고 일반혈액검사, 소변검사, 신장검사, 전립선특이항원

검사와 직장수지검사를 합니다. 필요시에는 경직장 전립선초음파검사를 하고, 고혈압, 당뇨, 흡연 유무, 콜레스테롤과 함께 테스토스테론과 같은 호르몬검사를 하여 치료방법을 결정하여야 합니다.

또한 치료를 시작한 후에는 3개월, 6개월, 12개월에 주기적인 검사를 하여 몸 상태의 변화를 측정하여야 합니다. 전립선암과 같이 암을 치료한 적이 있거나 심한 전립선비대증과 같은 특정 환자들에게는 남성갱년기 치료에 반드시 주의를 하여야 합니다.

23. 아버지께서는 겨울에도 반팔을 입으시고 얼굴도 화끈거린다고 하십니다.

20대 직장여성입니다. 주말에 집에 가면 아버지께서 겨울인데도 반팔 옷을 입고 계십니다. 열이 많이 나고 땀도 나며, 얼굴도 화끈거린다고 하세요. 잠도 못 주무시고. 어떻게 하면 좋을까요? 아버지께서 병원에는 안 가려고 하세요. 도와주세요. 걱정이 많이 됩니다.

A 앞서 말한 남성갱년기의 증상이라고 보여집니다. 혈중 총 남성호르몬을 기준으로 하면, 40세 이하 남성 20%, 40대 27.4%, 50대 31.2%, 60대 30.2%, 70대 42.0%, 80대 78.8%가 남성호르몬이 정상이하인 것으로 보고하고 있습니다. 따라서 아버님만의 문제가 아니고 나이가 들수록 자연스럽게 그 확률이 높아지게 되는 현상입니다.

어르신들은 남성갱년기 증상뿐 아니라 다른 질환들도 동반할 확률이 높습니다. 따라서 여러 가지 질환을 고려해야 합니다. 하부요로증상과 전립선특이항원PSA과 같은 비뇨의학과 선별검사, 비만과 체지방 분포, 흡연, 고혈압, 당뇨, 콜레스테롤, 갑상선호르몬, 중성지방과 혈청 지질검사와 같은 심혈관계 선별검사, 골다공증, 국제발기능지수에 따른 성기능검사와 호르몬검사 등을 합니다. 또한 고환과 음경, 회음부 등의 신경학적검사도 고려해볼 수 있습니다.

남성갱년기 증상이 확진되면 남성호르몬 보충요법을 시행합니다. 약물치료에는 안드리올과 같은 경구약제와 주사제 및 피부에 바르는 경피제 등의 다양한 방법이 있습니다. 남성호르몬치료의 장점으로는 일단 환자분들이 기본적인 컨디션의 호전을 말씀하십니다. 그리고 성욕 증가, 기분 향상, 일부의 골밀도 증가, 근육 증가, 근력 증가, 신체 기능의 호전이 있고 단점으로는 심혈관질환의 위험 등이 있습니다.

남성호르몬 보충요법은 장점이 많지만 부작용과 금기증도 있으므로, 반드시 필요한 검사를 통해 정확히 진단을 한 후 치료 받으시길 바랍니다.

Chapter 02

요로결석을
알아봅시다

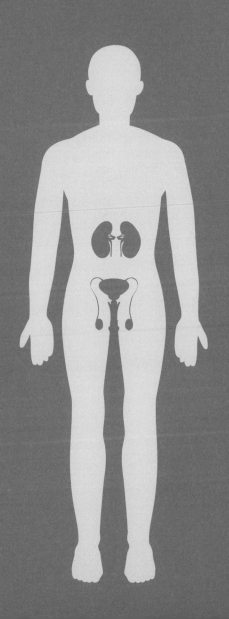

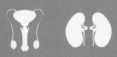 Department of Urology

골다공증 치료제로 칼슘제 약을 먹으면
요로결석이 생기나요?

어머니가 골다공증을 예방한다면서 정형외과에서 칼슘제를 처방받았습니다. 문제는 어머니가 요로결석으로 몇 번 고생한 적이 있습니다. 칼슘제를 먹어야 하나요? 버리자니 아깝다고 하십니다.

결석의 재발을 억제하는 식습관에 대해서 말씀드리겠습니다. 간편하고 확실한 방법은 충분한 수분 섭취입니다. 하루에 소변양이 2L 이상이 되도록 수분을 섭취합니다. 하지만 현실적으로 매일 많은 양의 물을 마시는 것이 쉬운 일은 아닙니다. 뿐만 아니라 과도한 염분과 단백질의 섭취도 피하는 것이 좋습니다. 우유와 멸치 같은 자연적인 음식에서 칼슘의 섭취를 제한하지 않는 것이 칼슘석의 예방에 도움이 됩니다. 결론적으로 말하자면 인위적인 과도한 칼슘제의 보충은 피하는 것이 좋습니다. 대신 오렌지 주스와 구연산이 포함된 음식을 드시는 것이 좋습니다. 이러한 음식은 일부 결석의 형성을 억제하는데 도움이 되기 때문입니다.

요로결석은 치료가 끝났다고 해도 방심은 금물입니다. 1년에 7%씩 재발을 하고, 10년 이내 재발 확률이 평균 50%입니다. 평생 동안 75%의 환자들이 재발을 경험한다고 합니다. 그래서 결석으로 고생하는 환자들은 적극적으로 예방치료에 관심을 가져야 합니다. 식습관을 포함하는 행동치료와 약물에 의한 예방치료는 재발의 비율을 절반 정도로 낮출 수 있기 때문입니다.

그럼 요로결석의 통증이 그렇게 심하게 아픈가요? 결석의 통증은 사람마다 느끼는 정도가 다릅니다. 평균적으로 아기를 낳을 때의 통증 만큼 극심한 통증을 유발합니다. 외래에 내원하시는 환자분들은 얼굴이 창백하고 곧 쓰러질 것 같이 보입니다. 구역질과 구토, 복통, 심한 경우에는 통증에 의한 쇼크까지도 발생하는 질환입니다. 어머니께서 수차례 요로결석으로 고생을 하셨다면 결석의 재발과 예방에 대

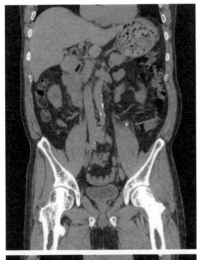

좌측 옆구리 통증으로 내원한 53세 남자환자. 반복적인 요로결석에 대한 치료의 과거력이 있다. 조영제를 사용하지 않는 복부CT에서 옆구리 통증의 원인이 되는 좌측 상부요관의 결석이 관찰된다.

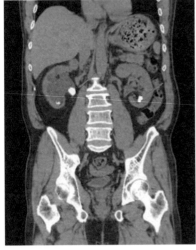

좌측 신장의 아래쪽 신배와 우측 신장의 입구에서 요관에 인접하는 부위에 커다란 결석이 관찰되고 있다. 우측 신장은 심하게 부어있으며 신장의 기능을 하는 실질이 얇아진 것이 관찰된다.

해 많은 관심이 있으실 것입니다. 앞서 말씀드렸듯이 요로결석은 결석 자체로 발생하는 통증보다는 결석에 의한 요로폐쇄에 의해 발생하는 통증이라고 보는 것이 맞습니다.

결석을 치료할 때 발견되었던 결석의 성분을 분석하는 것이 도움이 됩니다. 배뇨 중 배출된 결석은 가능하면 병원으로 가져오시는 것이 좋습니다. 재발성 결석 환자분들께서는 기본 화학검사와 24시간 소변 내 결석의 위험인자를 측정하는 것이 필요합니다.

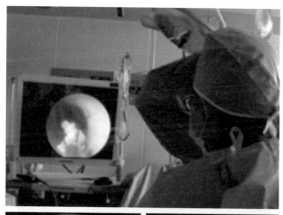

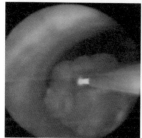
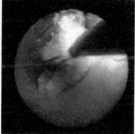

좌측 상부요관결석과 양측의 신장에 위치한 결석에 대한 결석제거술을 시행하고 있다. 신장요관경을 음경 내의 요도를 통해 방광과 요관을 통과, 신장까지 진입한 후에 레이저 기구를 사용하여 결석을 파쇄 후 제거하고 있다.

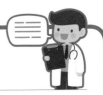

25. 신장결석에 대한 최고의 치료법은 체외충격파쇄석술인가요?

지난주에 건강검진을 받았습니다. 신장에 1.5cm 돌이 발견돼서 체외충격파쇄석술을 받았습니다. 누구는 수술을 했다고 하는데, 저는 충격파 쇄석술을 하고 지켜보면 되는 건가요? 가장 좋은 치료법은 무엇인가요? 궁금해서 문의드립니다.

A 신장결석은 어떻게 치료할까요? 신장에 생긴 결석들은 위쪽 신배와 중간 부위 신배에 생긴 결석과 아래 부위 신배에 생긴 결석의 크기에 따라 치료방법이 달라집니다. 신장의 신우에 생긴 결석도 크기와 모양, 동반된 합병증에 따라서 치료방법이 달라집니다. 또 환자분의 신장 기능과 염증 상태, 통증 유무, 비만, x-ray에 결석이 관찰되는 정도 등을 고려합니다.

과거에는 아주 커다란 신장결석은 개복수술을 하여 결석을 제거하였고, 그보다 작은 결석은 콩팥이 위치하는 곳의 피부를 뚫고 피부 밖에서부터 콩팥 안으로 통로를 만들어 결석을 제거하는 수술을 하였습니다. 지금은 기술이 많이 발전하여 피부의 절개 없이 요도를 통해 요관을 거쳐 신장까지 들어가는 내시경을 통해 결석을 제거하기도 합니다. 복강경을 이용한 복강경하 신장결석 제거술과 최근에는 로봇을 이용하는 결석 제거술도 소개되고 있습니다.

기본적으로 소변이 내려가는 과정에 대해서 알아보겠습니다. 소변은 신장의 신배라 불리는 작은 공간에서 만들어져서 깔대기 모양의 신우라 불리는 곳을 통해 요관으로 내려오게 됩니다. 요관을 거쳐 방광에 저장된 후 요도를 통해 배출되게 됩니다. 요로결석은 소변이 지나가는 길의 모든 부위에서 생길 수 있습니다. 환자분들과 보호자들은 결석의 치료에서 제일 중요한 목표를 통증의 조절로 생각하십니다. 응급실 또는 비뇨의학과 외래에 내원하시는 결석 환자의 대부분은 결석에 의해 유발된 통증으로 오시기 때문입니다. 하지만 비뇨의학과 전문의 입장에서는 요로계 결석 치료의 최고 목표는 요로결석에 의해 유발되는 합병증을 막고 궁극적으로는 신장 기능을 보호하는 것입니다.

환자분이 시행 받은 체외충격파쇄석술에 대해 말씀드리겠습니다.

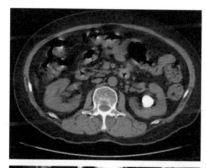

좌측 신장 내에 5×4cm 크기의 커다란 결석이 관찰된다. 커다란 결석이 콩팥 내에 계속 존재하면 결석에 의한 혈뇨, 요로감염, 신장 기능의 저하, 신장 내 종양의 가능성이 있다.

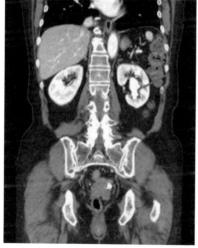

콩팥 근처의 피부를 조금 절개하고 콩팥 안으로 통로를 만들어 결석을 제거하는 경피적 신장결석 제거술이 필요한 상황이다.

체외충격파쇄석술은 환자가 누워있는 상태에서 외부로부터 집중된 충격 에너지를 전달하여 결석을 분쇄하는 것입니다. 장점은 대부분의 경우 입원을 필요로 하지 않고 쇄석술 후에 귀가를 합니다. 무리하지 않은 범위에서 일상생활을 할 수 있습니다. 단점으로는 결석의 크기와 성분에 따라서 한 번에 결석을 해결하지 못하고 수 차례 쇄석술 시행할 수도 있습니다. 따라서 신장에 존재하는 모든 결석이 쇄석술로 제거되는 것은 아닙니다. 또한 결석이 x-ray에 잘 관찰되지 않으면 조영제를 이용하는 배설성 요로조영술 후에 체외충격파쇄석술을 고려해볼 수 있습니다. 요산석과 같은 일부 결석들은 돌을 용해시키는 약물을 통해 좋은 효과를 보이기도 합니다.

결석3

26. 요관결석은 약을 먹으면 빠져나오나요? 아니면 약으로 돌을 녹이나요?

옆구리 통증으로 응급실에 실려 갔었습니다. 4.5mm 크기의 돌이기 때문에 약만 먹으면서 지켜보자고 했습니다. 통증이 없어지면 돌은 없어진 건가요? 그리고 약으로 돌이 빠져나오는 건가요? 아니면 약으로 돌을 녹이는 건가요?

알파차단제와 같은 배뇨 장애를 호전시키는 약물은 요관의 경련을 조절하고 요관의 내경을 확장시켜서 돌의 배출을 도와줄 수 있습니다.

일반적으로 결석에 의한 통증은 아프다고 알려져 있는데, 정말 얼마만큼 아플까요? 객관적으로 알기 위해 수치로 표현할 때, 아이를 출산하는 통증 만큼 아프다고 합니다. 앞서 결석에 의해 유발되는 통증에 대해 설명을 드린 것처럼, 요관 결석은 결석이 요관을 폐쇄시키면 감염 위험성과 콩팥의 기능 저하가 동반되게 됩니다.

요로결석의 치료는 환자분의 통증을 조절하려는 목적뿐 아니라 궁극적으로는 신기능을 보호하는 것입니다. 환자의 통증 정도, 결석의 개수, 요관과 신장에 존재하는 결석의 크기와 위치, 현재 측정된 신장기능의 수치와 요로계의 감염 정도, 수신증의 동반여부, 당뇨와 만성질환에 의해 면역력이 떨어졌는지에 따라서 치료방법을 결정해야 합니다.

요로결석을 제대로 해결하지 않으면 신우신염과 같은 복합성 요로감염과 혈뇨, 수신증에 따른 신기능 손상, 방광자극 증상에 의한 배뇨악화가 생길 수 있습니다. 신장 내 결석의 장기간 존재하여 신장 안의 고름주머니 형성, 드물게 편평상피세포암 등이 발생할 수 있습니다. 따라서 약물치료에 의해 돌을 배출시키기 위해서는 환자에 대한 정확한 진단을 한 이후에 시행하는 것을 추천드립니다.

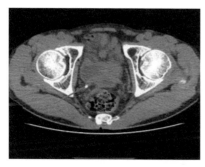

CT상에서는 대부분의 결석들이 관찰되지만, 일반 엑스레이 사진에서는 결석의 성분에 따라서 결석이 보이지 않을 수도 있다. 요로결석은 결석이 존재하는 위치에 따라서 통증과 함께 빈뇨와 급박뇨 등의 배뇨 장애가 동반 될수 있다.

27. 결석이 빠지고 나면 소변이 자주 마렵나요?

체외충격파쇄석술 후 x-ray 검사에서 돌이 다 빠진 것으로 확인되었습니다. 그런데 시술 후 빈뇨증이 계속 생겨서 2개월째 약을 먹고 있습니다. 결석 때문인가요? 아니면 시술 때문일까요? 어떻게 하면 좋은지요?

A 요관결석 환자가 결석이 x-ray에 관찰되지 않지만 빈뇨와 같은 배뇨 증상이 생겼다면 결석이 남아있을 가능성이 있습니다. 복부CT 또는 방광 내 소변이 차 있는 상태에서 방광초음파를 통해 결석이 없는 것을 꼭 확인받으시기 바랍니다.

요로결석의 중요한 증상은 산통이라 불릴 만큼의 극심한 통증입니다. 한 번 결석에 의한 통증을 경험한 사람들은 결석의 재발에 신경을 많이 씁니다. 작은 크기의 잔석과 반대 측 신장 안에 관찰되는 결석이 있는 경우에도 잠재적인 위험을 제거하기 위해 적극적인 치료를 원하는 경우가 많습니다.

요로결석이 소변이 배출되는 통로를 막으면 통증을 유발합니다. 그리고 요관결석은 요관의 상부, 중부, 하부에 위치하는 곳에 따라서 여러 부위의 통증이 같이 동반됩니다. 상부 요관에 결석이 생기면 옆구리 통증과 고환 주위 통증이 같이 일어날 수 있고, 중부 요관이 결석에 의해 막히면 심한 옆구리 통증과 하복부 통증이 같이 생길 수 있습니다. 또한 하부 요관에 결석이 생기면 심한 옆구리 통증과 함께 남성의 경우에는 음낭, 여성의 경우에는 음부 주위로 통증이 같이 나타날 수 있습니다. 결석이 방광요관 이행부에 위치할 경우에는 결석에 의한 방광자극 증상이 나타납니다. 평소와 다르게 소변을 자주 보고, 소변을 봐도 시원하지 않고 급하게 화장실을 가기도 합니다. 드물지만 소변을 볼 때 화끈거림 등도 나타납니다. 쉽게 말하면 오줌소태와 비슷한 증상이 나타날 수도 있습니다.

요로결석의 진단은 어떻게 할까요? 과거에는 소변이 배출되는 곳에 결석이 막힘을 확인하기 위해서 조영제를 혈관 내 투여 후 배설성 요로조영술이라는 사진을 찍었습니다. 조영제 투여 전 사진과 조영제 투여 후 5분, 10분, 15분, 30분 사진을 찍습니다. 심지어는 조영제가 내려가는 것을 확인하기 위해 다음 날까지도 사진을 찍었던 전공의 때의 기억이 있습니다. 그러면 환자는 적극적인 치료에 대한 지연으로 인해 많은 불편을 호소합니다. 두 번째는 조영제를 사용하지 않은 복부CT입니다. 이 방법은 옆구리 통증을 호소하고 요로결석이 의심되는 환자에게 시행하는 가장 확실하고 안전한 진단방법이라고 할 수 있습니다. CT촬영 시간도 5분 이내로 짧고 대부분의 결석을 확인 할 수 있다는 장점이 있습니다.

그러면 x-ray는 어떨까요? 요로계 결석의 90%는 방사선에 반사되는 비투과성이기 때문에 신장-요관-방광을 보는 x-ray에서 찾을 수 있습니다. 따라서 인산칼슘석, 옥살산칼슘석, 인산마그네슘암모늄석 등을 찾을 수 있습니다. 요산석은 x-ray에서 투과되는 결석이기 때문에 x-ray에서 확인이 안 됩니다. 또한 검사 당일에 환자의 뱃속에 가스가 많거나 대변이 존재할 때는 결석이 희미하게 보이거나 관찰되지 않는 경우도 종종 있습니다.

28. 요로결석은 약만 먹어도 그냥 없어지나요?

주말에 옆구리 통증이 있어서 응급실에 갔습니다. 큰 병원에 가서 CT 촬영을 했는데 결석의 크기가 8mm라고 하면서 약을 지어줬습니다. 그 약을 먹고 통증은 덜합니다. 요로결석은 자연배출이 될까요? 큰 병원이니까 잘 치료하겠죠?

저의 경험을 말씀드리겠습니다. 결석에 대한 치료방법을 결정할 때는 좀 더 신중해야 할 필요가 있다고 생각합니다. 우선 대부분의 환자들은 우연히 발견된 결석보다는 심한 통증을 동반하는 불편함으로 병원을 방문합니다. 응급실에서 진료를 보고 비뇨의학과 외래에 오시거나, 응급실을 거치지 않고 바로 비뇨의학과 외래로 오십니다. 그러면 저는 결석 환자분들에게 빠른 치료에 의한 정상적인 생활과 일상으로의 복귀를 권유하는 편입니다. 결석에 의해 심한 통증이 발생하는 이유는 결석의 크기보다 결석이 내려가는 요관 내의 직경이 작기 때문입니다. 결석의 크기가 5mm라고 해도 결석 아랫부분의 요관직경이 3mm 또는 4mm라고 하면 결석은 밑으로 내려가질 않고 막혀서 통증을 유발하는 것입니다.

요관결석의 배출을 도와주는 방법에는 어떤 것이 있을까요? 첫 번째, 다량의 수분을 섭취해서 하루에 3000cc 정도의 소변이 나오도록 해야 합니다. 그리고 과거에는 이뇨제, 칼슘채널차단제와 같은 고혈압약 등이 사용되기도 하였습니다만 혈액 내의 전해질 이상과 현기증, 혈압 저하 등의 부작용이 보고되고 있습니다.

두 번째, 남성의 전립선질환과 여성의 방광 기능 장애의 치료제로 사용하는 알파차단제 약물들을 결석 배출의 치료제로 사용합니다. 요관결석에 의한 경련과 통증의 조절 및 결석의 자연 배출에 도움을 줍니다. 왜냐하면 요관의 조직에 알파수용체가 존재하는 것이 밝혀져 있고 하부 요관은 3층의 요관근육으로 존재하여 상부와 중부 요관에 비하여 알파차단제의 효과가 높기 때문입니다.

결석의 자연 배출을 비교한 논문에서 결석의 크기가 5mm 미만일 때는 68%, 5~10mm일 때는 47%에서 결석의 자연 배출을 보고하였습니다. 또 요관과 방광이 인접한 부위에서 생긴 결석은 하부 요관의 결석보다 자연 배출률이 3배 정도 높다고 합니다.

하지만 요관결석의 자연 배출을 기다리는 동안에는 주의가 필요합니다. 돌의 이동과정을 1~2주 간격으로 한 달간 관찰해야 합니다. 영상검사에서 결석의 크기와 위치, 수신증의 존재, 그리고 환자분의 통증 정도를 체크해야 합니다. 혈액검사에서는 신기능 수치와 혈액과 소변의 염증을 확인합니다. 만약 환자에 대한 의학적 소견이 위와 반대되는 결과가 나타난다든지, 혹은 환자가 확실히 추적관찰을 할 수 없다면 처음부터 적극적인 치료를 하는 것을 권장하고 싶습니다.

다음의 경우에는 적극적인 치료를 하는 것이 좋습니다. 요로감염의 동반, 수신증, 단일 신장, 양측 요관에 존재하는 결석, 과거 요관 수술을 받았던 환자입니다.

요로결석의 보편적인 치료에 대해 설명을 드리겠습니다. 요로결석은 환자의 일상생활을 못할 정도의 심한 통증, 신장 기능 악화, 염증, 고열, 메스꺼움과 구토 등을 유발할 수 있습니다. 심한 경우에는 저혈압에 의한 현기증도 발생할 수 있으므로 원인에 알맞은 치료를 하는 것이 좋습니다. 하지만 신장결석 또는 요관결석이 있으면서 뚜렷한 증상이 없을 때는 치료방법에 여러 가지 의견이 있습니다. 보고하는 의사들마다 차이는 있으나 30~90%의 결석은 자연 배출이 되기 때문에 보존요법을 선호하는 분들이 있습니다.

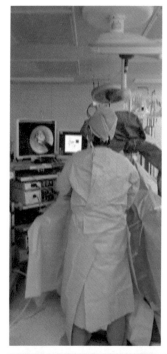

43세의 남자환자. 상부요관결석에 대한 요관경하 결석제거술을 시행하고 있다.

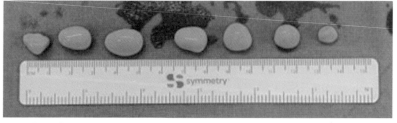

68세의 육안적 혈뇨를 주소로 내원한 환자. 방광결석에 대한 제거 술을 시행하였다. 방광 내에 다양한 크기의 결석들이 관찰된다.

미국 비뇨의학회와 유럽 비뇨의학회에서는 10mm 이하의 결석이면서 통증이 조절될 때 그리고 우리나라 비뇨의학회에서도 결석이 5mm 이하이고 표면이 매끄럽고 심한 통증이 없을 때는 통증을 조절하면서 진통제와 진경제의 사용을 권유합니다.

비뇨의학과 의사의 관점에서 결석의 치료목표는 결석에 의한 통증을 완화하는 것이 아닙니다. 만약 통증 해결이 주목적이었다면 통증이 심하지 않다면 적극적인 치료를 할 필요가 없다고 할 것입니다. 하지만 결석의 치료목표는 신장의 기능을 보호하고 결석에 의해서 급격하게 나빠지는 신장의 기능을 회복하는 것입니다.

물론 우리 몸에는 양쪽에 신장이 있기 때문에 한쪽 신장이 불편해도 반대편 신장이 보상적으로 더 일을 하게 됩니다. 하지만 환자가 평소에 신장 기능이 좋지 않거나 당뇨, 면역질환 또는 암 환자처럼 전신의 컨디션이 나쁜 환자라면 조심을 해야 합니다. 최대 1달 동안 결석의 자연 배출을 위해서 기다리는 것은 환자에게 커다란 무리가 올 수 있습니다. 제 경우에도 외래에서 요로결석으로 내원한 환자가 급성신부전으로 밝혀져서 응급으로 수술을 한 경우가 제법 많습니다.

Chapter 03

신장암의 치료는
어떻게 하나요?

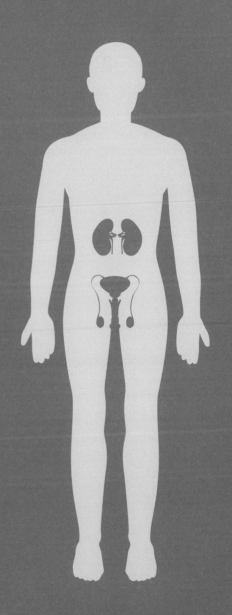

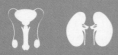 Department of Urology

29. 6cm 크기의 신장암은 로봇으로 수술을 하면 결과가 좋은가요?

아버지께서 대학병원에서 건강검진을 받으셨습니다. 오른쪽 신장 뒷부분에 6cm 크기의 종양이 있다고 합니다. 평상시 건강하게 생활하셨는데 많이 당황스럽습니다. 로봇수술을 권유받으셨습니다. 로봇이 수술을 하는 건가요?

A 건강검진에서 신장암으로 판정받으셨다니 매우 놀라셨겠습니다. 최근에는 많은 병원에서 로봇을 이용하는 복강경 수술을 시행하고 있습니다. 로봇팔처럼 생긴 수술기구를 환자의 배 안에 삽입하고, 집도의는 환자 옆에 설치된 콘솔에 앉아서 수술을 하는 것입니다. 장점은 환자의 복강 안을 직접 눈으로 확인하는 것보다 10배 정도 확대하여 세밀하게 관찰할 수 있습니다. 또 수술하는 동안 오랜시간 집중력을 유지할 수 있는 장점이 있습니다. 단점으로는 아직은 환자의 수술비용이 매우 비싸다는 것입니다.

우선 신장암의 병기에 대하여 설명 드리겠습니다. 신장암은 다른 암과 비슷하게 핵심이 되는 원발종양의 크기(T)와 종양 인접 주위로의 임파선 전이(N)와 먼 곳으로의 전이(M) 유무에 따라 구분할 수 있습니다. 신장의 모습을 설명하면 길이가 10cm, 폭이 6cm, 두께는 4cm 정도의 완두콩 모양입니다. 그리고 신장에서 소변이 내려가는 요관과 대동맥에서 혈액이 나가는 신장동맥, 하대정맥으로 들어가는 신장정맥으로 이루어져 있습니다. 신장의 표면은 얇은 막으로 둘러 쌓여있고 그 주위에는 지방층이 붙어있습니다. 신장과 신장 주의의 지방 및

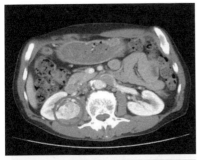

조영제를 주입 후 시행한 복부CT의 동맥기(arterial phase) 사진. 빠르게 조영 증가가 되는 우측 신장의 종괴가 관찰된다.

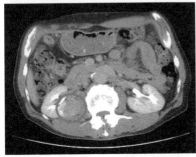

조영제를 주입 후 시행한 복부CT의 문맥기(venous phase) 의 사진. 우측 신장의 종괴에서 조영제가 빠르게 빠져나가는 모습이 관찰된다.

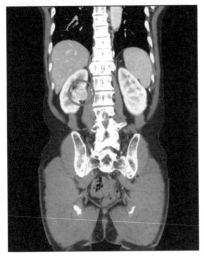

복부CT의 조영제 증가의 특징에 따라 우측 신장의 투명세포암이 의심된다.

신장의 윗부분에 붙어있는 부신은 제로타^{Gerota} 근막이라 불리는 것에 쌓여있어 신장을 안전하게 보호하고 있습니다.

신장에서 종양의 크기가 7cm 이하를 T1, 7cm 이상을 T2, 제로타 근막 내에 있는 종양을 T3, 신장을 둘러싸고 있는 근막을 벗어난 것을 T4로 표현합니다. 환자분의 신장암 크기가 6cm라면 7cm 이하의 종양입니다. 만약 주위의 임파선과 멀리 있는 장기에 전이가 없다면 1기에 속하는 것입니다. 따라서 수술로 완전하게 종양을 제거하는 것이 좋습니다.

수술적 접근에 의한 종양을 제거하는 방법에 대해 알아보겠습니다. 광범위하게 신장을 완전히 제거하는 방법과 신장의 기능을 보존하면서 일부의 종양을 제거하는 방법이 있습니다. 6cm 크기의 종양이라고 하면 일반적으로는 광범위하게 신장을 제거하는 방법을 선택할 것입니다. 수술하는 기구에 따라서 개복에 의한 수술법, 복강경을 이용하여 술자가 직접 수술하는 방법과 로봇을 이용하여 복강경수술을 하는 방법으로 구분할 수 있습니다.

개복수술은 술자가 직접 손의 느낌을 사용하여 수술을 하는 장점이 있습니다. 단점으로는 넓은 절개부위에 의해 환자분이 통증을 더 느낄 수 있고 수술 중에 더 많은 출혈이 생길 수 있습니다. 복강경수술은 절개부위가 작고 회복속도가 빠른 장점이 있습니다. 단점으로는 수술시야가 좁고 기구 간의 마찰로 수술의 제약이 있을 수 있습니다. 최근에는 많은 병원에서 로봇을 이용하는 복강경수술을 시행하고 있습니다.

수술을 받기 전에 환자분과 보호자께서는 한 곳의 병원에서만 상담받지 마시고, 다른 병원에서도 상담을 받아보시는 것을 권장해드립니다. 종양수술은 빠르게 수술을 받는 것도 중요하지만 정확하게 그리고 꼼꼼하게 수술을 하시는 선생님을 만나서 수술을 받는 것이 더욱 중요합니다. 양성질환의 수술은 한 번에 잘 안 되면 재수술을 하는 것이 그리 어려운 일이 아닙니다. 하지만 종양수술은 한 번 수술을 받을 때 정말 정확히 시행하는 것이 중요합니다.

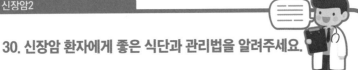

신장암2

30. 신장암 환자에게 좋은 식단과 관리법을 알려주세요.

저희 남편은 3년 전에 신장암을 판정받고 한 개의 신장을 제거했습니다. 지금은 6개월에 한 번씩 정기검사를 받습니다. 신장 기능을 증진시키는 음식은 무엇인가요? 그리고 앞으로 어떻게 관리하면 좋을까요?

A 신장암으로 수술을 한 경우에는 정상인 신장과 부분 절제술 후의 남은 신장의 기능을 회복하고 보존하기 위한 식습관이 중요합니다. 단백질, 탄수화물, 지방을 골고루 섭취하고 신선한 야채와 과일의 섭취를 권장합니다. 하지만 신기능이 저하되거나 혈액 내에 칼륨의 수치가 높다면 칼륨이 많이 포함된 바나나, 토마토, 오렌지 등은 삼가하시고 시금치, 당근 등의 녹황색 채소는 조심하시는 것이 좋습니다.

신기능이 저하된 환자가 염분을 과도하게 섭취하면 혈관 내의 체액이 증가하여 고혈압이 발생할 수 있고 몸의 부종도 생길 수 있습니다. 그리고 과도한 단백질의 섭취는 신기능의 악화를 촉진하고 혈액 내 알칼리와 산성의 균형을 심각하게 깨트릴 수 있습니다. 일상생활의 복귀와 몸에 무리가 가지 않는 범위에서의 가벼운 운동과 적당한 휴식은 환자의 회복에 도움을 줍니다. 그리고 무엇보다 중요한 것은 환자분의 의지입니다.

비뇨기계 종양으로 수술을 받는 우리 몸의 대표적인 기관은 신장과 전립선과 방광입니다. 그 외에 고환, 음경, 부신의 수술이 있습니다. 신장암 환자들은 정상인에 비해 유방암, 전립선암, 방광암, 비호지킨 림프종 등이 1/3 가량 더 잘 생기는 것으로 보고되고 있습니다.

신장암의 위험요소로는 환경요인, 기저질환, 유전요인 등이 있습니다. 흡연을 하면 정상인에 비하여 암 발생의 위험도가 1.5~2배 정도 높은 것으로 알려져 있습니다. 비만 및 암페타민과 같은 비만치료제, 고혈압과 고혈압 치료약물 그리고 일부 진통제도 연관성이 있습니다. 또한 동물성 지방과 심하게 구운 육류의 과도한 섭취도 위험요인 중의 하나입니다. 동물성 단백질과 지방을 많지 않게 섭취하는 것이 좋습니다. 이미 장기간의 혈액투석을 하거나 유전병인 본 히펠 린다우 증후군Von Hippel Lindau 증후군(소뇌의 혈관모세포종, 망막혈관종, 양측의 신장에서 신세포암이 발생하는 유전병) 환자에서는 신장암의 가능성이 높습니다.

수술 후에는 환자의 혈액검사와 신체검사, 흉부x-ray와 흉부CT 등을 시행합니다. 그리고 필요시에는 복부CT, MRI, 초음파 등을 합니다. 주위 임파선, 폐, 간, 뼈 등으로 전이가 되기 때문입니다. 그 외에 부신, 반대 측 콩팥과 뇌 등도 전이가 되는 장기입니다.

수술 후에도 방심은 금물! 주치의 선생님의 말씀에 귀 기울여주시기 바랍니다.

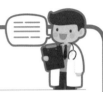

31. 신장암 4기 환자는
항암제 말고 다른 치료방법이 있을까요?

저희 아버지는 67세로 신장암 4기 진단을 받으셨습니다. 이미 간으로 전이가 된 상태라 수술은 안 되는 상태라고 합니다. 항암치료가 아니고 다른 치료법이 있다고 들었습니다. 몸이 약하고 식사를 잘 못하십니다. 항암 이외의 다른 치료방법이 있을까요?

A 　　우리가 말하는 신장암 4기는 두 가지 경우가 있습니다. 첫 번째는, 신장 내 종양이 신장과 신장 주위의 지방층을 싸고 있는 제로타 근막을 벗어나서 퍼져나간 것을 말하는 것입니다. 두 번째는, 신장으로부터 먼 곳의 장기로 전이된 것을 말합니다. 4기 신장암의 5년 생존율은 20% 미만이지만 최선을 다해서 가장 합리적인 치료법을 결정하는 것이 중요합니다.

우선, 수술로 종양의 제거가 가능한지 여부에 따라서 치료가 나뉘게 됩니다. 수술이 가능할 때는 신장암의 크기를 줄이는 목적으로 수술을 시행할 수 있습니다. 하지만 환자분의 면역상태와 신체능력을 고려해본다면 쉬운 결정은 아닙니다. 따라서 약물치료를 하게 됩니다.

신장암은 조직학적 특성에 따라서 치료법이 다릅니다. 신장암의 70~80%를 차지하는 투명세포 조직의 암과 비투명세포 조직의 암에 따라서 치료법이 달라질 수 있습니다. 약물치료를 결정하는 방법 중에는 환자의 위험도를 양호함과 나쁨 또는 중간으로 구분할 수 있습니다. 환자가 진단 후 치료까지의 걸린 시간이 1년 이내, 환자의 전신

활동 정도가 나쁠 때, 혈색소는 12 g/dl 이하, 칼슘은 정상 이상, 백혈구 중 중성구 수치와 혈소판 수치에 따라서 구분할 수 있습니다(국제 신세포암 데이터베이스 컨소시엄 참고). 환자분의 위험도가 양호일 때와 나쁨 또는 중간 정도에 따라서 우선적으로 고려할 약제가 달라집니다. 그 외에도 전이된 부위를 수술하거나 방사선치료를 시행해볼 수 있습니다.

신장암에 사용하는 치료약물을 설명드리겠습니다. 수텐sutene, 넥사바nexavar, 보트리엔트votrient와 같은 타이로신키나제 저해제는 전이성 투명세포암에 사용합니다. 토리셀torisel은 불량한 예후인자의 투명 세포암과 비투명세포암에 사용합니다.

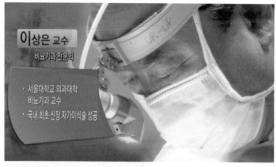

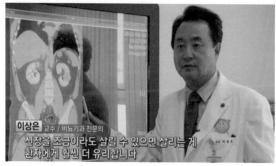

2012년 EBS 명의로 소개된 이상은 교수. 2020년 분당서울대병원 비뇨의학과에서 정년을 마치고 창원 경상대병원에서 환자를 진료하고 있다.

악시티닙axitinib ,아피니토afinitor는 수텐과 보트리엔트, 넥사바 치료에 실패하였을 경우의 2차 약제로 인정받았습니다. 여러 가지를 고려하여 치료를 결정한다고 생각하시면 됩니다.

하지만 결코 낙담하거나 포기하지 마시길 바랍니다. 현재 비보험 처방이 가능한 면역치료제(옵디보, 여보이, 키트루다)도 우수한 효과 및 낮은 부작용을 보입니다.

아버님의 전이된 신장암에 안타까운 마음이 듭니다. 하지만 환자분의 주위에는 신장암과 같은 비뇨의학과 종양과의 싸움에 평생을 바치신 분들이 계십니다. 특별히 언급할 수는 없지만 EBS 교육방송과 여러 매체에서 명의로 소개된 분들의 영상과 기사를 참고하시길 바랍니다. 우리가 명의라 일컫는 존경스러운 선생님들께서는 지금도 묵묵히 연구와 치료에 매진하고 계시기 때문입니다.

Chapter 04

신장의 물혹은
병인가요?

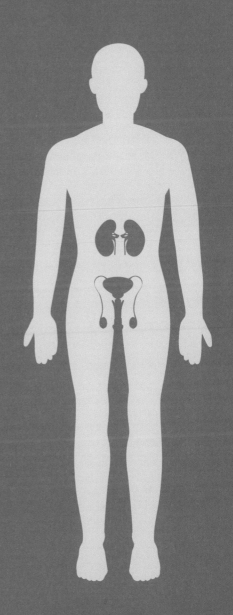

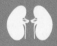 Department of Urology

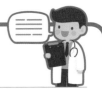

32. 신장에 소변이 많이 차 있고 심하게 부어있으면, 신장을 제거해야 하나요?

건강검진에서 초음파를 했는데 신장에 큰 돌이 있다고 합니다. 대학병원에서 다시 검진을 받았습니다. 신장에 소변이 많이 차 있고 심하게 부었다고 합니다. 콩팥의 기능이 매우 떨어져있기 때문에 결석을 제거해도 신장 기능이 돌아오지 않을 것이라고 하네요. 수술 방법은 배에 손이 들어갈 만한 크기로 째서 신장을 떼어내야 한다고 합니다. 평소에 불편감은 없었습니다. 이런 경우가 있나요? 황당합니다.

A 멀쩡하다고 생각되는 신장을 제거해야 한다고 권유받으면 너무 당황스러울 것입니다. 사실 비뇨의학과 선생님을 제외한 다른 분야의 선생님들 역시 결석 때문에 신장을 떼어내야 한다는 결정을 이해하지 못하거나 반감을 가지실 수 있습니다.

비뇨의학과 전문의가 요로계의 결석이 문제가 된다고 말씀을 드리는 이유는 결석이 요로계를 막음으로써 유발되는 결과가 나쁘기 때문입니다. 결석 자체의 문제가 아닙니다. 요로계를 막으면 초기에는 옆구리의 통증과 소화불량, 메스꺼움, 구토 등을 유발할 수 있습니다. 그 시기가 지나면 막힌 신장 내에 머물고 있는 소변은 계속 고이게 됩니다. 그 이후, 신장의 기능에 중요한 역할을 하는 신장의 겉쪽에 위치한 피질이 점점 얇아지다가 결국 막힌 쪽의 신장은 기능이 매우 나빠지게 됩니다. 또한 결석은 반복되는 요로감염의 원인이 되고 심지어는 편평상피세포암과 같은 종양이 생길 수도 있습니다.

다음과 같은 경우에 콩팥을 제거할 수 있습니다. 콩팥 기능이 10%

미만일 때와 콩팥 안에 심한 고름이 잡힐 때, 만성염증으로 콩팥의 위축이 있을 때는 요로계의 돌을 포함하여 콩팥 전체를 제거할 수 있습니다. 콩팥을 제거하는 방법은 개복수술, 복강경수술, 로봇의 도움을 받는 복강경수술 등이 있으며 주치의 선생님과의 충분한 상담 후에 결정하시기 바랍니다.

우리 몸은 항상성의 기능이 있습니다. 한 쪽의 신장이 제거되어 기능을 상실하더라도 반대 측의 신장이 기능을 더 많이 하면서 크기가 커집니다. 따라서 관리를 잘 받는다면 좋은 결과를 유지할 수 있습니다.

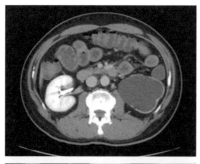

복부CT 상에서 좌측 신장의 기능을 담당하는 겉 부분이 매우 얇아져 있는 것이 관찰된다.

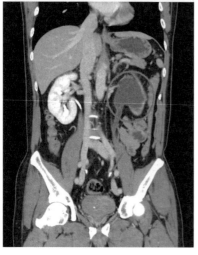

오랜 기간 머물렀던 좌측 중부 요관결석에 의해 유발된 좌측 신장의 심한 수신증과 신장 겉 부분이 얇아져 있다. 좌측 신기능의 저하가 의심되는 상황이다.

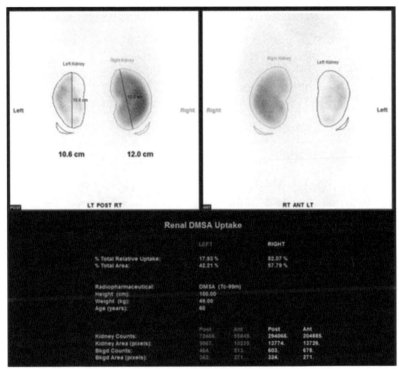

Renal DMSA Uptake		
	LEFT	RIGHT
% Total Relative Uptake:	17.93 %	82.07 %
% Total Area:	42.21 %	57.79 %
Radiopharmaceutical:	DMSA (Tc-99m)	
Height (cm):	160.00	
Weight (kg):	49.00	
Age (years):	60	

	Post	Ant	Post	Ant
Kidney Counts:	72466.	55845.	294066.	204885.
Kidney Area (pixels):	9867.	10239.	13774.	13726.
Bkgd Counts:	464.	513.	603.	678.
Bkgd Area (pixels):	262.	271.	324.	271.

핵의학검사에서 좌측 신장의 기능이 우측에 비해서 떨어진 것을 알 수 있다.

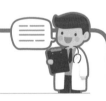

수신증2

33. 교통사고로 허리를 다치면 양쪽 신장이 붓고 기능이 떨어지나요?

저희 할아버지께서 교통사고로 정형외과에 입원 중이십니다. 소변에 염증이 있다고 해서 요로감염에 대한 검사를 받았습니다. 양쪽 신장이 전부 부어있고 수치도 높다고 합니다. 심할 경우 한쪽 신장을 제거할 수 있다고 하는데, 황당하고 겁이 납니다. 교통사고 때문인가요?

 요폐는 방광에 꽉 찬 소변이 몸밖으로 배출이 되지 않을 때 생깁니다. 급성으로 생긴 요폐의 경우, 환자분은 복부팽만감과 불편감 그리고 통증을 느낍니다. 식은땀과 빈맥 등의 전신 증상도 동반할 수 있습니다. 심한 경우에는 방광이 찢어지는 경우도 생깁니다. 그때는 응급 상황입니다. 만성으로 발생한 요폐 환자들은 반복적인 요폐로 인하여 방광 벽이 심하게 늘어나 있습니다. 심한 통증과 불안감 등을 호소하지는 않습니다. 홍수 때 댐에 저장되었던 물이 넘치듯이, 방광용적 이상으로 모여 있는 소변이 요도를 통해 배출됩니다. 그리고 환자분들은 자신의 만성 요폐에 대해 모르는 경우가 많습니다. 초음파 또는 조영제를 사용하지 않는 복부CT를 통해 환자분의 상태를 확인합니다. 양측의 요관부터 신장까지 늘어나 있고, 신장의 기능 역할을 하는 신장의 겉 부분이 상당히 얇아져 있는지에 따라서 치료방법이 달라질 수 있습니다.

그럼 양쪽의 신장은 왜 늘어나 있을까요? 양쪽의 신장에서 만들어진 소변은 요관을 따라 내려와서 방광에 모이게 됩니다. 저장되어진 소변은 요의를 느끼게 됨에 따라 남자는 전립선 부위의 요도와 음경 요도를 통해 몸 밖으로 배출하게 됩니다. 여자는 전립선이 없고 요도가 짧기 때문에 비슷한 연령에서는 상대적으로 남자보다 요속이 빠릅니다. 방광에 저장된 소변이 요도를 통해 몸밖으로 배출되지 않으면 문제가 발생합니다. 소변이 방광에 남아있을 뿐 아니라 양측 요관과 신장으로 압력이 전달됩니다. 그리고 요관과 신장의 모양에 변형을 일으킵니다.

이렇게 소변이 배출되지 않으면 우리 몸에는 노폐물이 쌓이게 되고 콩팥 기능이 떨어지게 됩니다. 처음에는 요로계의 배출 기능에 이상이 생겨서 신장 기능이 영향을 받습니다. 나중에는 콩팥 자체에 이상이 생기는 신부전이 올 수 있습니다. 이때 크레아티닌이라는 혈액수치가 상승하게 됩니다. 따라서 어떤 원인에 의해서든지 소변이 나가는 길에서 막힌 곳을 해결해야 신기능을 회복할 수 있습니다.

급성요폐와 만성요폐는 원인에 따라 달라집니다. 종합감기약에 포함된 알파항진제와 항히스타민제 등의 부작용과 정신과 약물에 많이 들어있는 항콜린제 효과는 급성요폐를 유발할 수 있습니다. 과도한 음주와 근이완제의 복용 혹은 추위에 노출되었을 때 등도 급성요폐의 원인이 됩니다. 하지만 만성요폐는 다릅니다. 만성요폐는 과거 척수 손상에 의해 유발되는 신경인성 방광과 방광결석, 방광 내 종양 등의 방광질환이 원인이 될 수 있습니다. 전립선비대증과 전립선암에 의한 요도폐쇄와 요도협착 및 포경 등도 원인이 됩니다.

최근에 발생한 교통사고에 의해서 척수 손상이 발생한 것이라면 방광 기능이 수축을 잘하지 못하여 배뇨 장애가 올 수 있습니다. 따라서 평소 소변 줄기가 약하거나 잔뇨감, 소변을 볼 때 아랫배에 힘을 주는 것과 같은 하부요로계의 불편한 증상이 있는지를 확인해볼 필요가 있습니다. 또 교통사고에 의해서 생긴 척수 손상의 위치와 전립선과 방광, 요도의 상태를 고려해야 합니다. 그리고 필요한 경우에는 방광 기능을 확인하기 위해 요역동학검사를 시행하여야 합니다. 따라서 배뇨 장애를 정확히 알고 있는 비뇨의학과 전문의 선생님과의 상담을 추천 드립니다.

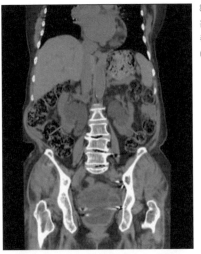

83세 여자로 정형외과 입원 치료 중에 협진을 의뢰받은 환자이다. 평소 심한 배뇨 장애가 있었다고 한다. 양쪽의 신장과 요관 및 방광이 전부 늘어나 있고 방광 벽에 게실과 같은 이상소견이 관찰된다.

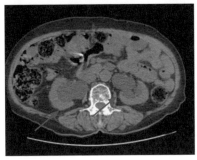

양쪽 신장의 신우와 신배가 전부 늘어나 있으며 신장의 겉 부분이 얇아져 있는 것이 관찰된다.

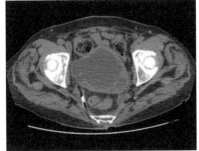

방광 부분의 CT 사진. 방광 벽이 균일하지 않고 일부에서 두껍게 관찰된다. 방광 안에 게실로 추정되는 것이 관찰된다.

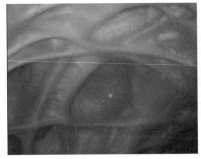

방광내시경을 시행한 사진이다. 사진 상에서 방광 내의 게실과 육주 같은 만성적인 변화가 관찰된다

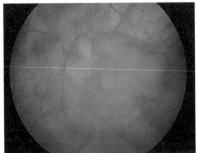

방광 안에 이물질과 찌꺼기 등이 관찰되고 있다.

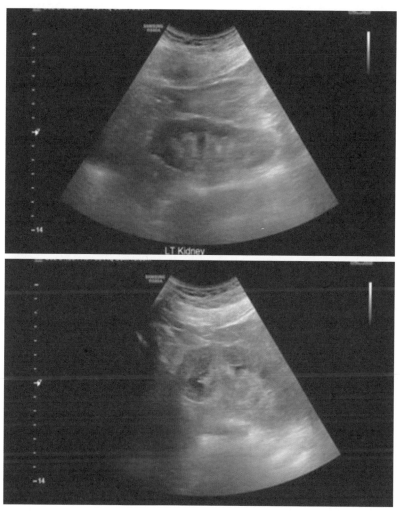

방광 안에 폴리카테터를 일주일 유치 후에 시행한 신장초음파 사진이다. 좌측 신장(위)과 우측 신장(아래)에서 더 이상의 수신증은 관찰되고 있지 않다.

34. 신장에 생긴 물혹은 암으로 바뀌나요? 미리 제거하면 좋지 않을까요?

저희 아버지께서 신장에 물혹이 있습니다. 그래서 일 년에 한 번씩 검사를 하십니다. 의사선생님은 지금 암이 될 확률이 낮으니 계속 지켜보자고 합니다. 암이 된다고 하면 암이 되기 전에 혹을 잘라내면 좋지 않을까요. 선생님의 답변 부탁드립니다.

A 건강검진에서 신장 내에 물혹이 발견되었군요? 너무 놀랄 일은 아니니까 걱정하지 마세요. 신장 내의 물혹은 옆구리 통증과 혈뇨 등이 없이 생길 수 있고, 콩팥 내의 모든 양성종양과 악성종양을 포함해서 70%를 차지할 정도로 많습니다. 더구나 50세 이상의 성인 중에서는 절반 정도가 낭종을 한쪽과 양측에 한 개 또는 여러 개를 가지고 있을 수 있습니다.

신장의 낭종과 반드시 구별을 해야 할 것으로 콩팥에 생기는 세포암종이 있습니다. 신기하게도 악성종양 중에는 물주머니 모양으로 생긴 종양이 있기 때문에 단순낭종이라 생각하고 무시했다가는 낭패를 볼 수 있습니다. 복부초음파에서 발견된 낭종의 정확한 진단을 위해서는 조영제를 사용하는 복부CT를 시행해볼 수 있습니다. 1986년부터 사용되는 보스니악Bosniak 분류가 제일 많이 사용됩니다.

보스니악 카테고리 I 은 단순 양성낭종, II는 양성이지만 I군보다 조금 복잡한 단계, III군은 복합성 낭종으로 50~60%에서 악성의 가능성이 있는 것, IV군은 낭종 모양이지만 악성종양입니다. 따라서 보

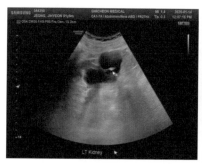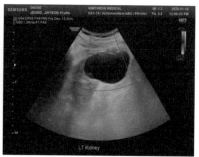

82세 여자환자. 건강검진에서 시행한 신장초음파에서 커다란 물혹이 확인되어 비뇨의학과로 전과되었다.

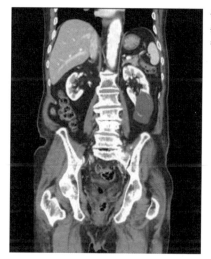

복부CT 상에서 좌측 콩팥 아랫부분에 8cm 크기의 낭종이 관찰되고 있다. 간헐적으로 좌측 옆구리의 불편함과 통증을 호소하였다.

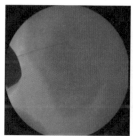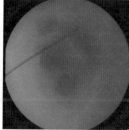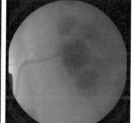

고령이고 호흡기 증상이 있어서 전신마취 하에 복강경하 신낭종제거술을 시행하는 것은 무리가 있다고 판단하였다. 부분마취 하에 좌측 경피적 신루설치술에 의한 약물 주입술을 시행하여 신낭종의 크기를 줄이는 시술을 하였다.

스니악 카테고리 III과 IV는 반드시 수술로 제거를 해야 하는 것이 좋습니다. 카테고리 IIF는 II군보다는 복잡하지만 III군보다는 안전하고 주기적인 관찰을 필요로 하는 낭종을 말합니다.

일반적으로 낭종의 크기가 1cm 이상의 무증상이고 양성인 경우에는 6개월 또는 1년마다 초음파검사를 합니다.

그 외에 꼭 조심해야 할 낭성질환 중 하나가 염색체 우성인 다낭성신^{ADPKD}입니다. 유전병의 일종이고 신기능 손상에 의한 신부전의 발생 가능성이 높습니다. 문제는 양측 신장의 겉과 속에 상관없이 다양한 크기의 신장 낭종뿐 아니라 고혈압과 뇌동맥류(일반인보다 2배 증가), 심장판막이상, 대장게실 등이 발생할 가능성이 높습니다. 그러므로 가족들도 모두 검사를 받으셔야 합니다.

Chapter 05

아이에게 잘 생기는
신장질환들

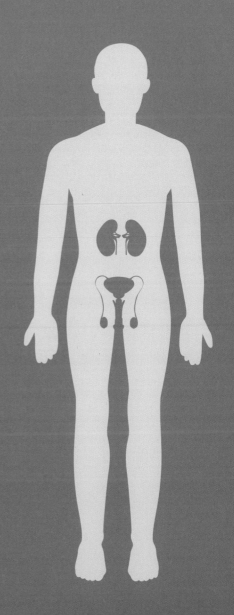

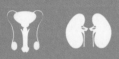 Department of Urology

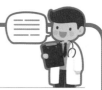

35. 우리 아이가 자꾸 열이 나요.
왼쪽 콩팥이 두 개처럼 보인다고 하네요.

초등학교 5학년 딸아이가 한 번 씩 심하게 열이 나서 소아과에서 항생제를 처방받 았습니다. 소변검사에서 염증이 계속 나오고, 콩팥 초음파검사를 했더니 한쪽에 콩 팥이 2개가 있는 것처럼 보인다면서 대학병원 비뇨의학과를 가라고 합니다. 예약 은 해놓았는데 너무 걱정이 돼서 먼저 문의를 드립니다

중복요관은 환자의 증상에 맞춰서 치료를 한다고 보시면 됩 니다. 반드시 수술을 필요로 하지는 않습니다. 다음과 같은 경우에는 수술 또는 시술을 통한 적극적인 치료를 합니다.

① 요관과 함께 콩팥 안의 신우와 신배가 같이 심하게 늘어나 있을 때.

② 적절한 항생제를 사용해도 갑작스런 열성요로감염이 생길 때.

③ 콩팥 기능의 악화가 관찰될 때.

중복요관은 소아비뇨의학과에서 보는 질환입니다. 요로계의 가장 흔한 기형 중의 하나이고 조영제를 사용하여 찍은 복부 x-ray에서 2~4% 정도 발견되는 것으로 알려져 있습니다. 중복요관은 2가지로 구분하 여 설명을 합니다. 완전중복요관은 위쪽 신장 부위와 아래쪽 신장 부 분에서 각각 따로 요관이 내려와서 방광에 연결되는 것입니다. 불완 전중복요관은 위쪽 신장과 아래쪽 신장에서 각각 내려오던 요관들이 연결 후 하나의 관으로 방광까지 연결되는 것입니다.

보통 남자보다 여자에게서 잘 생깁니다. 양측보다는 한쪽에서 잘 생 기는 것으로 알려져 있으며 좌측과 우측의 빈도는 차이가 없습니다.

보통 염색체의 우성유전으로 생기게 됩니다. 방광 내에 들어오는 요관의 입구가 2개인 완전중복요관은 2개의 방광 내 입구의 위치에 따라 발생하는 질환들이 다릅니다. 특히 위 콩팥보다는 아래 콩팥의 요관에서 수신증이 발생하고 방광에서 요관으로 역류가 발생하여 요로감염이 잘 생깁니다.

그럼 정상적인 콩팥은 어떻게 만들어지는지를 설명드리겠습니다. 사람은 정상적으로 양측에 각각 1개씩 신장과 요관이 있고 각각에서 내려오는 소변이 방광에 저장되었다가 요도를 통해 배출됩니다. 아이가 엄마의 뱃속에 있는 4주쯤 뒤콩팥발생모체라 불리는 것과 요관싹의 만남으로 콩팥의 분화가 생기게 됩니다. 처음에는 엉덩이뼈 근처에서 분화가 시작된 후 콩팥이 90도 정도 바깥 방향으로 회전을 하면서 위쪽으로 상승을 하게 됩니다.

골반 안쪽 깊숙한 곳과 엉치뼈 사이에 존재하던 뒤콩팥은 배 안으로 점점 이동을 하고 신장의 머리 부분이 부신과 합쳐집니다. 그리고 엄마 뱃속 36주까지는 콩팥 기능이 완전하게 발달하게 됩니다. 콩팥의 형성에서 발생하는 장애는 1개 또는 2개 이상의 유전 결함에 의해서 발생하는 것으로 알려져 있습니다.

중복요관의 치료방법을 말씀드리겠습니다. 초음파검사를 시행하여 수신증의 존재, 신장 실질의 모습, 신장의 두께 등을 확인합니다. 핵의학검사를 하여 위쪽과 아래쪽 신장의 기능을 확인합니다. 신장의 남은 기능에 따라서 병든 신장 쪽의 요관을 건강한 요관에 연결시켜 주는 수술을 할 수도 있고 심한 염증 소견이 관찰되거나 신기능이 남

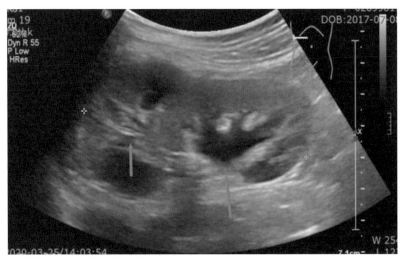

2세 여자아이의 오른쪽 콩팥 초음파 사진. 신장의 위쪽과 아래쪽에서 각각 독립된 집뇨계가 관찰된다.

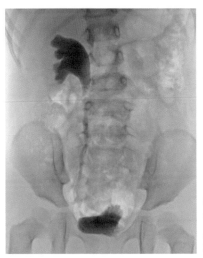

배설성 요로조영술 사진이다. 환자가 배뇨하는 동안 소변이 요관을 거쳐 신장까지 올라가는 것을 알 수 있다. 요관과 함께 신장의 신우와 신배가 심하게 늘어나 있는 것이 관찰된다.(4등급)

아있지 않을 경우에는 병든 신장을 제거하기도 합니다.

그 외에도 요관이 내려오면서 방광이 아닌 다른 부위에 연결될 수 있습니다. 남자의 경우에는 위쪽 신장에서 연결되는 요관이 음경 안쪽의 요도 또는 전립선 근처에 연결될 수도 있습니다. 여성의 경우에

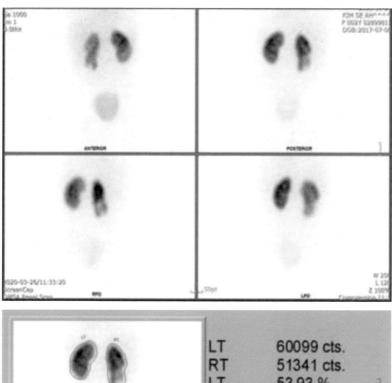

LT	60099 cts.
RT	51341 cts.
LT	53.93 %
RT	46.07 %
Ratio(A):	1.1706

우측 신장이 좌측 신장보다 상대적으로 기능이 떨어져있음을 알 수 있다.

는 질 근처에 연결이 되어 요실금 등이 발생할 수 있습니다.

너무 걱정하지 마시고 소아비뇨의학과 전문의 선생님께 진료를 받
으시기 바랍니다.

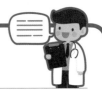

36. 저희 아이가 자꾸 열이 나는데, 소변이 방광에서 콩팥으로 올라간다고 해요.

저희 아이는 7개월의 남자아이입니다. 요로감염으로 몇 번 입원치료를 받았습니다. 이번에는 신우신염으로 입원했고 방광요관역류검사를 했습니다. 소변이 신장으로 올라간다고 합니다. 3기 정도라고 하는데 왜 생기나요?

A 　방광요관역류 3등급은 방광에서 요관을 거쳐서 신장까지 역류가 되는 것과 함께 신장의 신우와 신배가 늘어나 있는 것을 말합니다. 대부분의 방광요관역류가 1~2등급인 것을 감안하면 3등급으로 진단을 하는 것이 방광요관역류의 중간 정도를 의미하는 것은 아닙니다. 선천적으로 방광으로 들어가는 요관의 위치가 비정상적인 위치에 있으면서 방광 점막 안으로 진입하는 요관의 길이가 짧기 때문에 생깁니다. 유아에서는 방광의 면적이 작기 때문에 방광 안의 압력이 높아질 때 방광에서 요관으로 역류가 일어나는 것입니다.

저는 소아환자들을 진료하면서 종종 마음이 아픈 경우가 있습니다. 아이 어머니들이 내 아이가 열이 나고 힘들어하면 같이 힘들어하기 때문입니다. 특히 선천성질환에 의한 것이라면 아이 어머니는 미안함을 몇 배로 느끼는 것 같습니다.

정상적으로는 신장에서 만들어진 소변이 요관을 거쳐 방광으로 내려옵니다. 하지만 방광요관역류는 소변이 방광에서 요관을 통해 콩팥까지 올라가는 것을 말합니다. 문제는 요로감염에 의한 전신감염이 생기고 신장에 회복되지 않는 흉터가 만들어지면서 신장 기능이 많이 나빠질 수 있다는 것입니다.

국제 소아역류연구회의 분류에 의하면 방광요관역류를 5등급으로 나눕니다. 1등급은 방광에서 요관까지 역류가 있는 것, 2등급은 방광에서 요관을 거쳐 신장 안쪽까지 역류가 있는 것을 말합니다. 3등급은 방광에서 요관을 거쳐서 신장까지 역류가 되는 것과 함께 신장의 신우와 신배가 늘어나 있는 것이고, 4등급은 3등급보다 더 심하게 늘어난 경우입니다. 마지막으로 5등급은 4등급보다 요관과 신장이 매우 심하게 늘어나 있는 경우로 분류합니다.

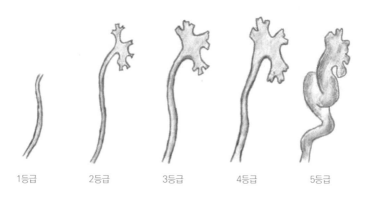

1등급   2등급   3등급   4등급   5등급

국제 소아역류연구회의 방광요관역류 등급 분류

요로감염이 생기는 소아에서 방광요관역류의 빈도에 대한 보고가 있습니다. 아이가 1세 미만에서는 70%가 생기고 4세일 때는 25%, 12세에서는 15%가 관찰되었습니다. 즉, 나이가 증가할수록 방광요관역류는 자연스럽게 회복됩니다. 왜냐하면 나이가 증가함에 따라서

방광의 크기가 증가하면 방광 안의 압력이 낮아지고 방광에 진입하는 요관의 길이도 늘어나서 결국 요관의 역류를 막아주기 때문입니다.

선천적 원인의 방광요관역류에는 주의할 점이 있습니다. 남아에게 더 잘 생기고 형제 중에서도 절반 정도가 영향을 받는 것으로 알려져 있습니다. 일란성 쌍둥이의 경우에는 80% 정도가 같이 나타납니다. 다행스러운 점은 역류의 등급이 낮을 때는 특별한 치료를 하지 않아도 자연스럽게 호전되는 경우가 있습니다. 그 외에도 척수나 방광 기능의 이상에 의해 후천적으로 생기기도 합니다. 따라서 가족력이 있는 아이의 경우에는 소아비뇨의학과 전문의 선생님께 꼭 상담을 받는 것이 중요합니다. 특히 5세 이하 아이의 부모님께서는 더욱 신경을 쓰셔야 합니다.

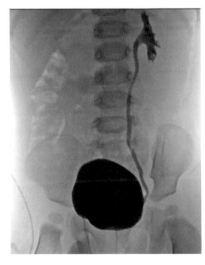

3세 남자 환아의 배설성 요로조영술이다. 배뇨 시 소변이 요관을 거쳐 신장의 신우와 신배까지 역류가 일어나고 있다. 신장 내의 신우와 신배의 작은 확장이 관찰된다.

37. 조카가 4살인데, 요로감염이 생기면 꼭 수술을 해야 하나요?

사랑하는 첫 조카입니다. 4살의 남자아이로 조금 작은 편인데 소아과 입원치료를 자주 했습니다. 이번에 검사했더니 소변에 염증이 있고 소변이 콩팥으로 올라가면서 콩팥이 부어있다고 합니다. 수술을 받아야 한다고 하는데, 꼭 해야하나요? 믿기지가 않습니다.

A 사랑하는 조카가 방광요관역류 4단계 또는 5단계로 진단받았다면 수술할 가능성이 높을 것으로 생각합니다. 혹시 신장에 상처가 생겼다고 하지는 않나요? 만약 그렇다면 수술치료를 통해 해부학적 이상을 교정하는 것이 좋습니다.

중요한 점은 방광요관역류를 얼마만큼 빠르게 발견하고 그에 맞게 치료를 하느냐 하는 것입니다. 보통은 아이가 기침, 콧물, 가래 등의 상기도감염과 중이염이 발견되지 않으면서 반복적으로 열이 날 때 요로감염을 의심하게 됩니다. 반복된 요로감염으로 항생제를 사용해도 치료효과가 미미하거나, 치료할 때만 좋아진다면 정확한 원인을 찾기 위해 검사하는 것을 추천합니다.

방광요관역류로 진단되었을 때의 치료방법에 대해 설명 드리겠습니다. 약물치료와 수술치료로 구분합니다. 약물치료는 수술치료를 시행하지 않는 대부분의 경우에 시행한다고 보시면 됩니다. 수술치료는 다음과 같은 경우에 시행합니다.

① 예방적 항생제를 사용함에도 요로감염이 생기거나 환자가 약물 치료를 너무 힘들어할 때.

② 진단 당시 이미 아이의 방광요관역류의 단계가 4~5단계이면서 신우신염이 생길 때.

③ 신장이 성장하지 않으면서 새롭게 신장 내 상처가 있거나 신기능의 저하가 관찰되어질 때.

④ 나이가 들면서도 지속적으로 역류가 보일 때,

⑤ 요관에 선천적 이상이 동반될 때.

방광요관역류는 소아비뇨의학과를 전문으로 진료하시는 선생님과 충분히 상담을 한 다음 치료를 받으시는 것이 좋습니다. 성공적인 수술과 꾸준한 관찰로 좋은 결과를 얻으실 것이라 확신합니다.

Chapter 06

피곤하면 소변볼 때
통증을 느껴요

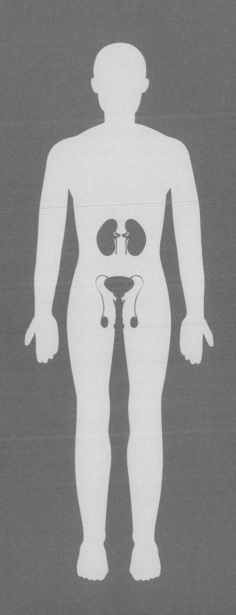

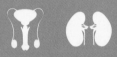 Department of Urology

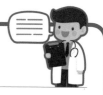

38. 산모가 방광염이 걸리면
뱃속의 아이에게 영향을 주나요?

결혼하기 전 직장생활을 할 때 방광염이 자주 걸렸습니다. 결혼 후에도 몸이 피곤하면 한 번씩 방광염 때문에 불편합니다. 3년 만에 첫 임신을 했습니다. 임신 초기에는 소변이 자주 마렵나요? 아이에게 영향을 주지 않을까 걱정이 됩니다.

A 임신을 축하드립니다. 앞으로 탄생할 아이에게도 좋은 일만 가득하기를 바라면서 설명을 시작하겠습니다. 빈뇨의 원인을 확인하기 위해 소변의 염증검사와 세균검사를 확인하는 것이 좋겠습니다. 환자분은 이미 재발성 방광염일 가능성이 높아서 요로감염과 임신의 생리적 변화에 따라서 치료방법이 달라질 수 있기 때문입니다.

임신을 하면 호르몬의 변화가 생깁니다. 프로게스테론은 임신 중에 점차 증가를 하여 임신의 유지와 분만 그리고 수유를 위한 준비 역할을 합니다. 임신 중에 생성되는 에스트리올이라 불리는 에스트로겐은 임신 중기까지는 프로게스테론에 의해 억제되다가 출산에 가까워질수록 분비량이 증가합니다. 자궁을 수축하는 역할과 모유 분비를 촉진합니다. 쉽게 말하면 출산을 도와주는 호르몬입니다.

임신을 하면 산모의 신체에 변화가 생깁니다. 요로계에 염증이 생기면 배뇨통, 잔뇨감, 빈뇨, 심한 경우에는 고열과 혈뇨 및 옆구리 통증까지 생길 수 있습니다. 임산부에게 요로감염이 생기면 20~30%의 환자는 방광 내에만 존재하는 요로감염이 요관을 따라 신장까지 염증이 유발되는 전신감염이 발생할 수 있습니다. 주의할 점은 산모에게만 영향을 주는 것이 아니라는 것입니다. 산모는 미숙아와 저체중아를 출산할 수 있고 빈혈, 고혈압, 임신중독증(고혈압과 소변 내 단백질이 검출되는 것) 등이 나타날 수 있습니다. 또한 요로감염이 요로계 결석이나 요로기형과 함께 동반되어 있을 경우에는 치료방법이 복잡해집니다. 따라서 반복된 요로감염과 요로결석의 과거력이 있는 여성분들은 산전검사 때 영상검사를 꼭 권유하고 싶습니다. 결석의 재발율은 1년에 7%, 10년 내에 50%정도 재발하기 때문입니다.

두 번째는 임신 중 태아가 엄마의 자궁 속에 있을 때 자궁이 커지면서 앞쪽에 위치하는 방광을 눌러 소변이 자주 마려 울 수 있습니다. 염증이 아닌 기계적인 압박에 의해 방광용적이 감소하는 것입니다. 임신은 크게 1분기, 2분기, 3분기로 나뉩니다. 1분기는 자궁이 커져서 자궁 앞쪽에 위치한 방광을 누르게 되고 방광의 생리적 용적이 작아지기 때문에 소변을 자주 보게 됩니다. 2분기 때는 산모 안에 있는 태아가 커지면서 양수가 늘어나고 방광을 같이 누르게 됩니다. 방광과 요도의 감염 확률이 높아지게 됩니다. 3분기 때에는 태아의 머리가 엄마 몸의 골반 쪽으로 이동을 하면서 방광을 누르게 됩니다. 결국 임산부의 몸의 변화에 의해서 방광용적 감소와 빈뇨가 동반되는 것입니다.

따라서 요로감염을 확인하는 것이 중요합니다. 요로감염이 맞다면 염증과 세균에 대한 치료를 통해 복합성 요로감염이 생기지 않도록 해야 합니다. 커피, 녹차, 에너지 드링크처럼 카페인이 들어간 음료는

방광을 더 자극시킬 수 있으니 삼가는 것이 좋습니다. 식습관의 조절
도 중요합니다. 임산부의 변비도 배뇨 장애의 일시적인 원인이 될 수
있기 때문입니다.

39. 방광염 증상이 항생제를 먹을 때만 좋아지고 금방 재발해요. 도와주세요.

30대 후반의 여자입니다. 당뇨는 잘 관리하고 있는데 2년째 요로감염을 달고 살아
요. 항생제를 먹을 때만 증상이 좋아집니다. 방광염을 예방하는 약을 6개월 정도
복용했습니다만, 효과는 잘 모르겠습니다. 이러다가 만성이 될 것 같아서 두렵습니
다. 도와주세요.

A 요로감염 중에서 재발성 요로감염에 대해서 말씀드리겠습
니다. 재발성 요로감염은 최근 6개월 내에 2번 이상, 1년에 3번 이상
방광염이 생기는 경우를 말합니다. 젊은 나이에 발생하였다고 해도
급성방광염처럼 치료하지 않습니다. 만성방광염은 2가지 목적으로 치
료를 합니다. 첫 번째는 현재 나타나고 있는 증상의 호전에 대한 치료
입니다. 두 번째는 재발하는 원인을 찾아서 제거하는 것입니다.

급성방광염의 증상은 갑작스럽게 생기는 배뇨 통증과 아랫배의 불
편감, 빈뇨와 잔뇨감 등이 있고 간혹 혈뇨가 동반되기도 합니다. 80%
의 환자에서 발견되는 대장균은 가장 보편적인 균이라 할 수 있습니
다. 그 외의 클레브시엘라^{klebsiella}와 프로테우스^{proteus}와 같은 그람음
성균도 1차 약제로 항생제를 3일 치료합니다. 중요한 것은 20~30대

의 여성에게는 약 30%정도가 6개월 이내에 방광염이 재발한다는 것입니다. 즉 급성방광염 환자의 1/3은 만성방광염으로 진행이 가능할수 있다는 것입니다.

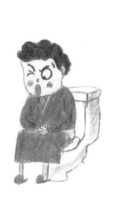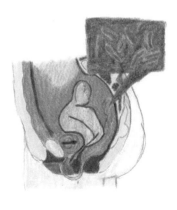

급성방광염 환자는 하부요로 증상이 잘 생기고,
대장균은 가장 보편적인 균으로 발견된다

비뇨의학과 의사가 당뇨 환자의 혈당을 조절하는 경우는 드뭅니다. 하지만 당뇨병 환자는 비뇨의학과 질환이 생길 가능성이 높습니다. 방광 기능이 떨어지는 신경인성 방광과 배뇨 장애에 의해서 발생하는 방광 내 결석, 당뇨에 의해 잔뇨가 많이 남아서 발생하는 방광 내 이물질과 그로 인한 급성방광염이 있습니다. 또 방광염의 치료가 완벽하게 이루어지지 않아서 재발하는 만성방광염, 방광염과 같은 하부요로감염이 제때 이루어지지 않아서 발생하는 신우신염과 같은 상부요로감염 그 외에도 다양한 염증과 감염이 동반될 수 있습니다.

당뇨 환자들은 다양한 질환으로 여러 병원의 여러 과에서 오랫동안 다양한 약들을 처방받습니다. 비뇨의학과 선생님들은 당뇨 환자들의 항생제에 대한 내성 때문에 진료에 더 많은 관심을 갖고 있습니다.

만성방광염은 빈번히 재발하는 재발성 방광염과 미해결 방광염 및 세균지속감염 등으로 구분할 수 있습니다. 궁극적인 치료목적은 환자의 치료와 함께 요로감염의 재발이라는 지긋지긋한 굴레에서 벗어나게 하는 것입니다.

치료는 복합요로감염에 준해서 약물치료를 합니다. 항생제를 사용하기 전에 소변의 염증검사, 균 배양검사와 결핵검사를 하는 것이 필수입니다. 약물치료를 통해 증상이 호전되었다면 그 다음에는 그 원인에 대한 검사를 해야 합니다. 보통은 복부와 골반의 CT를 통해 콩팥, 요관, 방광 등을 관찰합니다. 그리고 요도방광내시경을 통해 방광 내의 염증 소견, 결석, 곰팡이 감염, 종양 등을 확인해야 합니다. 또 산부인과 검사를 통해 질과 자궁의 이상 소견을 확인해야 합니다. 비뇨의학과 의사 입장에서 만성방광염의 가장 걱정되는 것 중 하나는 반복되는 방광염에 의해서 방광 기능의 변화와 배뇨 장애의 악화 그리고 삶의 질 저하입니다.

환자의 방광염 재발을 막기 위해 저용량의 항생제를 일정기간 복용하거나 성관계 직후 항생제를 복용하는 방법 등도 고려할 수 있습니다. 하지만 환자 스스로의 임의 처방과 임의 복용은 절대 해서는 안 됩니다. 그 외에 방광염의 재발에 도움이 되는 음식과 행동요법을 같이 할 수 있습니다. 다량의 수분 섭취, 비타민C 섭취, 방광 내 면역을 올려주는 약물복용은 도움이 될 수 있습니다. 따라서 젊은 사람의 재발성 방광염은 치료를 위해서 꼭 비뇨의학과 전문의와 상담을 권유합니다.

40. 소변검사는 괜찮은데, 방광 부분이 욱신거립니다. 방광염이 맞나요?

서서 일하는 직업을 갖고 있는데 화장실을 자주 갈 수가 없습니다. 1년 전부터 방광 부분이 욱신거리고 깊게 찌르는 통증이 3초 정도 옵니다. 소변검사는 괜찮다고 합니다. 산부인과에서 약을 먹을 때만 좋아집니다. 방광염이 맞나요? 도와주세요.

A 방광에 소변이 찰 때, 아랫배의 불편감이 더 심해지고 심할 때는 쥐어짜듯 혹은 찢어지는 듯한 통증을 느끼면서 특별한 균이 발견되지 않으면 통증성 방광을 의심합니다. 방광내시경의 검사와 조직검사 결과를 통해 간질성방광염이라고 진단을 하게 됩니다.

간질성방광염은 방광 점막의 문제로 발생하는 질환입니다. 시간이 지나면서 방광 점막의 탄력성이 떨어지고 방광의 용적이 점차 줄어들게 됩니다. 방광 내 소변이 찰 때 방광 표면이 찢어지고 상처가 나면서 특징적인 증상이 나타나게 됩니다. 환자분의 문진과 과거력을 통해 통증성 방광 혹은 간질성방광염이 의심이 되면 정확한 검사를 위해서 방광내시경을 시행합니다. 환자분의 방광은 적당량 채워진 생리식염수에도 하복부의 심한 통증을 느끼면서 방광 내 점막의 출혈이 생기고 방광 내 상처에 의한 흔적들을 관찰할 수 있습니다.

간질성방광염의 치료는 단계별로 시행합니다. ① 생활습관과 식습관의 조절, ② 약물치료, ③ 생리식염수를 이용한 방광의 확장과 방광 내 약물 주입, ④ 수술치료가 있습니다. 간질성방광염의 원인은 정확

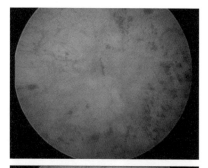

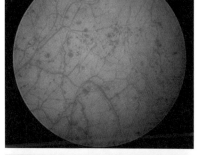

방광 통증에 대한 방광내시경 검사를 시행한 47세 여자환자. 방광 안에 약간의 생리식염수를 주입하여 방광벽을 관찰한 결과 방광 점막의 출혈이 관찰되고 있으며 환자는 심한 통증을 호소하고 있다.

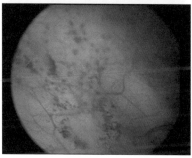

간질성방광염뿐 아니라 숨어있는 방광암 등의 다른 질환을 구분하기 위해 방광 내의 조직검사를 시행하였다.

히 알 수 없으나 자가면역기전에 의해 방광 점막 내 상피의 문제로 염증물질이 투과하여 염증을 일으키는 것으로 알려져 있습니다. 따라서 전반적인 컨디션의 조절이 중요합니다.

  우선은 카페인이 포함된 커피와 에너지 드링크, 알코올, 탄산음료 초콜릿 등을 멀리하고 맵고 자극적인 음식은 피하는 것이 좋습니다. 적당한 운동과 안정으로 스트레스를 완화시키는 것도 중요합니다.

두 번째, 약물복용을 하고 방광 안을 일정한 압력으로 생리식염수를 집어넣어 방광을 확장시킵니다. 이는 증상 개선에 효과가 있습니다. 하지만 출혈, 배뇨통, 심한 자극 증상, 방광 내 점막과 근육층의 손상 가능성이 있기 때문에 세심한 관찰이 필요합니다

세 번째, 방광 내 점막을 보호하기 위해 방광 안에 약물을 주입하는 방법이 있습니다. 식습관과 생활습관의 개선 및 약물의 복용에도 불구하고 방광 통증에 대한 효과가 미미할 때가 있습니다. 그리고 방광 내 약물주입치료를 하였으나 통증이 지속될 때는 마지막 방법인 방광의 부분 절제술 또는 심할 경우에는 완전 제거술 후에 새로운 방광의 조형술을 시행하기도 합니다.

환자분의 불편한 증상을 해결하기 위해서는 약물치료와 함께 다양한 치료법이 있습니다. 증상의 호전과 병의 진행을 억제하기 위해서 비뇨의학과 전문의와 상담하시길 권유드립니다.

소변을 자주 봐서
너무 불편해요

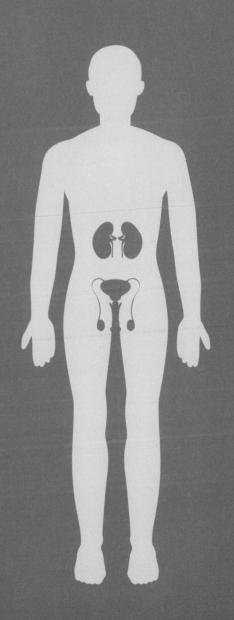

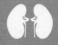 Department of Urology

배뇨장애1

41. 여자도 소변줄기가 약하면 전립선 때문인가요?

저희 엄마는 40대부터 소변이 약했다고 합니다. 여자가 소변이 약하면 전립선 때문인가요? 전립선은 남자만 있다고 들었는데, 소변줄기가 약하면 전립선 때문이라고 하니 도재체 무슨 말인지 모르겠습니다.

A 저희 외래에 오시는 분들이 많이 물어보시는 질문 중 하나입니다. 소변을 못 보면 전립선이 문제라고 생각하는 분들이 많습니다. 전립선에 문제가 생기면 배뇨의 불편감, 즉 잔뇨감, 소변줄기의 약화, 소변을 보고 난 후에 똑똑 떨어지는 것, 소변을 자주 보거나 급하게 보는 것 그리고 자다가 2번 이상 깨는 야뇨증 등이 생기게 됩니다.

전립선은 남자만 가지고 있는 우리 몸의 장기입니다. 전립선의 기능은 남성 사정액의 20~30%를 구성하는 액체를 저장하였다가 분비하는 역할을 하고 있습니다. 정액을 알칼리로 유지하여 정자가 질 안에서 생존하는데 도움을 줍니다. 따라서 전립선은 여성에게는 존재하지 않는 장기입니다. 하지만 여성도 배뇨가 힘들거나 소변줄기가 약하고 심한 경우에는 소변이 막히는 경우가 생길 수 있습니다. 그 원인으로는 기능적으로 배뇨 기능이 떨어지는 것과 기질적으로 방광 출구 폐쇄에 의해서입니다.

그럼 여성은 전립선이 없는데 왜 소변이 불편할까요? 여성은 음경이 없기 때문에 요도의 길이가 남자보다 짧습니다. 남성의 평균 요도

길이가 15~20cm이지만 여성의 요도는 약 4cm입니다. 여성은 방광에 저장되었던 소변을 남성에 비해 짧은 요도를 통해 몸밖으로 배출합니다. 따라서 비슷한 나이에서 여성은 남성에 비해 소변의 속도가 빠른 것으로 알려져 있습니다. 50세 이상 여성은 18ml/sec, 50세 이하에서는 25ml/sec를 정상의 기준으로 평가합니다.

배뇨 근육의 기능이 저하되었을 때의 치료의 목표는 소변 배출 후의 잔뇨를 낮추고 요로감염의 가능성을 막으며, 수신증을 억제하여 신장 기능을 보호하는 것입니다. 만약 150ml 이상의 잔뇨가 남을 경우에는 방광에 휴식을 주고 방광 기능의 호전을 위해서 1~2주 정도 유치 카테터(소변줄과 소변주머니)를 삽입하거나 깨끗한 상태에서 간헐적 도뇨관을 시행하기도 합니다.

방광 출구 폐쇄를 유발하는 원인은 다양합니다. 신경학적 원인, 해부학적 원인, 약물에 의한 원인 등이 있습니다. 신경학적 원인으로는 골반 아랫부분 근육의 부조화에 의해서 생기는 것이 있습니다. 해부학적인 원인으로는 요실금 수술 또는 과거 자궁암, 난소암 등의 치료 후에 요도 근처의 섬유화 또는 요도 끝에 양성종양이라 불리는 요도 카룬클과 외요도협착 등이 원인이 됩니다. 약물에 의한 경우에는 우울증약, 감기약, 다이어트 약물에 포함되는 항콜린제 효과와 알파항진제, 근이완제의 복용 등이 원인이 됩니다. 40대의 비교적 젊은 나이부터 소변줄기가 약화되고 잔뇨감을 느꼈다면 처음부터 약물치료를 권장하고 싶지 않습니다.

신체검사를 통해 요도 밖에 돌출된 양성 혹이나 자궁과 질의 해부학적 변형 및 탈출 등을 관찰합니다. 콩팥초음파를 통해 신장의 모양과 실질, 수신증 여부 등을 관찰하고 소변줄기검사를 통해 소변의 속도, 배뇨량, 배뇨 시간, 잔뇨량, 소변보는 모양을 관찰합니다. 소변의 염증과 균검사, 혈액의 염증과 신기능검사를 시행한 후에 원인에 따라 맞춤치료를 권유합니다. 필요시에는 요도방광내시경을 통해 요도와 방광 안을 관찰하고 요역동학검사를 통해 정확한 방광 기능을 확인할 수도 있습니다.

거듭 말씀드리지만 치료의 목표는 배뇨 장애를 호전시켜서 신기능을 보전하고 삶의 질을 향상시키는 것입니다

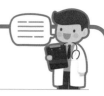

배뇨장애2

42. 마음을 차분하게 가라앉히면 화장실을 덜 갈 수 있나요?

직장 일을 하다 보니 시간에 쫓겨 성격이 예민해질 때가 있습니다. 언젠가부터 화장실을 자주 간 것 같습니다. 직장에서 일하고 집에서도 아이 돌보느라고 많이 피곤합니다. 남편은 제가 성격이 민감해서 방광도 예민한 것이라며 마음을 차분하게 하라고 합니다. 급하게 화장실 가는 것이 제 성격 탓일까요? 억울합니다.

성격이 예민해서 화장실을 자주 가신다고요? 아닙니다. 소변을 자주 보는 과민성방광은 환자분이 말씀하시는 성격과는 연관성이 없습니다.

방광의 기능을 설명 드리면, 부부간의 오해가 풀릴 듯합니다. 아시는 것처럼 방광은 신장에서 만들어진 소변을 저장했다가 자극이 오

면 배출을 하는 우리 몸의 기관입니다. 정상 성인의 방광용적은 평균 400~500ml입니다. 방광은 점막, 점막 밑 조직, 근육층, 바깥막 4층으로 구성되어 있으며, 방광의 기능은 저장기와 수축기로 나뉠 수 있습니다.

방광에 저장된 소변을 요도를 통해 배출시키기 위해서는 천추 2번과 4번 사이에서 나오는 부교감신경을 통해 방광 몸통을 자극하고 배뇨 근육의 수축을 통해 소변을 배출하게 됩니다. 가슴부위 척수의 아랫부분인 흉추 11과 12번 그리고 허리 척수신경의 위쪽 부분인 요추 1번과 2번에서 나온 교감신경은 방광목과 뒤 요도 주위에 분포를 합니다. 방광을 이완시키고 방광 출구와 요도를 수축시켜서 배뇨를 자제하는 역할을 합니다. 즉, 소변을 저장할 때는 교감신경을 통해 방광목과 뒤 요도부위를 조절하고, 소변을 배출할 때는 부교감신경을 통해 방광 몸통을 자극하여 소변을 배출하게 됩니다.

정상적인 방광 기능을 위해서는 방광의 배뇨 근육과 방광목 부분의 안쪽 요도조임근 그리고 바깥 요도조임근이 필요합니다. 소변을 저장할 때는 배뇨근이 이완되고 방광목과 바깥 조임근은 수축을 하게 됩니다. 소변을 배출할 때는 배뇨근이 수축을 하고 방광목과 바깥 조임근이 이완을 하게 됩니다.

배뇨 근육과 방광목은 스스로의 의지로 수축을 할 수 없는 불수의 근육입니다. 바깥 요도조임근은 본인의 의지대로 조절이 가능합니다. 방광에 소변을 저장할 때부터 배뇨를 유발하는 시점에 이르기 전까지는 방광 안의 압력은 낮고 일정하게 유지됩니다. 방광 내 소변양이 증가하는 동안 방광의 부교감신경의 활성이 억제됩니다. 방광의 저장기 동안에는 출구저항을 높여 소변을 참을 수 있게 됩니다.

대한배뇨장애요실금학회의 과민성방광에 대한 자가진단법을 말씀 드리겠습니다. 너무 깊게 생각하실 필요 없습니다. 아래의 9가지 항목에 대해서 편하게 체크해보시면 됩니다.

대한배뇨장애요실금학회의 과민성방광에 대한 자가진단법

문항	과민성방광에 대한 자가진단	예	아니요
1	나는 하루에 소변을 8번 이상 본다.		
2	나는 화장실을 너무 자주 가서 일에 방해가 된다.		
3	나는 소변이 마려우면 참지 못한다.		
4	나는 수면 중에 2회 이상 화장실을 이용한다.		
5	나는 화장실에서 옷을 내리기 전에 소변이 나와서 옷을 버리는 경우가 있다.		
6	나는 소변의 불편함으로 패드나 기저귀를 사용할 때가 있다.		
7	나는 어느 장소에 가더라도 미리 화장실의 위치를 확인한다.		
8	나는 소변이 샐까 봐 음료수 섭취를 제한하는 경우가 있다.		
9	나는 화장실이 없을 것 같은 장소는 피하게 된다.		

이러한 9가지 항목 중에서 1개만 해당되어도 과민성방광일 가능성이 높습니다. 과민성방광의 원인은 다양합니다. 너무 불편해하지 마시고 비뇨의학과 외래로 꼭 방문하시기 바랍니다.

43. 취준생입니다.
시험장에서 소변을 못 참을 것 같아서 걱정입니다.

경찰공무원 시험을 준비하고 있습니다. 낮에 일하고 밤에 공부하다 보니까 커피와
잠 깨는 음료수를 많이 마십니다. 평소에도 소변을 자주 보는 편인데, 시험 당일이
걱정입니다. 도와주세요.

A 많이 피곤하시겠군요. 환자분께서 원하시는 좋은 결과가 있
기를 바라면서 설명을 시작하겠습니다. 과민성방광의 치료방법은 소
변을 저장하는 동안 방광이 수축하는 것을 억제하고 방광의 기능적
용량을 증가시키는 것입니다. 그렇기 위해서는 행동치료와 약물치료
를 병행하는 것이 좋습니다. 술과 커피, 녹차, 에너지 드링크 등의 카
페인이 포함된 자극적인 음식은 가능하면 멀리하시는 것이 좋습니다.
사람마다 라이프 스타일이 다르지만, 잠자기 2시간 전부터는 물 마시
는 것을 줄이는 것이 좋습니다. 변비는 배뇨 증상을 악화시킨다는 것
을 늘 명심하셔야 합니다.

약물치료는 과거에는 주로 프로피베린propiverine과 톨테로딘tolterodine
성분의 약들이 주로 사용되었습니다. 변비, 입마름 등의 부작용과 머
리에 있는 혈액-뇌-장벽을 통과하여 졸림과 진정작용 등의 가능성이
있기 때문에 나이 드신 분들에게는 조심해서 처방해야 합니다. 최근
에는 합병증의 빈도를 낮추고 복용방법이 편리하며 약물의 작용 시간
이 일정한 약물을 처방합니다. 베시케어vesicare, 토비애즈toviaz 등과 같
은 항콜린제는 방광 안에 소변을 저장하는 동안 절박뇨, 절박요실금

의 치료에 매우 좋은 효과를 보입니다. 베타미가^{betmiga}와 같은 베타3-항진제는 방광의 기능적 용적을 증가시켜서 빈뇨에 좋은 영향을 줍니다. 최근의 약물들은 치료의 효과가 좋고 부작용이 낮기 때문에 약을 꾸준히 먹는 비율이 과거보다는 증가하였습니다.

배뇨 장애로 항콜린제를 1년 동안 꾸준히 복용하는 환자들은 30~40%도 안 되는 실정입니다. 전립선비대증 환자들 중에서 4년 이상 장기간 약물을 복용하는 환자들이 40%가 넘는 것을 감안하면 매우 차이가 납니다. 여러 연구들에서 보고한 것과 제가 외래진료 중에 만나는 환자분들의 경우도 비슷합니다. 과민성방광 환자들은 같은 연령대의 정상인들보다 삶의 질이 낮은 것으로 보고되고 있습니다. 또 일부에서는 당뇨 환자들보다도 더 불편함을 호소합니다. 환자들은 임의로 약물을 중단하여 배뇨 증상이 재발하는 것보다는 주치의 선생님과 상담을 통해 장기적인 플랜을 짜는 것을 권유드립니다.

44. 과민성방광은 약 말고 다른 방법은 없나요?

30대 여자입니다. 과민성방광으로 약을 2년 이상 복용 중입니다. 약을 먹으면 소변을 급하게 보지 않습니다. 일상생활이 많이 편해졌습니다. 그런데 약을 오래 먹으려니까 눈치도 보이고 부담이 됩니다. 다른 방법은 없나요?

A 소변을 급하게 보고 참는 것이 힘들어서 걱정이 많이 되시는군요. 환자분이 직접 할 수 있는 방법을 소개하겠습니다. 저녁 시간 특히 잠자기 2시간 전부터는 물을 많이 마시지 않는 것이 좋습니다. 자극 적인 음식과 알코올 및 카페인이 많이 포함된 음료 등도 멀리하는 것이 중요합니다. 초기에 증상 확인을 위해서 배뇨일지를 적었다면 그 후에도 수분 섭취와 소변양을 확인하면서 배뇨일지를 다시 적어보는 것이 좋습니다. 자신의 증상을 객관적으로 확인하는 중요한 방법이기 때문입니다.

그리고 필요하다면 시계를 보면서 1시간~1시간 30분 간격으로 배뇨를 시도합니다. 소변이 새는 것이 없다면 15분씩 간격을 늘여서 2~4시간까지 배뇨 간격을 늘이는 것이 도움이 됩니다. Fantl 등에 따르면 과민성방광 환자에 있어서 행동치료는 15%의 환자에서만 증상을 완전히 없앨 수 있고 50%의 환자에서는 증상의 50~75%를 감소하는 것으로 알려져 있습니다.

과민성방광의 증상이라 불리는 절박뇨와 빈뇨, 야뇨증은 삶의 질을 떨어뜨리고 있습니다. 많은 환자들이 나이 드신 분들이기 때문에 노인성 질환이라 생각을 하시는 분들이 많지만 꼭 그렇지는 않습니다. 저희 외래에는 취업준비생과 아이엄마들도 제법 내원합니다.

우리나라와 외국의 과민성방광에 대한 유병률을 말씀드리겠습니다. 미국에서는 30~60대 여성의 24.5%와 60대 이후 여성의 31.5%에서 증상을 갖고 있다고 합니다. 유럽에서는 40세 이상 성인의 12.5%가 불편함을 호소한다고 하였습니다. 우리나라의 경우에는 18세 이상 성인 중에서 남자는 10명 중 1명꼴로, 여성은 14%에서 과민성방광을 보고하고 있습니다. 대한배뇨장애요실금학회에 따르면 40대에 12.9%, 50대에 16%, 60대에 23.7%의 유병률이 보고되고 있습니다. 서울삼성병원 이규성 교수의 연구에 따르면 남녀 모두 나이가 증가함에 따라서 과민성방광의 유병률이 증가한다고 하였습니다. 과민성방광 증상은 30대 후반이 되면 17%가 증상이 나타났고 40대 후반에는 약 25%의 여성들이 증상을 가지고 있는 것으로 보고되고 있습니다. 즉, 과민성방광의 증상은 40대 중반 이후에는 4명 중 1명이 증상을 호소하는 질환입니다. 결코 나만 운 나쁘게 생겼다고 속상하지 않았으면 좋겠습니다.

젊은 분들이 약물치료 중에 약물투여를 중단하면 어떤 문제점들이 생길까요? 우선 빈뇨, 절박뇨와 야뇨증, 심할 때는 절박성요실금의 불편감이 나타납니다. 주변 화장실의 위치를 확인, 장거리 여행을 할 때의 불안감, 심한 경우에는 기저귀의 사용 등으로 자신감이 떨어질 수 있습니다. 또 사회활동을 하면서 자신을 고립시킬 수 있고 정신건강에도 좋지 않다고 생각합니다. 그럼 약물치료만이 전부일까요? 약을 복용하는 방법 이외에는 방법이 없을까요?

　과민성방광의 치료는 ① 행동치료, ② 약물치료, ③ 말초신경의 전기적 자극, ④ 그 외의 수술방법 등이 있습니다. 과민성방광의 첫 번째 치료방법은 행동치료이고 가장 중요한 치료방법 중 하나입니다. 일단은 환자 스스로가 이 질환에 대해 정확히 이해를 하고 자신의 질환에 대해서 인정을 하는 것이 중요합니다. 또 과민성방광은 연령이 증가할수록 이환율이 높아집니다. 지금의 증상을 잘 조절하는 것은 앞으로의 증상이 악화되는 것을 막는 정말 중요한 것이라는 점을 이해해야 합니다.

　따라서 약물복용에 많은 부담이 된다면 비뇨의학과 전문의와의 상담을 하고 꾸준하게 그리고 정확한 방법으로 행동치료를 시행해보길 추천합니다.

배뇨장애5

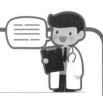

45. 배뇨장애 약을 먹으면 소변줄기검사를 꼭 해야 하나요?

아버지께서 거동이 불편하셔서 제가 아버지를 모시고 병원에 다닙니다. 비뇨의학과는 2~3개월에 한 번씩 약을 타러 갑니다. 병원 갈 때마다 소변줄기검사를 하는 게 좋다고 하는데, 30분 이상 기다리는 것이 힘듭니다. 매번 똑같은 것 같은데, 꼭 필요한 검사인가요?

 　비뇨의학과 외래에 내원하여 환자분의 증상을 객관적으로

알 수 있는 가장 손쉬운 방법이 무엇일까요? 바로 소변줄기검사라 불리는 요류검사입니다. 화장실에서 변기에 소변을 보는 것과 동일한 방법으로 요류검사 기기 안에 소변을 봅니다. 그리고 주치의 선생님은 그 결과를 판독하는 것입니다. 판독할 내용에는 소변의 속도, 소변을 본 양, 소변을 본 시간, 소변줄기의 모양과 잔뇨량 등을 확인합니다.

환자의 증상이 호전되었을 때는 약을 지속적으로 복용 또는 감량 할 수도 있습니다. 증상이 악화되었을 때는 약물의 증량 또는 다른 약으로 변경할 수도 있습니다. 또한 환자분이 말씀하시는 증상과 요류검사의 결과가 다를 때는 추가적인 검사를 할 수도 있습니다. 만약 요류검사 결과에서 잔뇨가 많이 남는다면 그 원인을 찾기 위해 노력을 할 것입니다. 때로는 응급처치 목적으로 요도카테터를 삽입하여 방광과 신장 기능을 보호할 수도 있습니다.

환자들이 낯선 환경에서 소변을 갑작스럽게 보는 것은 쉽지 않습니다. 따라서 비뇨의학과 외래의 검사실은 조용하고 청결하여 배뇨에 집중할 수 있는 분위기를 만드는 것이 중요합니다. 환자분에게는 다음 내원 시 소변줄기검사를 한다는 것을 꼭 숙지시킵니다. 기다림에 많은 시간을 버리지 않도록 하고 적당히 방광이 찬 상태에서 소변줄기 검사를 해야 합니다.

그리고 2019년 9월부터는 보험급여가 바뀌었습니다. 외래에서 시행하는 요류검사뿐만 아니라 잔뇨를 측정하는 행위도 보험으로 인정을 받습니다. 환자분께서는 검사에 대한 의지만 있다면 합리적인 비용으로 통증과 불편감이 없이 검사를 정확히 받으실 수 있습니다.

배뇨 장애 환자들에게 보편적으로 시행하는 검사는 어떤 것이 있을까요? 우리나라 대한비뇨의학회, 미국비뇨의학회, 유럽비뇨의학회에서 공통적으로 하는 검사들이 있습니다. 환자와의 면담, 신체검사, 소변검사와 콩팥 수치를 포함한 혈액검사 그리고 남성은 전립선특이항원검사와 직장수지검사를 통해 전립선 모양과 크기, 경도, 괄약근의 세기 등을 확인합니다. 필요한 경우에는 직장을 통한 전립선초음파를 시행하여 전립선의 모양, 전립선의 크기와 종양, 물주머니, 염증 소견, 고름주머니 등을 확인합니다. 여성은 남성과 비슷한 검사를 하고 필요시에는 신장과 방광에 대한 초음파를 시행합니다.

필요한 경우에 시행하는 추가적인 검사들이 있습니다. 방광내시경을 시행하여 요도와 방광의 상태를 확인할 수 있습니다. 남성의 경우에는 전립선의 요도와 전립선과 방광목의 각도 등을 확인할 수 있습니다. 수술을 고려하거나 약물치료의 효과가 예상과 다를 때는 좀 더 정밀하게 평가하기 위해 방광기능검사를 할 수도 있습니다.

일부 환자분들은 병원에 오셔서 바로 약을 받아서 집에 가는 것을 원하시는 분들이 계십니다. 하지만 정확한 진단과 경과를 확인하고 그에 맞는 진료를 하는 것이 중요합니다.

46. 기침을 할 때 소변이 새면 수술만이 정답인가요?

기침을 할 때 소변이 새면 수술을 해야 한다는 얘기를 들었습니다. 저희 어머니가 기침을 하면 소변이 샙니다. 지금은 약을 처방받아서 복용 중이십니다. 약을 복용 후로는 증상이 좋아졌습니다. 종편TV에서 케겔운동을 하면 요실금에 좋다는 것을 봤습니다. 요실금의 치료는 누구 말이 맞는 건가요?

환자분이 느끼는 불편함에 따라서 치료방법이 달라질 수 있습니다. 과거에는 기침을 할 때 소변이 샌다면 요실금 수술을 강하게 권유하기도 하였지만, 현재는 환자분의 상황에 따라서 약물치료와 행동치료를 우선적으로 시행해봅니다. 그리고 증상의 호전이 없으면 정확한 결과를 예측하기 위해 방광기능을 확인하기 위한 요역동학검사를 합니다. 그 결과에 따라서 수술치료를 결정하면 됩니다.

요실금은 크게 두 가지로 구분할 수 있습니다. 기침을 할 때 소변이 새는 복압성 요실금과 소변을 참지 못해서 급하게 싸버리는 절박성 요실금이 있습니다. 그 외에도 소변이 방광 안에서 저장되었다가 넘치는 범람 요실금, 복압성 요실금과 절박성 요실금이 혼합된 요실금 등이 있습니다.

복압성 요실금은 갑작스럽게 복압이 증가하였을 때 환자의 의지와 관계없이 소변이 나와 옷을 적시는 현상을 말합니다. 기침을 하거나 줄넘기, 재채기, 계단을 내려올 때 또는 부부관계를 할 때도 증상이 나타날 수 있습니다. 상승된 복압이 복부 아래쪽으로 전달되면 요도 괄약근이 수축을 하여 소변이 새는 것을 막아야 하는데, 그것이 문제가 되어 발생하는 것입니다.

여성들은 자연분만 시 골반근육이 약화되고 늘어지면서 방광과 요도의 움직임의 폭이 커지게 됩니다. 이것을 요도의 과운동성이라 부릅니다. 음부신경의 손상, 근육과 인대의 찢어짐으로 인해서 발생합니다. 그 외에 요도괄약근이 약화되어 발생하는 요실금이 있는데, 이때는 더 심한 증상이 나타나게 됩니다.

복압성 요실금의 치료를 위해서는 정확히 진단을 해야 합니다. 여성 환자의 출산 여부와 출산 방법, 출산의 횟수, 난산의 여부, 폐경기 전인지 후인지 등을 확인해야 합니다. 신체검사를 통해 자궁과 질이 질 밖으로 탈출하였는지도 관찰합니다. 또한 환자의 증상을 객관적으로 확인하기 위한 검사를 합니다. 복압성 요실금의 증상을 재연하여 얼마만큼의 소변이 새는지를 확인하는 방법입니다. 시행하는 방법은 환자가 돌 제거술 자세에서 방광 안에 알맞은 양의 생리식염수를 채우고 배에 힘을 주거나 기침을 할 때 요실금이 발생하는 지를 확인하는 것입니다.

복압성 요실금의 정확한 진단과 수술 이후의 결과를 예측하기 위해서는 요역동학검사를 시행합니다. 요역동학검사 중 방광내압 측정과 요도내압측정 및 기침을 할 때의 요실금이 발생하는 압력의 측정은 복압성 요실금 환자의 증상을 정확히 확인하고 수술치료의 결과를 예측하기 위함입니다. 보험의 인정을 받기 위한 수단이 아닙니다. 또한 요속검사를 통해 배뇨 시간, 배뇨 속도, 배뇨량, 잔뇨량을 확인합니다.

　절박성 요실금은 복압성 요실금과 구분합니다. 복압성 요실금 중에서도 방광과 요도의 과도한 움직임에 의해서 유발된 요실금과 요도괄약근의 문제에 의한 것을 세분화합니다. 왜냐하면 치료방법이 달라질 수 있기 때문입니다. 절박성 요실금은 약물치료를 시행하는 것이 원칙입니다. 절박성 요실금과 복압성 요실금이 섞여있을 때는 환자의 불편한 증상을 먼저 치료합니다. 방광과 요도의 과도한 움직임에 의해서 발생한 요실금의 경우에는 아드레날린^{adrenaline} 수용체 항진제, 삼환계 항우울제 등의 약물치료와 케겔운동과 같은 골반근육을 강화시키는 운동을 꾸준히 함으로써 증상을 호전시킬 수 있습니다. 하지만 케겔운동은 정확한 교육을 받고 시행하는 것이 좋습니다. 10초 수축/10초 이완을 10회씩 반복하는 것을 1세트로 정하여 하루 3~4회를 3~6개월 이상 꾸준히 하는 것을 권장하고 있습니다. 증상의 호전이 없고 일상생활에 심한 불편함을 느끼면 수술을 권유합니다. 또한 요도괄약근의 약화에 의해서 발생한 복압성 요실금에서는 그 정도에 따라서 수술방법을 결정합니다.

Chapter 08

70대 남성에게 제일 많다는
방광암은 무엇인가요?

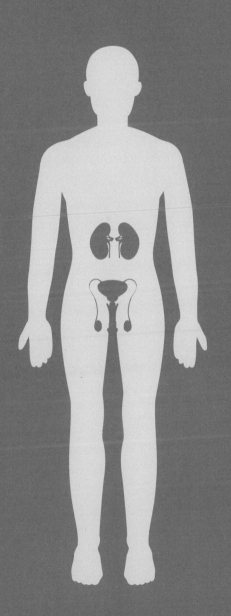

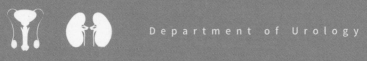

Department of Urology

47. 방광암은 재발을 잘 한다던데, 완치가 가능한가요?

저희 아버지께서 전립선검사 중에 우연히 방광암이 발견되었다고 합니다. 다행히도 수술은 잘되었다고 하면서 방광암의 초기단계라고 진단을 받았습니다. 방광암은 재발을 잘한다고 들었는데, 완치를 높일 수 있는 방법이 있을까요?

방광암을 내시경으로 수술하셨다면 요로상피종양 중 하나인 이행세포암이고 얕은 암이 의심됩니다. 방광암의 치료를 위해서는 요도를 통한 방광 내 종양을 완전히 제거하고 침범한 뿌리가 어디까지 내려갔는지를 반드시 알아야 합니다. 얕은 병기 방광암의 특징은 치료는 잘되지만 재발이 잦고 10~20%는 방광암이 점막을 벗어나서 근육층 이상으로 더 깊이 침투를 한다는 것입니다. 따라서 방광암의 조직학적 특징에 따라서 관찰을 하거나 추가적인 치료를 필요로 합니다.

방광암은 비교적 초기에 진단되어 치료를 잘하면 예후가 좋은 비뇨기계 종양 중의 하나입니다. 환자가 혈뇨를 주소로 비뇨의학과 외래에 내원하면 비뇨의학과 전문의들은 우선 요로계의 결석과 종양의 존재에 대해 신경을 씁니다. 특히 소변을 볼 때 첫 오줌부터 중간 오줌, 마지막 오줌까지 통증 없이 붉게 나온다면 방광 내 종양을 반드시 확인해야 합니다. 그 외에도 소변을 자주 보거나 소변을 볼 때의 찌릿함과 절박뇨 등의 배뇨 증상이 동반될 수 있습니다. 그리고 소변에 염증이 보이는데 세균이 자라지 않거나 꾸준한 치료를 해도 염증이 지속된다면 요로계의 종양에 대해 확인을 하여야 합니다. 처음에 말했듯이 방광암의 특징 중 하나는 혈뇨이기 때문에, 70%의 환자들은 암이 얕은 곳에만 위치할 때 발견됩니다.

얕은 병기의 이행세포암 중에서 재발과 진행을 잘하는 위험인자에 대해 살펴보겠습니다.

① 진단과 수술 당시에 종양의 개수가 3개 이상.

② 종양의 크기가 3cm 이상.

③ 재발을 3회 이상하거나 수술 후 4개월 내에 종양이 재발한 경우.

④ 방광암이 방광 내 돌출되지 않았지만 점막층과 근육층 사이에 존재하는 것입니다.

따라서 내시경 수술 후 BCG백신이라 불리는 결핵약제를 1주에 한 번 씩 6주간 또는 항암제를 1주에 한 번 씩 8주 정도 방광 내 머무르게 하는 치료를 고려해볼 수 있습니다.

마지막으로 방광암의 특징을 알면 더 조심할 수 있습니다. 방광암의 유병률은 남성이 여성보다 세배 정도 많고 60~70대에서 잘 생기는 것으로 알려져 있습니다. 방광암은 다른 암에 비해 위험요인이 잘 알려져 있습니다. 흡연은 방광암의 가장 중요한 위험인자로 2~10배 정도 위험성을 높입니다. 그 외에 염색공장, 곡물, 화학공장에서 생성되는 방향성 아민 등도 방광암의 위험성을 높입니다. 방광 내 결석과 요도카테터를 오랫동안 방광 내 유치하는 경우에도 방광 내 편평세포암이 생길 가능성이 있습니다. 그 외에 가족력과 유전적 요인도 방광암에 영향을 미칩니다.

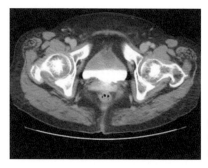

3년 전 방광암 수술을 받았던 환자로 추적관찰을 받지
않다가 혈뇨를 주소로 내원하였다. 복부CT상 방광 바
닥부분에 이상 소견이 관찰되었다.

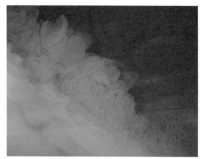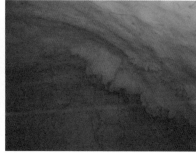

방광내시경 사진. 방광의 우측 벽(왼쪽)과 좌측 벽(오른쪽)에 3군데 이상의 방광암 재발 소견이 관찰된다.

48. 3년 전에 아버지께서
방광암 수술을 하셨는데 다시 소변이 붉게 나옵니다.

아버지께서 3년 전에 방광암 수술을 받았고 수술은 잘되었다고 했습니다. 1년 정도 병원에 다니다가 안 가셨다고 합니다. 최근에 다시 소변에서 피가 나온다고 합니다. 혹시 재발한 건가요? 수술한 병원에 방문하려니까 예약한 날짜까지 기다려야 돼서 걱정이 됩니다.

배뇨 중에 육안으로 보이는 혈뇨가 나왔다면 지체하지 마시고 가까운 비뇨의학과 의원 또는 병원을 찾아가서 상담을 하시고 진료를 보시기 바랍니다. 환자분들은 처음에 수술했던 병원에 대한 믿음과 특히 대형병원에서 수술을 했을 경우 진료를 받기 위해 많은 시간을 허비하는 것을 경험했습니다. 비뇨의학과 전문의이고 방광암의 연구와 논문으로 박사학위를 받은 저로서는 지체 없이 환자분의 상태를 확인하고 복부CT와 방광내시경을 시행할 수 있는 병원에서 진료보시는 것을 추천하고 싶습니다. 정확한 진단 이후에 수술 받을 곳을 결정해도 늦지 않을 것입니다.

아버지께서 3년 전 방광암 수술을 받으셨다면 어떤 수술인지 정확히 기억하시고 계신가요? 방광암의 수술치료는 다양한 방법이 있습니다. 첫 번째, 종양이 방광 내 근육층까지 침범하지 않을 때에 시행하는 수술입니다. 요도를 통해 내시경을 삽입하여 방광 혹을 제거하는 방법입니다.

두 번째, 방광의 근육층과 그 이상 깊숙이 침범하였을 경우에 시행하는 방법이 있습니다. 방광과 그 주위 전체를 제거하는 광범위 방광 제거술입니다.

세 번째, 방광암이 방광의 일부에만 존재할 때 시행하는 방법입니다. 방광 기능을 보존하고 골반의 림프절을 같이 제거하는 방광부분 절제술입니다. 말씀하신 것을 들어보면 아버님께서는 요도를 통해 내시경을 삽입하여 방광 혹을 제거하는 수술을 받으신 것 같습니다. 필요할 때는 방광 안에 BCG라 불리는 결핵약제 또는 항암제를 주입합니다.

방광암은 크게 요로상피종양과 비非 요로상피종양으로 나뉩니다. 조직학적 특성에 따라 치료방법이 달라지기 때문입니다. 방광암 중 요로상피종양은 방광암의 80~90%를 차지하고 있습니다. 우리가 흔히 말하는 방광암이라 불리는 이행상피세포암 외에도 샘암종과 편평세포암이 있습니다. 요로상피종양의 대부분은 악성종양입니다. 그중 가장 전형적인 모양은 방광암이 근육층까지 침투하지 않는 유두 모양의 종양으로 70%를 차지합니다. 시간이 지나면 민들레 꽃씨와 유사하게 방광 내 다른 부분으로 퍼져서 다른 종양들이 생기게 됩니다. 모체가 되었던 종양은 뿌리를 깊이 박아서 근육층까지 침투하게 됩니다. 그리고 좀 더 진행을 하면 방광 밖으로 퍼지게 되는 것입니다.

조직학적으로 분류를 하자면 정상 조직에 가까운 1등급부터 예후가 안 좋은 3등급까지로 구분할 수 있습니다. 1등급의 방광암에서는 6%, 2등급에서는 52%, 3등급에서는 82% 이상이 방광근육층으로 침범할 수 있습니다. 따라서 처음 진단 시 얕은 암이면서 조직학적으로 1등급일 때는 10년 생존율이 95~98%입니다.

방광암의 특징은 초기 병변일 때는 치료는 잘되지만 재발을 잘한다는 것입니다. 방광암은 혈뇨와 그 외에 배뇨 장애를 통해 쉽게 발견될 수 있습니다. 하지만 그 증상을 무시하거나 특정 소견이 없을 때는 나중에 발견이 되기도 합니다. 따라서 얇은 암이 재발을 하면 20~30%는 초기보다 높은 병기 또는 높은 등급의 암으로 확인되고 있습니다.

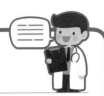

방광암3

49. 담배는 백해무익하다고 하는데, 방광암에도 그렇게 나쁜가요?

아빠가 병원에 갔더니 방광에 혹이 있다고 해요. 저희 아빠는 55세이고 하루에 담배 한 갑 반을 피세요. 밖에서 일을 하시니까 스트레스가 많아서 담배를 끊는 것이 힘들다고 하세요. 담배가 안 좋다는 것은 알겠는데, 방광암에도 그렇게 나쁜가요?

방광암의 알려진 위험인자 중 제일 중요한 것이 흡연입니다. 흡연은 백해무익하다고 합니다. 정말 그럴까요? 좋은 점은 하나도 없고 해로운 것만 들어있을까요? 그렇게 무익한 것을 남자, 여자, 나이 드신 분 그리고 일부 지식인과 운동선수까지 흡연을 하는 이유가 뭘까요? 담배에 포함된 니코틴의 효과를 말할 때, 흡연자들이 일시적인 집중력 향상과 기분 완화, 스트레스를 줄이고 배변을 위해서 흡연을 한다고 합니다. 하지만 담배에는 아세톤, 암모니아, 비소, 석면, 디티피라 불리는 금지된 살충제 성분, 포름알데히드, 타르, 벤젠, 납, 니켈 등 4000가지가 넘는 유해물질이 포함되어 있습니다. 담배는 방광암의 위험도를 2~10배 정도 증가시킵니다.

　비뇨의학과 의사 입장에서 담배의 위험성을 말씀드리겠습니다. 첫째, 흡연은 혈관 장애로 유발되는 발기부전의 위험요인이 됩니다. 두 번째로 피부노화, 건조증, 건선 등의 비율을 증가시키고 촉진시킵니다. 세 번째는 비뇨기계 종양인 방광암과 신장암의 위험을 높이는 것으로 알려져 있습니다. 끝으로 고환의 기능을 떨어뜨려서 정자 변형과 정자 형성에 악영향을 줍니다.

　외래와 병동에서 만나게 되는 환자들에게 흡연의 여부를 물어보면 대부분 큰 병이 걸린 후에 금연을 했다고 합니다. 하지만 중요한 것은 몇 년간 얼마만큼의 담배를 피었는가 뿐 아니라 담배를 끊고 얼마만큼 유지하였는지가 중요합니다. 폐암의 경우 금연 후 10년이 지났을 때 비흡연자만큼 폐암 사망률이 낮아지고, 금연 후 5년이 지났을 때 심장질환의 사망률이 비흡연자 수준으로 떨어집니다. 그리고 금연 후 15년이 지나면 심장병이 비흡연자만큼 낮아지고, 비뇨기계의 신장암과 방광암 그 외에 구강암, 후두암, 식도암 등의 발생위험도가 떨어집니다. 더구나 비뇨기계 암의 특징 중에는 완치된 신장암 환자에서도 방광암과 전립선암의 발생 위험도가 증가한다는 것입니다.

50. 술과 담배를 평생 안 해도 방광암이 생길 수 있나요?

저희 어머니께서는 평생 술과 담배를 하지 않으셨습니다. 평소 건강한 편이셨는데 갑작스럽게 소변에 피가 나와서 방광암 수술을 받았습니다. 앞으로 어떻게 조심하면 되죠? 음식은 뭘 먹으면 되나요? 설명 부탁드립니다.

얕은 곳에 위치하는 방광암과 근육층의 깊은 곳까지 침투한 방광암 모두 수술 후에 추적관찰이 필요합니다. 얕은 암은 수술 후 첫 5년 이내 재발을 잘하기 때문에 꼭 주기적으로 검사를 하셔야 합니다. 그리고 근육층의 깊은 곳에 있는 방광암은 광범위 방광절제술을 시행하기 때문에 담당 주치의 선생님과 상담 후 장기간의 추적관찰을 하셔야 합니다.

방광암에 좋은 음식을 살펴보겠습니다. 첫 번째로는 2500ml 이상의 물을 마시는 것이 좋습니다. 비타민A, 비타민B6, 비타민C, 비타민E와 아연이 포함된 종합비타민도 도움이 됩니다. 녹황색 채소와 이소플라본이 포함된 콩 종류 음식 및 녹차도 좋습니다. 동물성 지방과 포화지방산이 포함된 육류, 특히 소금에 저민 가공육과 숯불에 구운 형태는 피하는 것이 좋습니다.

방광암의 위험요인을 설명드리겠습니다. 방광암은 남성이 여성보다 더 잘 생기고 주로 60~70대에서 생기는 것으로 알려져 있습니다. 건강 수명과 전체 수명이 증가함에 따라 방광암 환자는 더욱 증가할 것으로 생각합니다. 방광암의 대표적인 위험인자는 흡연입니다만, 평생동안 흡연을 하지 않는 이들도 방광암 수술을 받는 경우가 종종 있습니다.

방광암의 특징을 보면 방광점막 안으로 깊이 침투하지 않는 경우가 많습니다. 방광암 중에서 비침습적인 유두암이 70%를 차지합니다. 그리고 다른 암에 비해서 예후가 좋은 편입니다. 하지만 5~9%정도는 방광 안으로 침투를 할 수 있습니다. 방광암이 방광점막까지 침투하 였을 경우에는 수술 중 30% 정도가 다발성 종양으로 진단되며, 30~45%는 방광 근육층으로 침투를 할 수 있습니다. 방광 혹을 제거한 후에 판명된 방광암의 세포조직이 정상과 가까운 등급인 1과 2에서는 2~10%만이 재발을 합니다. 3등급에서는 80% 가까이가 재발을 하고 50%가 근육층까지 진행을 합니다.

그럼 방광암의 치료가 성공적으로 이루어졌을 때는 어떻게 해야 하나요? 치료가 끝난 후 1년 동안은 3개월마다 방광내시경과 소변 세포검사를 반드시 시행해야 합니다. 결과가 괜찮다면 2년째에는 6개월마다 방광경검사와 소변검사를, 그리고 재발이 없을 때에는 3년째부터 1년마다 한 번씩 검사를 하면 됩니다. 물론 정답은 없습니다만, 환자가 수술 전에 관찰된 종양의 개수가 많고 종양의 크기가 3cm보다 크거나, 재발의 빈도가 많고 특히 4개월 이내의 재발과 같은 고위험군에서는 수술한 지 1년이 지났더라도 빈번하게 추적검사를 하는 것이 좋습니다.

51. 방광암에 결핵균 치료가 효과가 있다고 하는데, 사실인가요?

저희 어머니께서 방광암으로 수술을 받았습니다. 종양이 여러 개 있다고 합니다. 수술은 잘되었는데, 재발 가능성이 많기 때문에 결핵균치료를 권유받았습니다. 1주일에 한 번씩 결핵균을 방광 안에 투여 받는데 소변을 볼 때마다 따갑다고 합니다. 계속 치료를 받아야 하나요?

A 결핵균인 BCG를 방광 내 투여 후에 발생하는 합병증에 대한 치료는 크게 2가지로 구분합니다. 첫 번째는 결핵균의 감염에 대해 항결핵약제를 사용하는 경우이고, 두 번째는 환자의 증상을 호전시키는 위한 약물치료입니다. 환자분이 BCG를 사용 후 38.5도 이상의 고열이 2일 이상 지속되거나 다른 장기의 감염, 혈압 저하, 쇼크, 패혈증 등의 증상이 있을 때는 약물 주입을 중단하고 항결핵제를 사용합니다. 약물 주입 후 하복부 화끈거림, 통증, 빈뇨, 급박뇨나 그 외의 증상은 증상을 호전시키기 위해 해열제, 진통제를 사용하거나 배뇨 장애를 호전시키는 약물을 사용합니다.

방광암의 보편적인 치료에 대해서 설명드리겠습니다. 얕은 곳에 위치한 방광암은 요도방광경을 통해 방광의 혹을 제거하고 필요한 경우에는 추가적인 치료를 합니다. 결핵균을 약하게 만든 온코타이스 Oncotice라 불리는 생균의 백신BCG 또는 항암제를 방광 내에 주입하는 방법입니다. BCG를 방광 내 주입하면 방광 안에서 염증 반응을 일으키고 사이토카인cytokine, 도움T세포helper T cell 등의 면역반응에 의한 세포독성을 유발합니다. 목적은 방광 내 남아있을 암 조직을 제거하고 방광암의 재발을 억제하면서 방광암이 진행하는 것을 낮출 수 있습니다. 방광암을 수술한 후에 BCG를 사용한 군에서는 수술만 시행한 환자들보다 재발률을 20~65%(평균 40%) 낮추는 것으로 보고하고 있습니다.

치료목적에 따라서 유도요법과 유지요법이 있습니다. 유도요법은 1주에 한 번씩 방광 내 주입하는 것을 6주 동안 시행하는 것입니다. 보통 방광 혹 제거술 후 생균이 혈관 안으로 침투하는 것을 방지하기 위해 수술 2~4주 후 시작하는 것을 권장합니다. 유지요법은 유도요법을 시행 후 3개월, 6개월, 12개월 시점에 3주간 연속으로 매주 1회씩 방광내 점적 주입하는 것을 말합니다. 유지요법을 하기 위해서는 환자의 상태와 상황을 고려하여 주치의 선생님과 상담을 해야 합니다.

결핵균주인 BCG를 사용할 경우에는 올바른 교육이 필요합니다. 요도 안으로 도뇨관을 이용하여 BCG를 생리식염수와 혼합하여 방광내 천천히 주입합니다. 아시는 것처럼 방광은 둥근 모양이기 때문에 주입된 약물이 방광 내 골고루 묻히도록 하는 것이 중요합니다. 주입된 약은 2시간 정도 방광 안에 머무르는 것이 좋습니다. 따라서 약물 투여 4시간 전부터 방광을 비울 때까지는 수분 섭취의 제한을 권장합니다. 환자는 약물을 방광 안에 주입 후 누운 상태에서 15분마다 환자의 자세를 바꿔 방광 내 약물이 골고루 묻히도록 합니다.

BCG를 방광 내 투여 후 소변을 통해 배출시킬 때가 정말 중요합니다. 여자나 남자 모두 치료 후 6시간 동안은 앉은 자세로 배뇨를 하는 것이 중요합니다. 소변이 변기 밖으로 튀어서는 안 됩니다. 변기의 물을 내리기 전에 가정용 표백제 2컵을 변기 안에 넣고 15분 후에 물을 내려보냅니다. 가끔 환자들이 급박뇨를 호소하여 약물이 포함된 소변을 팬티와 바지에 묻힐 때가 있습니다. 원칙적으로는 폐기하는 것을 권장합니다. 하지만 락스와 세제를 섞은 다음 장갑을 끼고 손빨래를 하거나 삶는 사람도 있습니다. 왜냐하면 BCG는 말 그대로 결핵균주이기 때문입니다. 결핵균의 전파를 막기 위해 약물 투입 후 1주일 내에는 성행위를 자제하거나 콘돔 사용을 권장합니다. 방광암 환자가 면역력이 저하되었거나, 과거 BCG 사용 후 합병증이 있거나, 육안으로 혈뇨가 보일 때에는 반드시 BCG의 방광 내 주입을 피해야 합니다. 또한 요로감염, 간질환, 고령의 환자들에게도 매우 조심하여 사용해야 합니다.

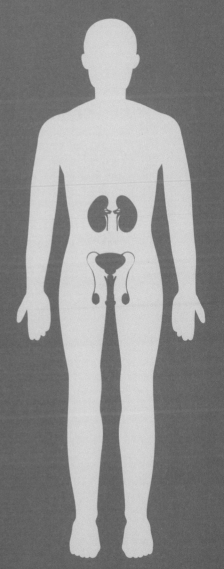

Chapter 09

중년남성을 괴롭히는
전립선비대증은
어떻게 치료해요?

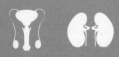Department of Urology

52. 40대 남자라도 소변이 불편하면
비뇨의학과 검사를 받아야 하나요?

40대 중반의 남자입니다. 최근에 잔뇨감이 심해졌습니다. 전에는 술 먹을 때만 한 번씩 소변을 보러 깼습니다. 그런데 언제부터인지 새벽에 2~3번 소변을 보러 일어납니다. 커피를 줄였는데도 똑같습니다. 잠을 자도 피곤하고요. 비뇨의학과 검사를 받아야 할까요?

A 40대 중반의 남자가 하부요로 증상으로 불편감이 느껴지신다면 비뇨의학과에 내원하여 기본적인 검사를 받는 것이 좋겠습니다. 전립선비대증의 치료목표는 커진 전립선에 의해 전립선 안쪽의 요도가 막힘으로써 발생한 하부요로 증상을 호전시키는 것입니다. 즉 방광 기능과 신장 기능을 보호하고 유지하면서 삶의 질을 좋게 하는 것입니다. 따라서 환자분의 전립선, 방광, 신장 기능과 전신 상태를 고려하여 치료방법을 결정해야 합니다.

기본적인 전립선비대증의 정의를 설명하면 3가지 의미를 합쳐서 말할 수 있습니다. 첫 번째, 방광과 요도 사이에서 존재하는 전립선의 크기가 커져 있습니다. 두 번째, 커진 전립선이 전립선 안쪽의 요도를 막기 때문에 소변이 나오는 길이 좁아져 있습니다. 세 번째, 좁아진 전립선에 의해서 소변을 보는 것에 불편함을 느낍니다. 외래에서 만나는 몇몇의 환자분들은 소변줄기가 약하고 자다가 3번 정도 소변을 보기 위해 깨지만 불편함은 없다고 합니다. 하지만 제가 말하는 불편함이란 것은 소변을 보는데 정상적이지 않은 모든 증상을 말하는 것입니다.

전립선비대증의 증상은 폐색 증상과 자극 증상으로 나뉘어집니다.

① 소변을 보고 난 이후의 잔뇨감 ② 소변을 볼 때 한 번에 쭉 나오지 않고 끊겼다가 다시 나오는 것 ③ 소변줄기가 약한 것 ④ 소변을 보러 화장실에 가도 한참을 기다렸다가 나오는 것 ⑤ 소변을 보고 2시간 이내에 또 소변을 보러가는 빈뇨 ⑥ 소변을 참지 못하고 급하게 화장실에 가는 절박뇨 ⑦ 밤에 잠을 자다가 소변을 보기 위해 1번 이상 깨는 야간뇨입니다. 위의 7가지 증상 중에서 ①~④를 폐색 증상, ⑤ ~ ⑦ 을 자극 증상이라고 합니다.

위의 7가지 증상에 대해서 불편감 정도를 점수로 매긴 '국제전립선증상점수IPSS'라는 설문지를 통해 환자의 증상을 객관적으로 알아볼 수 있습니다.

환자가 느끼는 불편감은 조금 불편, 불편함, 매우 불편함으로 구분합니다. 비뇨의학과 선생님은 환자의 설문지 점수표를 이용하여 환자가 처음 내원 시의 증상을 평가합니다. 치료 전과 후의 환자의 증상을 비교하여 현재의 치료법을 계속할 것인가와 앞으로의 치료방법을 결정합니다. 그리고 환자의 소변검사와 혈액검사 중 신장수치검사 및 전립선특이항원검사를 시행합니다. 병원에서 사용하는 장갑을 사용하여 항문에 손가락을 삽입 후 전립선 크기를 검사하고, 필요시에는 초음파를 통해 전립선의 모양과 크기, 전립선 안쪽의 실질을 관찰합니다.

전립선비대증 증상 점수표(세계보건기구)
(International Prostate Symptom Score)

평소(지난 한달 간) 소변을 볼 때의 경우를 생각하셔서 대략 5번쯤 소변을 본다고 하면
몇 번이나 다음의 불편한 증상이 나타나는가를 생각하셔서 해당 칸에 V표시를 하여 주십시오.

국제 전립선 증상 점수표(IPSS)

	전혀 없음	5번 중 한 번	5번 중 1~2번	5번 중 2~3번	5번 중 3~4번	거의 항상
1. 평소 소변을 볼 때 다 보았는데도 소변이 남아있는 것 같이 느끼는 경우가 있습니까?	0	1	2	3	4	5
2. 평소 소변을 보고 난 후 2시간 이내에 다시 소변을 보는 경우가 있습니까?	0	1	2	3	4	5
3. 평소 소변을 볼 때 소변줄기가 끊어져서 다시 힘주어 소변을 보는 경우가 있습니까?	0	1	2	3	4	5
4. 평소 소변을 참기가 어려운 경우가 있습니까?	0	1	2	3	4	5
5. 평소 소변줄기가 약하거나 가늘다고 생각되는 경우가 있습니까?	0	1	2	3	4	5
6. 평소 소변을 볼 때 소변이 금방 나오지 않아서 아랫배에 힘을 주어야 하는 경우가 있습니까?	0	1	2	3	4	5
	없다	1번	2번	3번	4번	5번
7. 평소 잠을 자다 일어나서 소변을 보는 경우가 하룻밤에 몇 번이나 있습니까?	0	1	2	3	4	5

생 활 만 족 도

	아무 문제없다	괜찮다	대체로 만족이다	만족 불만족이 반반이다	대체로 불만이다	괴롭다	견딜수 없다
8. 지금 소변을 보는 상태로 평생 보낸다면 당신은 어떻게 느끼겠습니까?	0	1	2	3	4	5	6

총 증상점수: 생활 불편 점수:

1~7번 점수를 합해 0~7점이면 증세가 가볍다는 뜻이고, 8~19점은 중등도, 20점 이상은 심한 전립선 증상이 있다는 것을 의미한다.

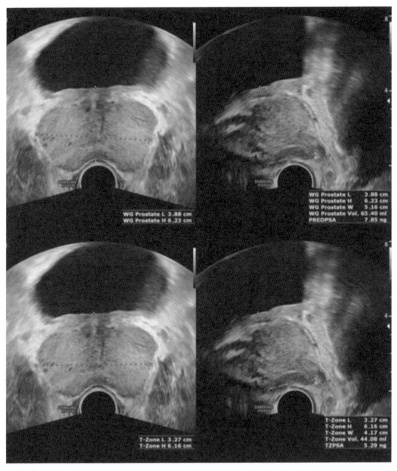

WG Prostate L   3.88 cm
WG Prostate H   6.23 cm
WG Prostate W   5.16 cm
WG Prostate Vol. 65.40 ml
PREDPSA   7.85 ng

WG Prostate L 3.88 cm
WG Prostate H 6.23 cm

T-Zone L   3.27 cm
T-Zone H   6.16 cm
T-Zone W   4.17 cm
T-Zone Vol. 44.08 ml
TZPSA   5.29 ng

T-Zone L 3.27 cm
T-Zone H 6.16 cm

65세 남자의 경직장 전립선 초음파 사진이다. 전립선의 크기가 66cc로 동년배에 비해서 많이 커져있다.

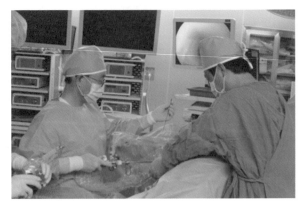

전립선비대증에 대한
수술을 진행하고 있다.

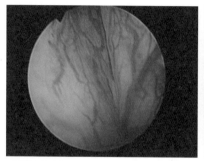 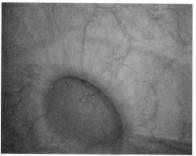

전립선의 양엽이 많이 커져있고 전립선 요도가 많이 압박을 받고 있는 모습이다(Kissing sign). 방광 안에는 게실과 같은 만성적인 방광 기능 저하가 의심되는 상황이다.

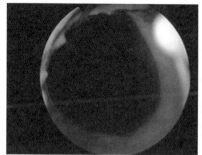 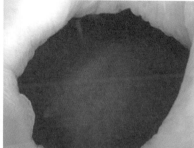

전립선비대증의 수술 직후의 모습(왼쪽)과 수술 3년 뒤의 수술 부위(오른쪽)를 관찰한 모습이다. 방광과 전립선 인접 부위에 통로가 열려있음을 확인할 수 있다.

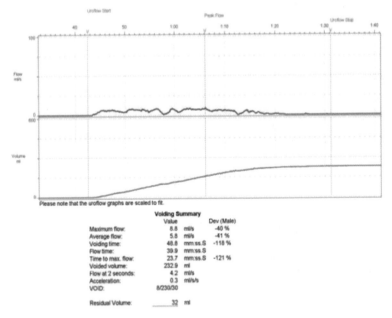

Voiding Summary

	Value		Dev (Male)
Maximum flow:	8.8	ml/s	-40 %
Average flow:	5.8	ml/s	-41 %
Voiding time:	48.8	mm:ss.S	-118 %
Flow time:	39.9	mm:ss.S	
Time to max. flow:	23.7	mm:ss.S	-121 %
Voided volume:	232.9	ml	
Flow at 2 seconds:	4.2	ml/s	
Acceleration:	0.3	ml/s/s	
VOID:	8/230/30		
Residual Volume:	32	ml	

수술 전 요속 검사로 최고 요속은 8ml/sec, 잔뇨량은 50ml 이하이다.

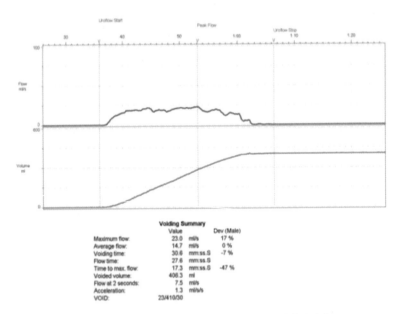

Voiding Summary

	Value		Dev (Male)
Maximum flow:	23.0	ml/s	17 %
Average flow:	14.7	ml/s	0 %
Voiding time:	30.6	mm:ss.S	-7 %
Flow time:	27.6	mm:ss.S	
Time to max. flow:	17.3	mm:ss.S	-47 %
Voided volume:	406.3	ml	
Flow at 2 seconds:	7.5	ml/s	
Acceleration:	1.3	ml/s/s	
VOID:	23/410/30		

수술 1개월 후 요속검사이다. 최고 속도는 23ml/sec, 잔뇨량은 50ml이다. 수술 후의 결과는
매우 양호함을 알 수 있다.

53. 전립선비대증 약을 오래 먹으면 효과가 떨어질 수 있나요?

저희 아버지는 68세이십니다. 5년 전부터 전립선비대증 약을 보건소에서 처방받아 지금까지 복용하고 계십니다. 최근에는 밤에 화장실에 자주 간다고 하시네요. 소변줄기도 약해진 것 같다고 하시고요. 병원에 가라고 하면 괜찮다고만 하시는데, 너무 오랫동안 약을 먹어서 약 효과가 없는 걸까요?

A 아버님께서 야뇨증 때문에 더 불편해하시는군요. 아버님처럼 최근에 화장실을 자주 가고 약물치료의 효과가 떨어졌다고 생각되면 전립선비대증에 대한 전반적인 검사를 고려해봐야 합니다. 최근 건강보험심사평가원에서는 새롭게 발생한 배뇨 장애에 대하여 경직장 전립선 초음파를 1년에 한 번은 보험으로 인정할 만큼 전립선과 방광, 신장에 대한 추적검사를 하는 것이 중요합니다.

야뇨증을 확인하기 위해서는 야뇨증이 무엇인지를 이해하는 것이 필요합니다. 아이는 생후 1~2세가 되면 소변이 마려운 것을 느끼게 되고 4세가 되면 요도괄약근을 자발적으로 조절 가능한 것으로 알려져 있습니다. 그리고 성인이 되면 다시 자다가 소변을 보기 위해 1번 이상 깨게 되는 야뇨증 증상이 생기게 됩니다.

성인의 야뇨증 진단에 대하여 설명 드리겠습니다. 성인 환자가 외래에 내원하여 야뇨증을 호소하게 되면 우선 문진을 하게 됩니다. 자다가 소변을 보기 위해서 깨는 것인지 아니면 습관적으로 눈이 떠져서 화장실을 가게 되는지에 따라서 우선적으로 사용하게 될 약물치료와 행동치료가 다르게 됩니다.

두 번째, 자다가 소변을 보기 위해 일어날 경우에는 밤에 방광 크기가 감소하여 생기게 되는 야뇨증과 밤에 소변양이 늘어나서 발생하는 야뇨증 그리고 그것들이 복합된 경우로 구분해야 합니다. 그 외에 만성폐질환, 고혈압 약제 중 이뇨제 성분의 약물과 칼슘채널 차단제, 정신과 약물들이 영향을 줄 수 있습니다.

다양한 원인들을 구분하기 위해 비뇨의학과 외래에 내원하는 환자에게는 기본적인 혈액검사, 소변검사와 함께 배뇨일지를 작성합니다. 환자가 배뇨일지를 작성하면 주치의 선생님은 환자의 1일 배뇨량과 배뇨횟수, 환자의 생리적 방광 크기, 야간의 배뇨횟수 등을 확인합니다. 또 필요시에는 신장과 방광의 초음파를 시행하여 방광 내 종물과 이물질, 결석 등의 이상소견을 확인합니다.

야뇨증의 치료제에 대해 설명을 드리겠습니다. 환자분의 신장과 심장 기능의 떨어졌을 때, 평소 손, 발, 전신에 부종이 있거나 혈액검사상 염분이 떨어져 있을 때는 항이뇨호르몬 제제의 약물을 절대적으로 주의를 하거나 사용을 금해야 합니다. 또 평소 내과, 정신과, 신경과 등에서 사용하는 약물이 야뇨증의 증상을 악화시킬 수 있기 때문에 약물의 변경이 가능한지를 조심스럽게 문의해봐야 합니다.

명심할 것은 노인성질환이라고 하여 인정만 하거나 순응하지 말고 적극적인 치료와 함께 다른 질환의 가능성도 염두에 두시길 바랍니다.

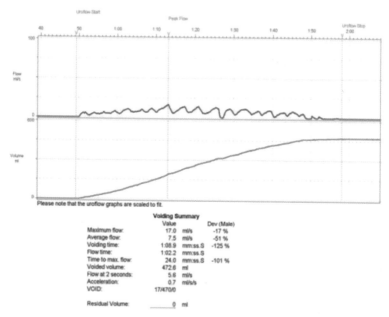

Voiding Summary

	Value		Dev (Male)
Maximum flow:	17.0	ml/s	-17 %
Average flow:	7.5	ml/s	-51 %
Voiding time:	1:08.9	mm:ss.S	-125 %
Flow time:	1:02.2	mm:ss.S	
Time to max. flow:	24.0	mm:ss.S	-101 %
Voided volume:	472.6	ml	
Flow at 2 seconds:	5.6	ml/s	
Acceleration:	0.7	ml/s/s	
VOID:	17/470/0		
Residual Volume:	0	ml	

요속검사를 권유할 때마다 검사를 거부했던 환자의 검사 소견이다. 소변을 보는데 1분 이상의 시간이
소요되는 것과 복부에 힘을 줘서 소변을 보고 있는 것을 알 수 있다.

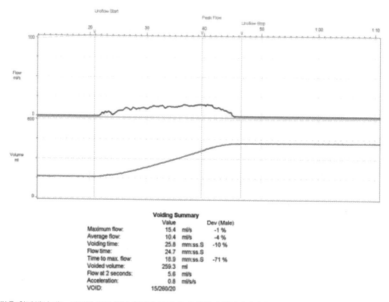

Voiding Summary

	Value		Dev (Male)
Maximum flow:	15.4	ml/s	-1 %
Average flow:	10.4	ml/s	-4 %
Voiding time:	25.8	mm:ss.S	-10 %
Flow time:	24.7	mm:ss.S	
Time to max. flow:	18.9	mm:ss.S	-71 %
Voided volume:	259.3	ml	
Flow at 2 seconds:	5.6	ml/s	
Acceleration:	0.8	ml/s/s	
VOID:	15/260/20		

같은 환자에서 배뇨 장애에 대한 일부 약물을 조절 후 시행한 소변줄기검사의 결과이다. 배뇨하는 데 걸리는
시간이 짧아졌으며 배뇨 양상이 확연히 호전된 모습을 보이고 있다.

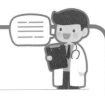

54. 나이가 많으신 분도 수술로
전립선비대증이 완치가 되나요?

저희 아버지께서 전립선비대증을 앓고 계십니다. 약을 꾸준히 복용하고 있는 중인데도 좀처럼 완치가 힘드네요. 수술을 하면 완치가 될지 알고 싶네요. 또 연세가 있으시다 보니 수술이 많이 힘드실까 봐 걱정이 됩니다

전립선을 완전히 통째로 드러내는 수술을 하지 않는 이상, 약물치료를 하던 수술치료를 하던 전립선은 계속 자랄 수 있습니다. 남성호르몬 중 디하이드로테스토스테론DHT, dihydrotestosterone의 영향과 여성호르몬의 변화에 영향을 받기 때문입니다. 예를 들면 발바닥에 생기는 티눈과 사마귀를 완전히 제거하기 전까지는 다시 자라나는 것과 같습니다. 고령의 환자에서는 전통적인 전립선비대증의 수술 이외에 레이져 수술과 전립선 결찰술Uro Lift 등의 수술법을 고려해볼 수 있습니다. 이것은 상대적으로 출혈의 위험성이 적고 입원기간도 짧습니다. 심장질환과 폐질환 등이 있거나 아스피린, 혈액순환제, 항응고제를 끊지 못하는 환자들에게 고려해볼 수 있습니다.

전립선비대증의 완치를 설명하기 위해서는 전립선이 무엇인지를 설명 드리는 것이 좋겠습니다. 우선 전립선의 성장에 대해서 말씀드리겠습니다. 전립선은 우리 몸의 남성호르몬 중 하나인 디하이드로테스토스테론이라 불리는 호르몬에 의해 영향을 받습니다. 테스토스테론은 DHT로 전환을 하여 전립선에서 10배 정도 높게 작용을 하고 전립선의 성장을 유도합니다.

남성은 나이가 들면 테스토스테론의 농도는 감소하게 되지만 5알파 환원효소가 활성화되어 DHT의 농도는 증가하게 됩니다. 그에 반응하는 남성호르몬의 수용체가 증가하게 되어 전립선 내의 DHT의 농도는 비슷하게 됩니다. 또 나이가 들수록 남성에서 여성호르몬의 농도가 증가하게 되는데, 이는 전립선의 버팀질을 과도하게 형성하게 됩니다. 따라서 남성은 나이가 증가함에 따라 전립선은 커지게 됩니다. 50대 이후 남성의 50%, 70대 이후 남성의 75%에서 전립선비대증의 소견을 보입니다.

전립선비대증의 수술치료에 대해 말씀을 드리겠습니다. 비뇨의학과 교과서에는 내시경을 요도로 집어넣어 전립선 요도 주위를 압박하고 있는 전립선 부위를 제거하는 방법을 표준적인 수술방법으로 설명하고 있습니다. 수술치료의 적응증은 다음과 같습니다.

반복적으로 소변이 배출되지 않고 방광 내 소변이 차이는 급성요폐, 방광내 결석의 생성, 방광 출구가 막힘으로써 발생하는 2차적인 신기능 손상, 커진 전립선에 영양분을 공급하는 혈관들이 지나치게 발달함으로써 발생하는 혈뇨, 반복적인 요로감염과 배뇨 장애 증상으로 삶의 질이 매우 떨어질 때, 환자가 지속적인 약물치료를 원하지 않을 때 등입니다.

환자분께서 고령이고 수술을 할 수 없는 건강상의 문제가 있다고 하여 적극적인 치료를 포기하지 마시고 비뇨의학과 전문의 선생님과 상담을 받으시길 바랍니다.

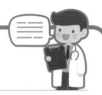

55. 전립선비대증 약을 먹으면 사정액이 줄어들 수 있나요?

소변줄기가 약해요. 전립선에 문제가 있는 것 같아서 비뇨의학과에서 진료를 받았습니다. 약을 1개월 정도 먹은 것 같은데 정액의 양이 줄었습니다. 처음에는 내 느낌 때문일까 싶었는데, 의사선생님은 역행성 사정의 가능성이 있다고 약을 바꿔줬습니다. 역행성 사정이 뭔가요?

A 역행성 사정이란 배출된 사정액이 요도를 거쳐 몸밖으로 나오는 것이 아니고 요도에서 방광 안으로 들어가게 되는 것을 말합니다. 역행성 사정을 설명하기 위해서는 기본적으로 발기와 사정에 대한 이해를 하시면 좋을 것 같습니다.

첫 번째로, 발기는 정신적 발기와 말초신경계의 반사성 발기로 이루어집니다. 시각, 후각, 성적 기억은 정신적 발기를 유발합니다. 말초신경계의 반사성 발기는 음경 피부의 접촉에 의해 유발되기 때문에 일부 척수신경손상환자에서도 발기는 어느 정도 가능합니다. 거동이 불편하고 몸이 부자연스럽다고 해서 성생활을 포기해서는 안 됩니다.

두 번째로, 사정은 성기가 자극을 받으면서 시작을 합니다. 음부신경을 통한 자극이 위쪽 허리신경의 교감신경핵에 도달 후 아랫배 신경을 통해 전달됩니다. 부고환의 꼬리, 정관, 정낭 및 전립선을 차례대로 수축시켜 정자를 이동시키고 분비액을 전립선 요도로 배출시킵니다. 이때 방광과 전립선 사이의 괄약근은 수축을 하고 전립선 아랫부분에 위치하는 바깥요도조임근의 괄약근은 이완되어 정액은 망울요도에 위치하게 됩니다. 이것을 정루라고 부릅니다. 이후 회음부 근육의 강력한 수축에 의해 정액을 배출하게 됩니다. 정액은 요도에서 시속 45km의 빠른 속도로 30~60cm 거리를 분출하는 것으로 알려져 있습니다. 극치감의 기전 중 하나는 정액량과 정액에 의한 망울요도의 팽창 정도와 관계가 있다고 합니다.

전립선비대증 환자에서 알파차단제 약물을 사용하는 이유는 소변 배출을 원활하게 하기 위해서입니다. 알파-1A 수용체와 알파-1D 수용체에 좋은 효과를 보이는 탐술로신tamsulosin 제제의 약제를 많이 사용합니다. 과거의 약들보다 합병증은 매우 적은 것으로 알려져 있습니다. 하지만 탐술로신은 저자들마다 약간의 차이는 있지만 5~10% 정도의 사정 장애, 즉 역행성 사정을 보고하고 있습니다. 또 알파-1A에 선택적 차단제인 실로도신silodosin도 역행성 사정의 가능성이 생길 수 있습니다. 왜냐하면 정관과 전립선 평활근 및 방광경부에 위치하는 수용체에서 약물의 차단효과 때문입니다.

따라서 줄어든 사정액을 해결하는 방법은 탐술로신과 실로도신 제제가 아닌 다른 알파차단제로 대체하여 사용해보기를 권유합니다. 과거에 많이 사용했던 알파차단제 약물로는 테라조신terazosin, 독사조신doxazosin, 알푸조신alfuzosin 등이 있습니다. 이 약들은 효과가 뛰어나지만 약물복용 후 기립성 저혈압과 현기증 및 피로감 같은 단점이 생길 수 있으므로 조심해야 합니다.

비대해진 전립선의 크기를 줄이기 위해서 사용하는 5알파 환원효소 억제제인 피나스테리드finasteride와 두타스테리드dutasteride 성분의 약제

를 복용한 5%의 환자에서는 성욕 감퇴와 사정할 때의 정액량 감소 등
이 나타날 수 있습니다. 하지만 6개월 이상 장기간 약물을 사용한 경
우에는 성기능의 불편함이 다시 회복하는 것으로 알려져 있습니다.

따라서 환자분께서는 복용하는 약물이 무엇이고 언제부터 복용했
는지를 확인하여 그에 알맞는 치료를 하시면 되겠습니다.

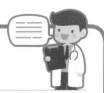

56. 배뇨가 불편한 것이 추운 날씨와 감기약과 관계가 있나요?

여름에는 덜한데, 겨울이 되면 소변을 자주 보는 것 같아요. 감기약을 먹으면 소변
줄기가 약해지고요. 소변을 많이 참았다가 힘을 줘서 소변을 보면 좀 덜합니다. 전
립선이 문제인가요? 어떻게 하면 좋을까요?

추운 날씨에 갑작스럽게 외출을 하는 것과 일부 종합감기약
그리고 근이완제를 복용하는 것에 주의를 하셔야 합니다. 평소 배뇨
장애가 있거나 전립선비대증으로 약물치료를 받는 분들은 미리 의사
와 약사에게 말씀하시길 바랍니다.

전립선비대증은 악성이 아닌 양성의 커진 전립선에 의해 방광 출구
가 폐색되거나 그 사이에 존재하는 요도가 막힘으로써 나타나는 증상
이라고 할 수 있습니다. 전립선비대증의 첫 번째 증상은 폐색 증상이
고 두 번째 증상은 자극 증상입니다.

폐색 증상이란 약한 소변 줄기, 잔뇨감, 소변을 보기 위해 오래 기다
리는 증상, 소변을 보는 중간에 끊김 증상이 생긴 후 다시 소변을 보

는 것 등을 말합니다. 자극 증상은 소변을 자주 보고, 급하게 보고, 참는 것이 힘들고, 심할 경우에는 팬티에 쌀 수도 있고 자다가 소변을 보기 위해 자주 깨는 증상을 말합니다.

폐색 증상은 알파교감신경 수용체의 자극에 의해서 생기게 되는 것인데, 전립선과 방광목에서 영향을 받습니다. 자극 증상은 주로 폐색 증상이 오래 지속되거나 알맞은 치료를 받지 않았을 때 이차적으로 생기게 되는 변화입니다. 배뇨를 위한 방광 근육의 불안정에 의해서 방광의 저장 장애를 일으킵니다. 알파수용체 차단제는 전립선의 크기와 전립선에 의해 요도가 막히는 정도에 상관없이 하부요로 증상을 가진 환자 모두에서 치료 효과가 있습니다

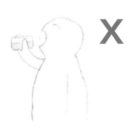 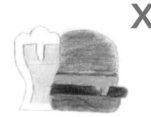

소변을 보는 중간에 끊김   급성요폐의 가능성이 있음

근육이완제과 음주의 주의할 점

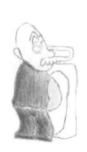 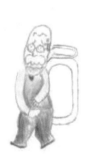 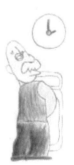

소변줄기가 가늘어짐, 잔뇨감, 복부에 힘을 주어야 배뇨가 가능함

종합감기약을 먹을 때의 주의할 점

날씨가 춥거나 갑작스럽게 온도 변화가 생길 때는 방광경부의 수축과 요도 주위의 압박을 일으키게 됩니다. 종합감기약 중에는 클로로페니라민chlorpheniramine과 같은 1차 항히스타민제와 메틸에페드린methylephedrine과 슈도에페드린pseudoephedrine과 같은 알차수용체 항진제가 포함되어 있습니다. 이런 약들은 방광목과 전립선 부위의 괄약근에서 알파수용제의 역할을 증가시켜 배뇨 장애의 원인이 될 수 있습니다.

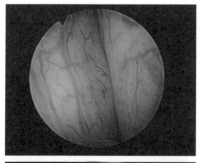

전립선비대증 환자의 방광내시경 사진이다. 전립선 양엽이 심하게 커져있고 소변 통로인 전립선 요도가 꽉 막힌 것이 관찰된다.

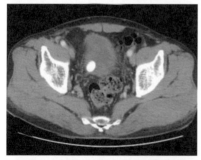

복부CT 상에서 방광 내에 4×3cm의 결석이 관찰되고 있다.

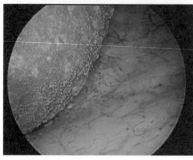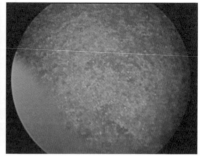

방광내시경 소견이다. 커다란 돌뿐 아니라 여러 개의 작은 돌들이 관찰되고 있다. 환자는 전립선비대증과 방광결석에 대한 수술을 받았다.

57. 탈모약을 먹으면
정력이 약해진다는 것이 사실인가요?

아버지께서 가운데 머리가 없는 탈모입니다. 저도 이제 머리가 조금씩 빠져서 신경이 많이 쓰입니다. 직장생활에 문제가 있을 듯해서 걱정입니다. 그런데 탈모약을 먹으면 정력이 약해진다고 들었습니다. 탈모약을 먹을 때가 된 건가 싶어서 문의드립니다. 그리고 탈모가 있는 사람은 정력이 좋은 편인가요?

A 자고 일어날 때 또는 머리를 감을 때 평소보다 많은 양의 머리카락이 빠진다고 생각되면 병원을 방문하여 의사선생님과 면담을 하는 것이 좋습니다. 우리가 남성형 탈모에 허가 받은 약은 피나스테리드 성분과 두타스테리드라는 성분입니다. 약물의 부작용이 있기 때문에 꼭 전문의 선생님과 상담 후 사용하시길 바랍니다.

우리나라 사람들은 남성의 탈모에 예민한 것 같습니다. 그리고 정력은 정확한 표현이 아닙니다. 부부관계, 즉 성관계를 위해서는 발기능력이 필요하고 극치감을 느끼거나 임신을 위해서는 사정 능력이 필요합니다. 우리가 흔히 변강쇠라고 불리는 스태미나가 좋다는 것은 이 두 가지 능력이 잘 유지될 때를 말합니다. 발기 능력이 좋아도 조루증상이 있으면 본인 자신과 상대방에 대한 스트레스로 불안감을 유발할 수 있습니다. 또 짧은 사정 시간을 갖게 되면 2차적으로 발기능이 나빠지는 악순환이 올 수 있습니다. 따라서 발기능을 치료할 때는 사정 장애를 반드시 염두에 두어야 합니다.

탈모의 정의는 모발이 존재해야 하는 부위에 모발이 없는 상태를 말하는 것으로 보통은 굵고 검은 머리털이 빠지는 것을 의미합니다. 하루에 50~70개까지 머리카락이 빠지는 것은 정상이고 하루에 100개 이상의 머리카락이 빠지면 탈모라고 할 수 있습니다. 하지만 현실적으로 그 숫자를 정확히 계산한다는 것은 쉽지 않습니다.

기본적인 모발의 성장과정을 설명하겠습니다. 모발은 성장기, 퇴행기, 휴지기, 재생기로 구성됩니다. 성장기는 머리카락이 2~3년 정도 성장을 하는 것으로 매일 0.2~0.5mm 씩 자라서 매월 1~1.5cm의 성장을 하는 것으로 알려져 있습니다. 퇴행기는 성장기 이후 2~3주간 모근이 노화되는 시기입니다. 모낭의 깊이가 성장기의 절반 정도로 얕아집니다. 휴지기는 2~3개월간 모근이 각질화되고 모근이 더 이상 자라지 않게 됩니다. 휴기지의 모발은 빠지게 되면서 그 옆에 새로운 모발이 자라나게 됩니다. 마치 아이들의 유치가 빠진 곳에서 영구치가 올라오는 것과 비슷합니다. 재생기는 새로운 모발이 자라나는 것으로 새로운 모발이 휴지기의 모발을 대체하여 결국 머리카락의 수는 비슷하게 됩니다. 우리 머리카락은 85~90%의 성장기, 1~3%의 퇴행기, 10~14%의 휴지기로 존재합니다.

우리가 남성형 탈모에 사용하는 약제로는 한국식품의약품안전처에서 승인을 받은 피나스테리드 성분과 두타스테리드라는 성분입니다. 만 18세에서 50세 사이인 남성의 남성형 탈모에 사용하는 약제입니다. 피나스테리드는 1mg을 하루에 한 번, 두타스테리드는 0.5mg을 하루에 한 번 복용합니다. 피나스테리드는 2형 5알파 환원효소를 차단하는 효과를 가지고 있어서 전립선과 두피의 모낭에 작용을 합니다. 두타스테리드는 1형과 2형 5알파 환원효소 모두를 차단하는 것으로 두피, 간, 전립선, 피지선에서 작용을 합니다. 남성형 탈모 환자에서 탈모가 일어나는 것은 전두부 모낭에서 후두부에 비해 5알파 환원효소의 활성화가 일어나고, 비탈모 부위에 비해 남성호르몬인 DHT의 생성이 많기 때문입니다. 따라서 피나스테리드와 두타스테리드와 같은 약제들을 복용하면 탈모 부위의 모낭에 테스토스테론이 DHT로 변화되는 것을 막아서 모발이 가늘어지고 빠지는 것을 억제합니다. 남성형 탈모는 3개월 이상의 치료를 필요로 하고 약물복용을 통해 치료효과를 유지해야 합니다.

피나스테리드와 두타스테리드 약물의 부작용을 말씀드리겠습니다. 환자분이 걱정하는 약물치료에 의한 성기능 약화는 10% 미만에서 발생합니다. 6개월 이상 장기간 약물을 사용한 경우에는 성기능의 불편함이 다시 좋아지는 것으로 알려져 있습니다. 하지만 태아에 영향을 줄 수 있기 때문에 임산부와 임신을 계획하는 사람 및 그 배우자는 그 약을 절대로 멀리해야 합니다. 특히 40대 이후에는 전립선특이항원PSA을 주기적으로 검사하여 전립선암과의 연관성을 확인해야 합니다.

전립선비대증7

58. 전립선비대증에 대해서 시원하게 설명해주세요.

전립선비대증은 나이가 들수록 생긴다는데 왜 그런가요? 인터넷에 찾아봐도 설명이 조금씩 달라서요. 병원에 갈 시간이 없어서 그런데 정확히 설명해주실 수 있을까요? 그리고 예방방법이 있으면 말씀해주세요.

전립선비대증의 예방을 위해서는 전립선 증식에 영향을 주는 여러 가지 요소들에 대해 알아보면 될 것 같습니다. 전립선의 증식에 영향을 주는 원인들은 내적요인과 외적요인으로 구분할 수 있습니다. 내적요인에는 전립선의 상피세포와 간질세포의 상호작용을 말하는 것이고 외적요인에는 고환 인자와 비고환 인자, 유전적 요인, 환경적 요인 등이 있습니다. 여기서 중요한 것은 안드로겐androgen이라 불리는 남성호르몬의 역할입니다.

그럼 전립선비대증의 예방방법은 무엇이 있을까요? 나이를 먹는 것과 고환의 역할을 조절하는 것은 어렵기 때문에 고환의 외적요인과 환경요인을 조절하는 것이 중요합니다.

심혈관계의 질환들은 전립선비대증과 연관성이 있는 것으로 알려져 있습니다. 고혈압, 당뇨, 고지혈증, 대사증후군은 전립선비대증에 악영향을 줍니다. 저밀도 콜레스테롤과 중성지방이 높고 고밀도 콜레스테롤이 낮을 때는 전립선비대증의 위험도가 증가합니다. 또 전립선비대증 수술을 받은 환자의 자손들은 같은 질환으로 수술 받을 확률이 높습니다. 음주와 간 기능 저하 그리고 비만 역시 전립선비대증에 악영향을 줍니다. 흡연은 여러 저자들마다 차이는 있지만 대체적으로 전립선에 악영향을 주는 것으로 알려져 있습니다. 따라서 운동과 식습관을 통한 체중조절이 중요합니다. 콩 성분에 포함된 이소플라보노이드isoflavonoid는 전립선 조직의 성장을 감소시키는 것으로 알려져 있습니다.

전립선비대증의 정의를 한 번 더 정확히 설명 드리겠습니다. 과거에는 50대 이후에, 현재는 40대 이후에 비대해진 전립선으로 인하여 양측 전립선 사이에 존재하는 요도가 압박을 받고 방광에서 전립선 요도를 거쳐 소변이 내려가는 길이 좁아져서 발생하는 하부요로 증상을 말합니다.

하부요로 증상은 무엇을 말할까요? 보통은 다음과 같은 7가지의 배뇨와 관련된 증상에서 불편함을 느끼는 것을 말합니다. 소변줄기가 약하고, 소변을 봐도 시원하지 않고, 배뇨 후 남은 느낌이 생기거나 소변을 보고 난 이후에도 소변이 똑똑 떨어지는 것을 말합니다. 소변이 마렵다고 느낄 때 참는 것이 어렵거나 싸고 싶다는 생각이 강하게 들기도 합니다. 실제로 소변을 참는 것이 힘들어서 팬티에 실례를 할 때도 있고 자다가 소변을 보기 위해 자주 깨는 것 등이 나타날 수 있습니다.

나이가 들수록 하부요로 증상이 나타나는 이유를 설명하겠습니다. 전립선에서는 남성호르몬인 테스토스테론이 디하이드로테스토스테론^{DHT}으로 변환됩니다. 정상 전립선은 KGF, EGF, IGF와 같은 성장인자에 의해서 전립선 성장을 촉진하고 TGF-B와 같은 인자에 의해서 세포의 사멸을 일으키는 것이 균형을 이루고 있습니다. 하지만 비대해진 전립선에서는 세포 사멸이 억제되고 세포 증식이 왕성하게 됩니다. 남성은 나이가 증가하면서 남성호르몬인 테스토스테론의 양이 감소하고 여성호르몬인 에스트로겐의 수치가 증가합니다. 테스토스테론과 에스트로겐의 비율이 바뀌면서 세포 내의 신호전달체계를 작동시킵니다. 에스트로겐이 테스토스테론보다 강력하게 남성호르몬인 디하이드로테스토스테론의 전환을 촉진하는 것으로 알려져 있습니다. 이런 영향으로 나이를 먹을수록 전립선의 상피세포와 간질세포에 자극을 주어 전립선의 증식을 유발합니다.

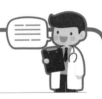

59. 홈쇼핑에서 토마토하고 아연이 전립선에 좋다고 하던데, 진실인가요?

홈쇼핑에서 방울토마토하고 아연이 전립선에 좋다는 광고를 자주 봅니다. 아버지께 선물로 보내드리려고 하는데, 갑자기 그런 생각이 들어서요. 그냥 광고일 뿐인가요? 아니면 실제로 효과가 있는 건가요? 그럼 병원은 안 가도 되는 건가요?

전립선질환에는 전립선암, 전립선비대증, 전립선염 등이 있습니다. 아연, 라이코펜lycopene 혹은 쏘팔메토sowpalmetto 등의 건강기능식품은 말 그대로 건강식품입니다. 전립선의 모든 질환을 예방하는 것이 아닙니다. 건강기능식품을 섭취하는 것보다 비뇨의학과 전문의와 상담 후에 꾸준한 관리를 받는 것이 좋습니다.

그럼 전립선비대증과 방광 기능이 약화되었을 때는 어떻게 하는 것이 좋을까요? 배뇨 장애는 행동치료와 약물치료를 같이 하는 것이 좋습니다. 전립선비대증의 경우, 전립선의 크기가 커진 경우에는 전립선의 크기를 줄이는 약물과 방광에서 요도의 인접한 부위의 통로를 넓혀주는 약물을 사용합니다. 야뇨증의 불편함을 해결하기 위해서는 그 원인에 따라 항이뇨호르몬제를 처방하기도 합니다. 방광 기능이 민감하여 소변을 자주 보거나 급하게 보고 참는 것이 힘들 경우에는 배뇨를 조절하기 위해 항콜린제와 베타3항진제를 사용합니다. 또한 방광 수축력 저하와 잔뇨량의 증가 및 소변을 보기 위해 한참을 기다리는 등의 불편함이 있을 경우에는 콜린제 약물을 사용합니다. 따라서 환자분의 증상에 따른 맞춤치료를 하는 것이 중요합니다. 이 모든 약물은 지금의 증상을 완화시키고 앞으로 발생할 수 있는 신장과 방광 기능의 악화를 예방하고 진행을 낮추기 위함입니다.

몇 년 전부터 홈쇼핑과 인터넷 광고 그리고 약국에서 의사의 처방 없이 구매 가능한 약물 중에 쏘팔메토 추출물과 아연이 같이 포함된 것이 있습니다. 성분을 보면 쏘팔메토, 아연, 라이코펜 등이 들어있더군요. 의사의 진료 후 처방전을 통해 약국에서 사는 쏘팔메토 약과는 어떤 차이가 있을까요?

한국팜비오제약의 쏘팔메토 성분의 약은 전립선비대증 환자에게서 5알파 환원효소를 억제하는 유리지방산이 많이 포함되어 있기 때문에 전립선 크기를 줄이는 효과가 뛰어나다고 합니다. 그럼 비뇨의학과 교과서에서는 쏘팔메토에 대해 어떻게 설명을 했을까요? ① 남성 호르몬 억제 작용 ② 1형과 2형 5알파 환원효소의 억제 ③ 전립선 성장인자의 억제 ④ 전립선 내의 항염증 작용을 설명합니다. 따라서 쏘팔메토를 복용한 군에서 소변줄기가 좋아지고 야간뇨가 호전된다고 합니다.

그럼 아연은 어떤가요? 전립선 내의 아연 농도가 높기 때문에 아연이 마치 전립선 건강에 중요한 역할을 한다고 생각합니다. 하지만 Zaichick 등의 논문에 따르면 정상의 전립선 조직은 만성전립선염 조직 및 전립선비대증 조직과 비교하여 아연의 농도 차이가 없다고 하였습니다.

아연은 경구 복용을 하면 혈액 속의 농도는 높아지지만, 전립선과 전립선 분비액에서 아연의 농도가 높아지는 것은 아닙니다. 현재 상품화되어 있는 아연 제품은 남성 정액의 질을 높여주고 임신에 좋은 영향을 준다고 하였으나 2020년의 최근 연구에서는 불임치료에 효과가 없고 정자의 농도, 운동성, 형태, 총 정자수에도 대조군에 비해 좋은 효과를 보여주지 않는다고 하였습니다.

그럼 토마토에 포함되어 있는 라이코펜은 어떨까요? 라이코펜은 항산화 물질로 전립선암의 억제와 예방에 도움을 주는 것으로 알려져 있고 만성전립선염과 만성골반통증후군에서도 효과가 입증되었습니다. 일부 논문에서는 채소와 곡물의 섭취를 통한 셀레니움과 카로틴, 비타민E 등이 전립선비대증의 진행에 어느 정도 영향을 줄 수 있다고 조심스럽게 얘기를 하고 있습니다. 라이코펜의 더 좋은 효과를 얻기 위해서는 생 토마토보다 토마토 페이스트, 스파게티 소스처럼 토마토를 굽거나 끓이거나 익힌 상태의 것을 섭취하는 것이 좋습니다.

Chapter 10

우리나라의 암 증가율 1위인
전립선암은 무엇인가요?

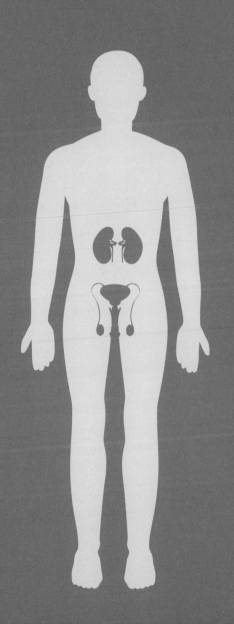

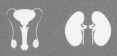 Department of Urology

60. 고령의 환자에게서
전립선암이 의심되면 수술을 해야 하나요?

저희 아빠는 80세이고 당뇨가 있으세요. 건강은 좋은 편이십니다. 소변 보는 것이 불편해서 병원에 갔다가 몇 가지 검사를 했는데 전립선암이 의심된다고 연락을 받았습니다. 어떻게 하면 좋을까요? 나이가 많아도 수술을 할 수 있는 건가요? 걱정이 됩니다.

A 환자분께서 고령이고 평소 당뇨를 가지고 계시지만, 더 중요한 것은 환자분의 기대수명이 얼마인지를 예측하는 것입니다. 삶의 기대여명에 따라서 치료방법이 달라집니다. 전립선암은 수술 이외에도 다양한 방법으로 치료가 가능합니다.

아버지께서 전립선암이 의심된다고 하니 걱정이 많이 되시겠습니다. 제 말을 들어보시면 조금 진정이 되지 않을까 생각합니다. 전립선의 기본검사 방법에 대해 말씀을 드리겠습니다. 우선 환자분이 병원을 방문하면 설문지를 포함한 문진을 하고 직장수치검사를 포함한 신체검사를 합니다. 소변검사, 신장 기능과 전립선특이항원PSA이 포함된 혈액검사를 하여 기본적인 증상을 확인합니다. 그리고 경직장 전립선초음파를 시행하여 전립선의 크기, 모양, 대칭 상태, 전립선 안의 결절, 어두운 병변의 확인과 전립선 뒤 쪽에서 보이는 방광의 일부를 같이 관찰합니다.

전립선의 기본검사에서 전립선암이 의심되면 전립선의 조직검사를 시행합니다. 전립선 조직검사의 결과에 따라 전립선암의 위험 정도를 매우 낮음, 낮음, 중간, 높음, 매우 높음으로 구분합니다. 그리고 골반 주위의 CT, MRI와 뼈스캔bone scan을 시행하여 임상 병기를 구분하게 됩니다. 최근에는 전립선암이 강력히 의심될 때, 전립선 MRI를 시행하여 전립선암이 의심되는 부위를 확인 후 정밀하게 조직검사를 하기도 합니다.

전립선암의 치료방법은 여러 가지가 있습니다. ① 적극적인 추적검사active surveillance ② 전립선암의 광범위 제거술과 필요시에는 주위 임파선 절제술 ③ 방사선치료 ④ 호르몬치료 ⑤ 면역치료 ⑥ 항암치료 등이 있습니다.

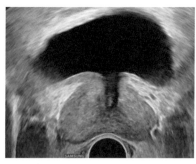
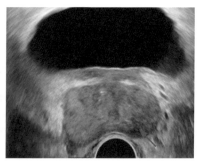

65세 남자환자로 psa 14ng/ml.(정상 2.5-3ng/ml 이내), 경직장 전립선초음파에서 34gm(정상 20mg이내)이다. 좌측 말초부위에 저음영의 소견이 보이고 있다.

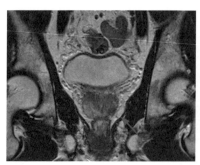
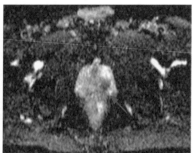

전립선 MRI 상에서 1.37 x 1.83cm 의 병변이 관찰되고 있다.

앞서 설명한 내용을 바탕으로 환자분에게 적용해보겠습니다. 환자분의 연령이 80세로 고령이고 평소 당뇨를 가지고 계시지만, 환자분의 실제 나이, 성별, 신체 조건, 심장질환의 가족력, 현재 환자분의 고혈압과 약물복용, 운동, 식습관, 음주와 흡연 등을 확인하여 기대수명을 예측할 수가 있습니다. 삶의 기대여명이 5년 이내일 때와 5년 이상일 때, 10년 이상일 때와 10년 미만일 때, 10~20년 사이, 20년 이상이면서 전립선암에 의해 유발되는 증상이 있을 때와 없을 때에 따라 각각의 치료방법이 달라집니다.

너무 걱정하지 마시고 전립선암을 전문으로 진료하시는 비뇨의학과 선생님과 충분한 상담을 통해 최선의 치료방법을 결정하시기 바랍니다.

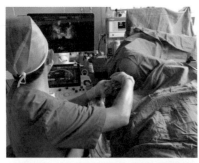

부분마취 하에 초음파를 보면서 전립선 안의 전립선암의 가능성이 높은 12군데에서 조직을 채취하고 있다.

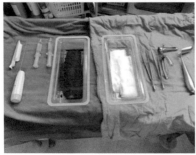

전립선 조직검사를 할 때 필요한 기구들이다. 조직검사 후의 출혈과 염증을 억제하기 위해 각별히 신경을 쓰고 있다.

61. 젊은 남자도 전립선암이 걸릴 수 있나요? 불안합니다.

만 40세의 남자입니다. 3개월 전 종합검진에서 전립선특이항원 수치가 4.72로 나왔습니다. 대학병원에서 주기적으로 검사 중입니다. 현재 6.0까지 올라 갔는데 조직검사를 해야 하나요? 평소 소변을 보는 것에 불편함은 없습니다. 전립선암이 의심되면 전립선특이항원 수치가 높아진다고 하던데, 그러면 저는 전립선암인가요?

A 젊은 남자에서 전립선암이 생길 확률은 매우 낮습니다. 전립선특이항원 수치가 높은 것이 항상 전립선암을 의미하는 것은 아닙니다. 너무 걱정하지 마세요.

psa라 불리는 전립선특이항원은 전립선비대증과 전립선암의 진단에 꼭 필요한 검사 중 하나입니다. 40세 남자에서 초기 psa 4.72ng/ml라고 하면 정상적인 4.0ng/ml 이하 또는 일부 대학병원의 기준치인 2.5 또는 3.0ng/ml보다 높은 수치입니다. psa가 올라가는 경우는 다양합니다. 전립선비대증과 같은 양성질환, 전립선암과 같은 악성질환 뿐 아니라 급성전립선염과 같은 염증 상황에서도 증가합니다. 방광내시경검사에 의한 전립선 주위의 자극, 검사 전날의 사정 등에 의해서도 psa는 증가할 수 있습니다. psa가 높다고 해서 꼭 전립선암이라고 진단할 수는 없습니다.

psa가 높을 경우에는 좀 더 세밀한 검사 방법이 있습니다. psa가 10ng/ml 이상인 경우에는 급성전립선염과 같은 염증성 병변을 제외하고는 전립선암일 가능성이 높습니다. psa가 2.5 또는 3.0ng/ml 이하일 때는 전립선암의 가능성이 매우 낮습니다. 문제는 회색지대라고 일컫는 4와 10ng/ml 사이입니다.

전립선암의 가능성을 정확하게 알아보기 위해서 몇 가지 방법을 사용합니다. 첫 번째로, 전립선의 크기에 따른 전립선 수치의 관계입니다. 전립선이 큰 경우에는 정상 크기의 전립선보다 psa가 높을 가능성이 있기 때문에 전립선 수치를 전립선 크기로 나누는 전립선특이항원밀도psa density를 측정합니다. 그 수치가 0.15이상일 경우에 조직검사를 시행하는 것을 권장합니다.

두 번째로, 전립선 수치의 증가 속도를 보는 검사입니다. 연속적으로 전립선항원의 수치를 검사하여 1년에 0.75ng/ml 이상 증가할 때 의미가 있다고 할 수 있습니다. 세 번째로는, 연령에 따라 전립선의 크기가 증가하기 때문에 연령에 따른 전립선 수치를 참고하는 방법이 있습니다, 40대에는 0~2.5ng/ml, 50대에는 0~3.5ng/ml, 60대에는 0~4.5ng/ml, 70대에는 0~5.5ng/ml를 정상 범위로 고려하여 환자의 상태를 고려합니다.

네 번째로, psa의 90%는 알파 항키모트립신에 결합하여 존재합니다. 전립선암 환자는 결합된 psa의 비율이 높아지기 때문에 유리 psafree psa라 불리는 혈액수치가 더 낮아지게 됩니다. 유리 psa를 전체 psa로 나눈 값으로 평가할 수 있습니다. % free psa < 0.23일 경우에는 전립선암의 민감도와 특이도가 높아져서 환자의 진단에 많은 도움을 줄 수 있습니다.

그럼 환자분은 만 40세이고 psa가 4.72ng/ml에서 6.0ng/ml로 올라가 있기 때문에 그냥 놔두어서는 안 됩니다. 처음 psa가 4.72ng/

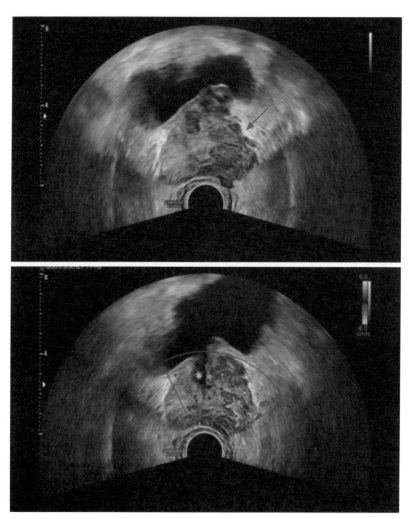

건강검진 후 수 차례 전립선 조직검사를 권유받았던 75세 남자의 전립선 사진이다. 경직장 전립선 초음파에서 전립선 안에 저음영의 병변이 여러 군데 보이고 전립선의 좌측 경계가 모호하고(위) 혈류가 증가해 있는 소견(아래)이 관찰된다.

ml로 높은 수치이기 때문에 기본적인 혈액검사, 소변검사, 직장수지 검사와 필요시에 경직장 전립선초음파를 시행하여 기본적인 전립 선의 상태를 확인합니다. 추적검사에서 psa가 6.0ng/ml로 올라갔을때 유리 psa를 측정하여 유리 psa와 전체 psa의 비율을 확인하는 것 이

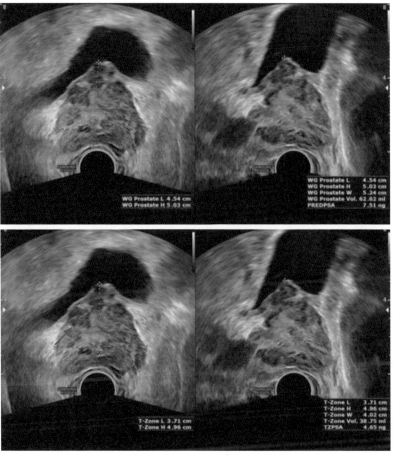

정상 남성 성인의 전립선보다 많이 커 보인다. 커진 전립선이 방광 안으로 돌출되어 있다. 전립선 내에 저음영의 소견이 여러 군데에서 관찰된다.

중요합니다.

　전립선암이 의심되었을 경우에는 정확한 진단을 위해 경직장 전립선조직검사를 권유하고 있습니다. 보통 전립선항원 수치가 회색지역 안에 포함될 경우에는 전립선암이 30% 이하로 발견되기 때문에 너무 걱정하지 마시길 바랍니다. 그리고 전립선암이 진단되지 않으면 좋겠지만, 전립선암이 진단되더라도 전립선암의 분포와 위치, 전립선암이 확인된 조직의 개수 등을 통해 수술치료, 방사선치료 또는 적극적 관찰 등 다양한 방법으로 최선의 결과를 얻을 수 있습니다.

62. 전립선비대증은 시간이 지나면 전립선암으로 바뀌나요?

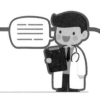

요즘은 주위에서 전립선비대증으로 약을 복용하는 분들이 많이 계십니다. 토마토를 일부러 자주 드시는 분도 계시고요. 근데 전립선은 더 커지면 암으로 바뀌는 건가요? 친구 아버지가 전립선암으로 수술을 받으셨는데, 걱정이 돼서 물어봅니다.

A 전립선비대증은 전립선이 커질수록 배뇨 증상의 악화, 수술 가능성의 증가, 배뇨장애에 의한 신장과 방광 기능의 악화 가능성은 있습니다. 하지만 전립선비대증이 전립선암으로 바뀌는 질환은 아닙니다.

전립선비대증의 정의를 살펴보면 전립선비대증에 대해서 알 수 있습니다. 전립선비대증은 환자, 비뇨의학과 의사, 병리과 의사, 영상의학과 의사에게 의미하는 것이 조금씩 다릅니다.

환자분에게 전립선비대증이란 남성의 하루요로 증상에 의한 생활의 불편함을 말하는 질환입니다. 비뇨의학과 의사에게 전립선비대증은 비대한 전립선이 방광에서 요도로 내려가는 입구를 막아서 생기는 하루요로 증상을 말하는 것입니다. 병리과의사에게 전립선비대증은 전립선의 선조직과 간질 성분이 여러 조직학적 세부 타입에 따라서 성장하고 분화되는 것을 말합니다. 영상의학과 의사에게 전립선비대증은 육안적으로 전립선 부위가 방광 안으로 돌출되고 전립선 부위가 비대해진 것을 말합니다.

종합해보면, 전립선비대증은 현미경으로 관찰할 때는 비대해진 선 조직과 간질조직이 보이고 초음파나 CT, 방광내시경을 통해서는 커져버린 전립선이 요도 사이를 압박하는 것이 관찰되면서 임상적으로는 배뇨의 불편감을 느끼는 것을 말합니다.

전립선비대증의 자연경과를 살펴보겠습니다. 여러 가지 대표적인 연구들이 있습니다. 미국 메이요 클리닉에서 미네소타주 옴스테드 Olmsted 카운티 거주자를 대상으로 시행한 연구와 전립선비대증의 대표 약제 중 한 가지인 프로스카proscar를 대상으로 4년 이상의 유효성과 안정성을 연구한 플레스PLESS, proscar long term efficacy and safety study가 있습니다. 그 외에 볼티모어의 지역사회연구에서 2년마다 약 1400여 명을 관찰한 것과 일본에서 15년 동안 관찰 결과 등도 있습니다. 전립선 비대증의 특징은 나이가 많을수록, 하부요로 증상의 불편 점수가 높을수록, 최대 요속이 낮을수록, 전립선의 크기가 클수록 갑작스럽게 소변이 나오지 않을 위험도가 높았습니다. 그리고 전립선비대증은 진행하는 질환이지만 진행의 속도는 완만하고 시간이 지남에 따라 증상 점수와 생활의 불편 점수가 비례하여 증가하는 것으로 알려져 있습니다. 중요한 사실은 갑작스럽게 소변 배출이 안 돼 응급처치를 받았던 환자분들은 전립선비대증으로 전립선절제술을 할 경우가 그렇지 않은 환자들보다 2배 정도 높았습니다.

그럼 전립선암은 전립선비대증과 어떻게 다를까요? 전립선암은 여러 단계의 발암과정을 거쳐서 생깁니다. 초기 조직학적인 단계는 암

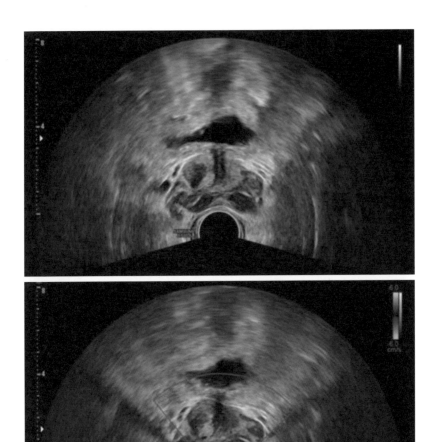

60세 남자환자이다. 전립선특이항원이 지속적으로 증가하여 경직장 전립선 조직검사를 시행하였다. 전립선 내에 광범위하게 존재하는 저음영의 병변이 보인다.

이 시작되는 단계이고, 그 이후에는 임상적인 암으로 진행하게 됩니다. 전립선암의 자연사는 예측이 쉽지 않습니다. 잠재적인 암은 전립선 안에서 더 이상 진행하지 않고 삶의 질과 수명에도 미미하게 영향을 미칩니다. 국소적인 암은 계속적인 진행을 하며 분화도에 따라 달라집니다. 분화도가 좋을수록 진행이 느리고 상대적으로 낮은 위험도를 보입니다. 분화도가 나쁜 암은 쉽게 진행을 하고 결국 전이성 암의 특징을 갖습니다.

전립선암은 조직학적 특성에 따라 구분을 합니다. 전립선암의 분화도는 글리슨 단계gleason grade system을 통해 평가합니다. 글리슨 점수의 합산을 통해 평가를 하는데, 4이하는 분화도가 아주 좋고 전립선암이라고 말하는 것이 무색할 만큼 예후가 좋습니다. 글리슨 점수 5~7은 중등도, 8이상은 분화도가 좋지 않습니다. 따라서 전립선암을 광범위 절제술로 제거하였을 때 수술 후 3년 동안의 무병 생존율은 글리슨 6이하는 약 92%, 글리슨 7은 75%, 글리슨 8이상은 약 35%로 많은 차이가 납니다.

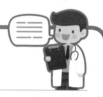

전립선암4

63. 뼈로 전이된 전립선암은 호르몬치료로 치료가 가능한가요?

저희 아버지는 2018년 전립선암 판정을 받았습니다. 당시 골반으로 암이 퍼진 상태라 수술이 어렵다며 호르몬주사치료와 약을 복용하셨습니다. 호르몬치료가 뭔가요? 항암제처럼 머리가 빠지고 구역질하거나 식사를 못하시지는 않나요? 항암치료가 아니라고 하던데요. 그럼 효과가 약한 것은 아닌가요?

A 　전이성 전립선암의 첫 번째 치료로 고려하는 것이 남성호르몬을 억제하는 호르몬치료입니다. 전립선암 환자에게서 호르몬을 억제하는 치료는 전립선암의 성장과 진행을 억제합니다. 또한 뼈로 전

이된 전립선암과 종양이 심하게 커진 경우에도 빠른 효과를 볼 수 있습니다. 전립선암 환자의 호르몬치료가 항암제보다 부작용이 적지만 효과가 약한 것은 아닙니다.

전립선암의 치료 중에서 호르몬치료법은 어떤 것인지 알아보겠습니다. 우선 전립선암의 치료는 크게 ① 국소 전립선암의 치료 ② 국소적으로 진행된 전립선암의 치료 ③ 재발된 전립선암의 치료 ④ 전이 전립선암의 치료로 구분할 수 있습니다. 다음과 같은 경우에 호르몬치료의 적응증이 됩니다.

첫 번째, 임파선과 다른 장기로의 전이가 없지만 환자의 기대여명이 길지 않거나 동반된 질환과 전신 컨디션의 저하로 광범위 전립선 절제술과 방사선치료 등을 하지 못할 때입니다. 두 번째, 골반 내의 전립선 근처에 임파선 전이가 있으면서 다른 장기에 전이가 있을 때는 방사선치료가 우선이지만 필요시에는 방사선치료보다 먼저 또는 그이후, 그리고 같이 치료를 해 볼 수 있습니다. 세 번째, 다른 장기로 전이가 관찰되지 않지만 전립선의 광범위 수술과 방사선치료 후에도 전립선특이항원이 지속되거나 다시 증가하였을 때 사용할 수 있습니다. 마지막으로 먼 곳으로 전이된 전립선암 환자에서 호르몬치료를 할 수 있습니다.

호르몬치료법 중 남성호르몬을 억제하는 방법으로는 수술치료와 약물치료가 있습니다.

첫 번째는 수술치료입니다. 양쪽 고환의 실질을 제거하는 방법입니다. 과거에 많이 사용되었고 현재도 가끔씩 시행하고 있습니다. 의료

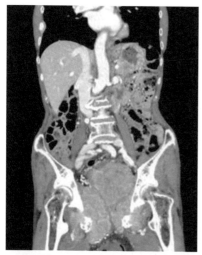
소변이 잘 안 나오고 배뇨통을 주소로 내원한 81세 남자환자이다.

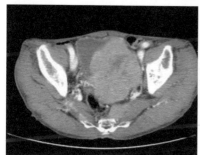
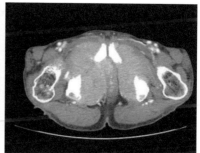

증식된 전립선암이 매우 비대해져 있고 방광과 양측 골반 주위 장기에 전이가 관찰되고 있다.

기술의 발달로 많은 출혈 없이 안전하게 시행할 수 있지만 환자는 음낭 내에 양측 고환이 제거된 것에 대한 박탈감과 심리적 충격이 있을 수 있습니다. 수술 후에 발기능 장애, 성욕 감퇴, 간헐적으로 얼굴에 화끈거림이 생길 수 있습니다.

두 번째는 황체형성호르몬분비호르몬LHRH, luteinizing hormone releasing hormone 항진제를 주사하는 것입니다. 초기에는 뇌하수체에 작용하여 황체형성호르몬의 분비를 촉진시키지만 계속적인 투여로 2주 이내에

외과적 거세 수준과 비슷하게 도달되는 것입니다. 초기에 LHRH 항진제를 단독 투여하면 얼굴이 붉게 변할 수 있기 때문에 남성호르몬 억제제 또는 여성호르몬을 먼저 투여 후에 LHRH 항진제를 투여하여 예방할 수 있습니다.

세 번째는 LHRH 길항제로 LHRH 항진제의 초기 부작용을 줄이고 테스토스테론의 농도를 빠르게 감소시킵니다. 하지만 주사를 맞은 후에 심한 알레르기 반응과 쇼크 증상의 가능성 때문에 병원에서 30분 이상 관찰을 필요로 합니다. 심혈관질환이 있는 환자에서는 LHRH 길항제가 LHRH 항진제보다 심혈관계의 부작용에서 안전한 것으로 보고되었기 때문에 그에 대한 좋은 대안으로 알려져 있습니다. 하지만 심혈관질환이 없는 경우에는 사망률과 질병 유병률에 큰 차이가 없는 것으로 알려져 있습니다.

네 번째 항남성호르몬제입니다. 테스토스테론뿐 아니라 강력한 효과가 있는 것으로 알려진 디하이드로테스토스테론과 남성호르몬 수용체와 결합하는 것을 막아서 실제적인 남성호르몬이 활성화되는 것을 억제하는 것입니다.

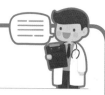

전립선암5

64. 전립선암으로 호르몬치료를 하면 심장에 무리가 가나요?

저희 아버지는 호르몬주사치료를 받은 지 벌써 3년 되었습니다. 지금은 내과에서 고혈압약을 복용 중입니다. 전립선암 환자에게 호르몬치료를 하면 부작용은 없나요? 심장혈관에 부작용이 생길 수 있나요? 그리고 언제까지 주사를 맞아야 하나요?

A 　　전립선암 환자의 호르몬치료는 증상을 완화시키고 암의 증식을 억제하는 것입니다. 암을 완전히 제거하는 것이 아니기 때문에 주치의 선생님의 세심한 관리를 필요로 합니다. 심혈관질환의 없는 경우에는 크게 문제가 되질 않습니다. 심장질환이 있으신 분은 그에 맞는 약을 교체하여 사용하면 됩니다.

전립선암 환자에게 남성호르몬을 억제하면 어떤 증상이 좋아질까요? 남성호르몬은 대부분 고환 내에서 만들어지는데, 이것을 억제하는 것이 항남성호르몬의 역할이고 수술로 고환을 제거하는 효과와 비슷하다고 해서 화학적 거세라고 불립니다. 황체형성호르몬분비호르몬 길항제와 황체형성호르몬분비호르몬 항진제는 우리 몸의 다양한 곳에서 남성호르몬이 분비되는 것을 막는 역할을 합니다. 우리 머리에서부터 호르몬이 분비되는 신호를 억제하여 고환과 부신 등에서 남성호르몬이 분비되는 것을 차단하는 것입니다. 이렇게 남성호르몬을 완전히 차단하여 전립선암 환자의 생존율을 높일 수 있습니다.

남성호르몬을 억제하여 생기는 부작용이 있습니다. 남자는 남성다

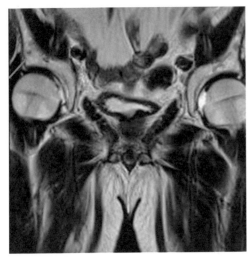

전립선암으로 진단받은 74세 남자환자이다. 골반 주위 MRI 사진에서 양측 골반뼈에 전이가 관찰되고 있다.

움을 타나내고 유지하기 위해 남성호르몬이 필요합니다. 하지만 남성호르몬의 수치가 줄어들어 기능을 못할 경우에 생기는 증상이 있습니다. 발기능 저하, 성욕 저하, 여성형 유방으로 변화, 얼굴에 홍조, 체지방의 변화와 근육량의 손실, 체형의 변화, 골다공증 등이 생길 수 있습니다. 그럼에도 불구하고 환자의 남성호르몬 억제 치료는 암을 억제하고 증식을 막는 것임을 잊어서는 안 됩니다.

하지만 전립선암은 남성호르몬을 억제시키는 치료 중에 언젠가는 치료에 반응을 하지 않는 거세저항성 전립선암으로 바뀌게 됩니다. 호르몬치료의 효과를 좀 더 길게 끌고 가기 위해서 다양한 치료방법이 연구되었습니다. 암이 진행된 것을 확인한 즉시 치료를 시행하는 경우, 암이 진행하여 증상이 나타났을 때부터 치료를 시작하는 경우, 필요시에만 간헐적으로 호르몬을 억제하는 경우 등의 방법이 있습니다. 항남성호르몬만 단독으로 억제하는 방법과 항남성호르몬과 황체

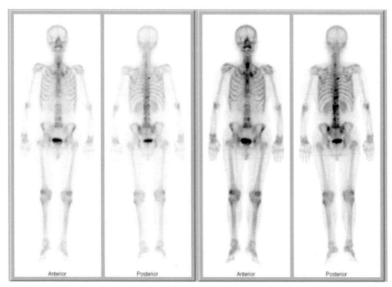

82세 남자의 핵의학검사 사진이다. 목 주위에 돌출된 임파선 결절의 조직검사 상 전립선암으로 진단받아서 전반적인 검사를 시행하였다. 양측 골반과 경추, 흉추, 요추와 견갑골 주위에 뼈 전이 소견이 관찰된다.

형성호르몬분비호르몬 길항제를 복합치료하는 등의 다양한 방법을 선택할 수 있습니다. 따라서 환자분의 나이, 현재의 전신 상태, 암의 진행 정도를 감안하여 치료를 시작하면 됩니다.

Chapter 11

피곤한 날에는 늘
회음부가 뻐근해요

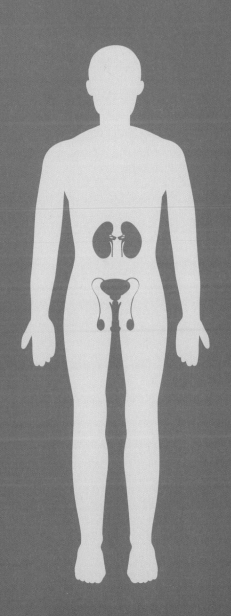

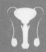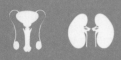 Department of Urology

65. 전립선 크기는 정상인데, 소변줄기가 약하고 아랫배가 뻐근합니다.

저는 직장에 다니는 43세 남자입니다. 소변을 볼 때 왼쪽 하복부에 불편감이 있고 찌릿찌릿함을 느낍니다. 소변검사는 정상이고 전립선초음파검사에서는 전립선이 크지 않다고 했습니다. 동네 의원에 가면 진통제만 줍니다. 약을 먹어도 좋아지지 않습니다. 짜증이 납니다. 도와주세요.

A 환자분께서 걱정이 많이 되시겠군요. 최근에 성관계를 하지 않았고 소변검사에서도 특별한 이상이 없다고 하는데 소변볼 때 불편함을 느낀다고 하니까 부담스럽겠네요. 환자분의 증상은 만성골반통증후군 또는 만성전립선염이 의심됩니다. 이 증상은 성인 남성 중 50%가 한 번 이상 경험할 만큼 빈번하게 나타납니다. 배뇨 장애와 골반 주위의 통증, 성관계 시의 사정 장애, 성욕 감소, 발기력 저하도 같이 나타날 수 있습니다.

저는 비뇨의학과 외래에 처음 오는 환자들에게 증상을 확인하면서 같이 고려하는 것 중 하나가 환자분의 나이입니다. 전립선염은 50세 이하의 남성에게서 가장 흔한 전립선질환입니다. 50세 이상의 남성 환자들은 전립선비대증, 전립선암 다음으로 흔한 질환으로 알려져 있습니다. 전립선염은 아래와 같이 크게 4가지로 구분을 합니다.

① 급성전립선염은 고열과 배뇨통, 갑작스럽게 생기는 배뇨 증상과 함께 혈액검사상 psa와 염증 수치가 많이 올라가 있습니다. 환자의

전신 상태, 당뇨, 면역질환 등의 기저질환, 전립선염의 진행 정도에 따라 전립선 내에 농양이 생길 수 있는 질환입니다. 과거에는 매우 위중한 질환이었습니다. 치료 결과가 좋지 않거나 치료가 완전히 이루어지지 않을 때는 만성전립선염으로 증상이 지속될 수 있습니다.

② 만성전립선염은 만성세균성전립선염과 만성비세균성전립선염 그리고 비염증성골반통증후군으로 구분할 수 있습니다. 만성세균성전립선염은 전립선 마사지 후 전립선액 또는 전립선 마사지 후에 받아낸 소변에서 균이 검출될 때로 진단을 합니다.

③ 염증성만성골반통증후군은 전립선 마사지 후 전립선액과 전립선 마사지 이후의 채취한 소변에서 세균은 관찰되지 않고 염증세포가 관찰되었을 때를 말합니다.

④ 비염증성만성골반통증후군은 전립선 마사지 이후의 전립선액과 소변에서 염증세포가 관찰되지 않는 것을 말합니다.

제가 이렇게 자세하게 말씀을 드리는 이유는 전립선염은 전립선에서 반드시 염증 소견이 나와야만 꼭 진단을 할 수 있는 것이 아니라는 것을 말씀드리기 위함입니다. 우리가 보통 급성위염, 만성위염, 급성간염처럼 질환명 뒤에 '염'이라는 글자가 붙는 것과는 다릅니다.

첫 뇨와 중간 뇨의 소변검사에서 염증소견이 없으면 단순 요도염과 방광염은 배제할 수가 있습니다. 만성전립선염 또는 만성골반통증후군은 3가지 증상이 복합된 질환이라고 볼 수 있습니다. 첫 번째로는 통증, 두 번째로는 배뇨 장애와 성기능 장애, 세 번째로는 그 증상들이 생활에 미치는 불편함과 삶의 질이 떨어지는 것입니다. 통증은 꼭 한 부위에 국한되지 않습니다. 특정 부위에 생긴 불편감이 치료 후

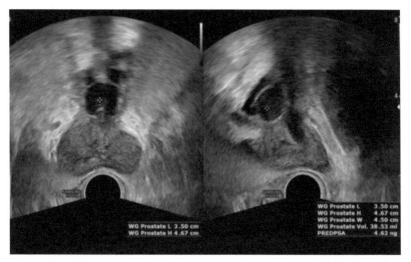

62세 남자환자로 2일 전부터 배뇨통과 오한 및 한기가 있었다. 갑작스러운 요폐가 발생하여 병원에 내원하였고 도뇨관을 유치하였다.

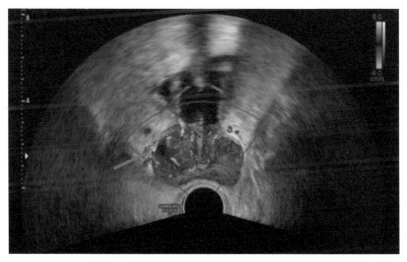

전립선 초음파에서 전반적으로 혈류 증가 소견을 보이고 전립선 우측에 음영이 떨어지는 소견이 보인다.

에는 주 증상은 없어지고 다른 부위에서 나타나기도 합니다. 초기에
는 통증이 가장 큰 불편감이었으나 나중에는 배뇨 장애의 불편감을
더 호소할 수도 있습니다. 통증의 종류에는 하복부의 뻐근함, 서혜부

의 당김 증상, 성기 끝의 통증, 소변볼 때의 찌릿함과 사정 시의 고통, 음낭과 항문 사이에 위치하는 회음부의 뻐근함 등이 있을 수 있습니다. 배뇨 장애의 증상으로는 잔뇨감과 빈뇨 등이 있고 여러 가지 증상이 복합되어 환자분들은 예민하거나 초조할 때도 있고 우울함을 경험하기도 합니다.

따라서 환자분의 증상과 검사 결과를 바탕으로 항생제, 소염진통제, 알파차단제와 필요시에는 발기력에 도움을 줄 수 있는 약들을 처방합니다. 특히 환자분의 증상이 복합적이고 심할 경우에는 항우울제와 신경인성 통증을 조절하는 약물도 같이 처방합니다. 또한 환자분의 증상 완화를 위해 자기장치료 등도 시행합니다.

66. 비세균성전립선염이라고 진단을 받았습니다. 완치가 가능할까요?

30대 직장인입니다. 비세균성전립선염을 앓고 있는 환자입니다. 비뇨의학과에서 소변검사, PCR검사, 피검사를 해도 균이 검출되지 않았습니다. 한의원에서 봉침도 맞고 전립선에 좋다는 토마토와 흑마늘도 먹고 있습니다. 그런데 최근에 더 심해졌습니다. 싸이클 동호회 회원이라서 동호회에는 빠질 수가 없습니다. 완치가 가능할까요?

A 　만성전립선염이나 만성골반통증후군은 완치를 목표로 치료하기보다는 증상의 완화와 삶의 질을 개선시키는데 중점을 두어야 합니다. 환자분의 생활습관과 컨디션을 조절하는 것이 정말 중요합니다. 자전거를 타고서 증상이 악화되었다면, 운동습관을 바꾸는 것이 필요합니다. 한의원의 치료를 비난하고 싶지 않습니다만, 과학적으로 입증된 보편적인 진료를 권유드립니다.

현재 만성비세균성전립선염과 만성골반통증후군이라 불리는 질환은 아직 명확하게 원인이 밝혀져 있지 않습니다. 비뇨의학과 교과서에서는 다양한 원인을 설명하고 있습니다. 전립선 안의 염증, 방광에서 요도로 소변이 원활하게 배출이 되지 않는 것, 소변이 전립선 안으로 역류, 골반 부위의 손상, 자가면역질환 등이 복합되어 발생하는 것으로 보고하고 있습니다.

전립선염은 비뇨의학과 외래환자의 1/4을 차지하고 성인 남성의 50%가 평생 한 번은 이 증상을 경험한다고 합니다. 또한 환자들의 1/3은 재발을 하는 것으로 알려져 있습니다. 과거에는 50대 이전 남성 환자에서 빈번하게 나타나는 질환이었습니다. 하지만 최근에는 생활습관과 식습관, 삶의 방식이 변함에 따라 50대 이후에도 사회생활을 왕성하게 하시는 분들에게서 많이 나타나고 있습니다.

전립선염의 증상과 치료방법에 대해서는 조금 전 설명을 드렸습니다만, 그와 더불어 명심하실 것이 있습니다. 만성전립선염은 원인이 복합적이고 증상도 다양하기 때문에 치료방법은 증상에 맞춰서 해야 합니다. 약물치료와 함께 주 2회 정도의 부부관계 또는 자위행위를 통해 전립선액을 배출하여 사정낭이 압박받는 것을 완화시키는 것이 좋습니다. 반신욕을 하여 전립선과 골반 안쪽의 근육들을 이완시키는 것도 도움이 됩니다. 치료과정에서 결과가 좋더라도 생활습관, 직업 환경, 생활 환경, 전신 상태 등이 악화될 때는 재발이 잘 됩니다. 회음부가 지속적으로 압박을 받을 수 있는 장기간의 운전, 자전거 타기, 의자에 오래 앉아 일을 하시는 분들은 치료 후에도 증상의 재발 가능성이 높다는 것을 꼭 기억하시면 좋겠습니다.

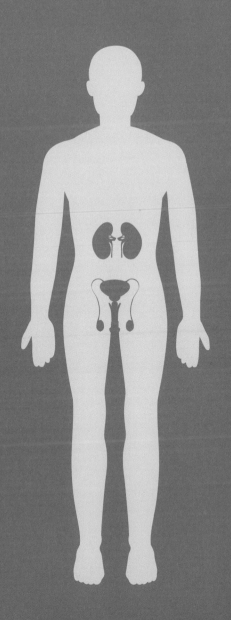

Chapter 12

아이에게 잘 생기는
음낭의 질환들

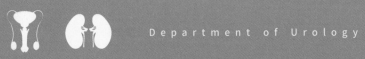

Department of Urology

67. 아이가 한번씩 음낭이 아프다고 하는데 위험한 건가요?

10살인 초등학교 3학년 아이의 엄마입니다. 아이가 활동적입니다. 음낭이 특별히 커진 것 같지는 않은데 한 번씩 아프다고 하고 입맛이 없다고 합니다. 아이가 심하게 운동하거나 부딪히지도 않았다고 합니다. 소아과에 가야 하나요?

A 대부분의 소아 환자분들은 음낭과 아랫배에 통증을 주소로 내원하게 되지만, 환자분들마다 느끼는 통증의 정도가 다릅니다. 일부에서는 욕지기와 구토 증상이 동반하기도 하고 음낭이 부어서 고환염과 부고환염 의심소견으로 내원하는 경우도 있습니다. 여기서 제일 중요한 것은 고환이 꼬이는 질환인 고환염전을 확인하는 것입니다. 왜냐하면 시간을 다투는 응급질환이기 때문입니다. 여러 가지 검사를 해도 진단이 애매해보일 때는 반드시 음낭에 대한 시험적 절개를 고려하는 것이 좋습니다.

아이를 키우는 부모님은 항상 우리 아이가 건강하고 아프지 않기를 바라는 마음일 겁니다. 그리고 만약 아프더라도 쉽게 치료가 되면서 그 과정을 슬기롭게 헤쳐나가길 원합니다. 남자아이의 음낭에 생기는 보편적인 질환에는 어떤 것이 있을까요? ① 음낭수종 ② 고환이 음낭 내에 존재하지 않는 미하강고환 ③ 고환 주위에 정맥들이 많이 존재하여 고환의 성장을 억제하는 정계정맥류 ④ 고환이 꼬이게 되는 고환염전이 있습니다. 고환염전은 고환꼬임이라고 부르기도 합니다.

앞서 말한 질환들 중에서 고환염전은 시간을 다투는 응급질환입니다. 우리 몸의 각 기관들은 혈액을 통해 산소와 영양분을 공급받고 면역력을 유지하게 됩니다. 하지만 갑작스럽게 혈류가 끊기게 되면 그 조직은 결국 괴사에 이르게 됩니다. 예를 들어, 심근경색은 심장에 영양분을 공급하는 관상동맥이 막히는 것이고, 뇌경색은 뇌혈관이 막히는 것, 콩팥경색은 콩팥의 혈관이 막혀서 그 부위에 괴사가 오는 것처럼 고환염전은 고환의 혈류가 막혀서 고환조직의 괴사가 오는 것입니다. 가끔은 어린아이에게도 생기지만 보통은 고환이 빠르게 성장하는 12~18세 사춘기 동안에 잘 발생합니다. 고환과 부고환은 음낭 안의 고환집막 안에 매달려 있습니다. 그래서 고환올림근이라 불리는 근육이 수축을 하면 고환이 위쪽으로 올라가면서 동시에 회전을 하여 꼬이게 되는 것입니다.

환자의 병력 청취와 신체검사가 중요합니다. 환자분에게 생긴 갑작스러운 음낭 통증은 음낭을 손바닥으로 받쳐서 올려도 통증은 줄어들지 않습니다. 고환염전이 의심되면 환자의 발 밑에서 통증이 있는 고환을 음낭의 바깥 방향인 허벅지 방향으로 회전시켜서 풀어주어야 합니다. 만약 통증이 증가한다면 반대 방향으로 회전을 시켜볼 수도 있습니다. 그리고 통증이 있는 음낭에 색도플러 초음파를 시행하여 고환과 정삭으로 혈액의 흐름이 있는지를 확인해야 합니다.

부고환염이 확실하지 않고 고환염전이 의심되면 어떻게 할까요? 보호자의 동의하에 시험적 음낭 절개를 하여 고환을 관찰하고 나서 고환을 고정시켜주는 것이 필요합니다. 또한 재발 가능성을 방지하기 위해 반대편 고환도 고환고정술을 같이 시행합니다. 심한 통증은 있었으나 현재는 통증이 심하지 않고 색도플러 초음파에서 정상적인 소견을 보일 때도 반드시 집중적인 관찰을 해야 합니다. 왜냐하면 꼬였던 고환이 풀어지면서 혈류가 정상으로 돌아왔지만 고환염전이 재발할 수 있기 때문입니다.

그럼 치료시기를 놓쳤다면 어떤 결과가 생길까요? 결국은 괴사가 되어 고환의 기능인 임신에 악영향을 받습니다. 또한 손상된 고환에서 항체가 생성되어 반대측의 건강한 고환도 손상을 받을 수 있기 때문에 괴사가 된 고환은 제거하게 됩니다

고환염전2

68. 아들이 짝불알이에요. 치료를 어떻게 하나요?

사춘기인 아들이 초등학교에 다닐 때 좌측 고환을 제거하는 수술을 받았습니다. 그 때 짝불알이라고 해서 친구들에게 놀림을 많이 받았습니다. 왜 수술을 했는지는 10년 전이라 기억이 안 납니다. 음낭 안에 뭘 삽입하면 된다고 하는데, 어떻게 치료하면 될까요?

아드님이 성인이 된 이후에 반대 측 고환 크기에 맞춰서 비어있는 음낭 안에 인공고환을 삽입하는 수술을 권장하고 싶습니다. 아드님은 고환이 1개이므로 주기적으로 신체검사를 하고 교육을 받아서 관리를 하는 것이 중요합니다. 앞으로 아드님이 성인이 되어서 임신과 출산을 하는데 중요한 역할을 하기 때문입니다. 또한 아드님이

음낭에 대한 스트레스를 받는 것을 줄이도록 주위에서 노력을 해야
합니다.

앞서 말씀드렸듯이 고환염전에서 제일 안타까운 상황은 치료시기
를 놓쳐서 고환을 제거해야 하는 상황입니다. 특히 어린아이가 아랫
배에 불편감이 있다면, 아이의 부모님들은 일단 동네 소아청소년과
의원을 찾게 됩니다. 그리고 비뇨의학과에서 진료를 하기까지는 상당
한 시간이 소요되는 경우가 많습니다.

만약 환자가 증상 발생 6시간 후, 심지어 1~2일 후에 여러가지 검
사를 받은 결과 고환염전이 확실하다면 어떻게 해야 할까요? 초음파
검사에서 음낭에 혈류가 전혀 관찰되지 않고 고환의 실질이 변해 있
다면 손상된 고환을 제거하고 반대 측 고환은 재발을 막기 위해 고환
고정술을 한다고 말씀드렸습니다. 만약 손상된 고환을 제거하지 않으
면 괴사에 의한 반응이 생깁니다. 염증, 통증, 부종뿐 아니라 교감고
환병증에 의해 반대 측 고환도 손상을 받아서 고환의 중요한 역할인
정자의 형성과 성숙에 문제가 생깁니다.

음낭 안에 고환이 없는 환자는 사춘기가 되면 자신의 신체가 또래의
친구들과 다르다는 것에 스트레스를 많이 받을 수 있습니다. 때로는
공동생활에 자신감이 떨어지고 위축될 수도 있습니다. 이런 아이들의
부모님 중에는 아이에 대한 미안한 마음으로 해결 방법을 찾으려고
상담을 오시는 분이 계십니다.

음낭 내의 빈 공간에 인공보형물을 삽입하면 겉으로 보기에는 정상
적으로 보입니다. 하지만 저는 환자분이 성인이 되기 전에 인공보형
물을 삽입하는 것을 권장하고 싶지는 않습니다. 사춘기 남자에서는

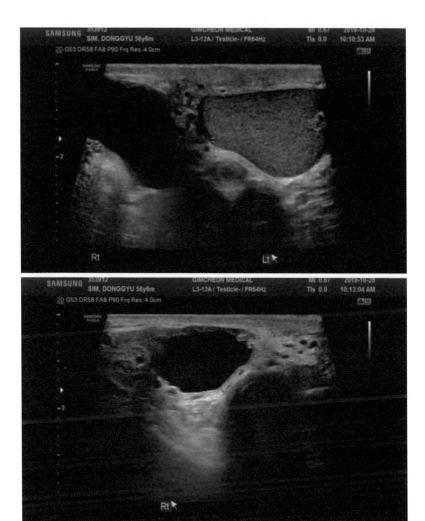

우연히 음낭의 이상소견이 관찰된 56세 남자이다. 위쪽 사진의 음낭 좌측(Lt.)에서는 고환이 관찰되고 있지만 아래쪽 사진에서는 음낭 우측(Rt.)에서 고환이 관찰되고 있지 않다.

고환의 크기가 커지기 때문에 한 차례 이상 수술이 더 필요하기 때문입니다.

69. 오른쪽 고환이 없으면 군 면제인가요?
뭘 조심하면 되나요?

저는 대학교 1학년 학생입니다. 오른쪽 고환이 만져지질 않아요. 사고는 아닌 것 같습니다. 배에 수술 자국도 있는데 그냥 신검을 받았습니다. 평소에 크게 신경을 쓰지 않았는데 군 면제라는 얘기를 들었습니다. 재검이 가능한가요?

A 환자분의 불편함에 대하여 병무청 병무민원상담소에 도움을 요청했습니다. 입대 1개월 전까지는 재검이 가능하고 필요한 서류를 첨부해야 한다는 답신을 받았습니다. 정확한 정보를 얻으셔서 불이익을 받지 않으시길 바랍니다. 연락처는 다음과 같습니다.

- **병무 민원** https://mwpt.mma.go.kr/caisBMHS
- **민원상담소** 042-611-4035

잠복고환은 음낭 안에 고환이 들어있지 않는 것을 말합니다. 과거에 소아비뇨의학과질환으로 흔히 볼 수 있는 것이었습니다. 그러나 지금은 산전 진단과 출생 시의 검사를 통해 과거보다 내원하는 환자분들이 확실히 적어졌습니다. 보통은 한쪽에 생기는 경우가 양측 모두에서 생기는 경우보다 많습니다. 아이의 고환은 정상적으로 임신 8~9개월까지는 음낭 안으로 내려오게 됩니다. 생후 1~3개월, 길게는 9개월에도 내려오는 경우가 있습니다. 하지만 그 이후에 내려오는 경우는 많지 않습니다.

잠복고환의 특징을 말씀드리겠습니다. 정상적으로 출산한 아이보다는 조산을 한 아이나 저체중아 등에서 조금 더 많은 비율을 차지합니다. 따라서 생후 1세 이후에 음낭 내 고환이 발견되지 않는 것은 치료의 대상이 됩니다. 음낭 내에 고환이 존재하지 않을 때는 신장 밑에서부터 음낭까지 어느 한 부분에 존재하는 잠복고환과 그 외의 장소에 위치하는 이소성고환으로 구분할 수 있습니다. 즉 복강 내, 서혜부, 사타구니 근처에 위치할 수도 있고 허벅지와 반대편 고환에서 발견될 수도 있습니다.

부모님들이 미하강고환과 관련되어 많이 물어보시는 것이 있습니다. 아이가 누워 있을 때는 음낭 안에 고환이 있는 것 같은데 아이가 울거나 낮에 보면 고환이 음낭 안에 없는 것처럼 보인다는 것입니다. 의사들 역시도 환자를 꾸준히 관찰하지 않으면 정확한 진단을 하지 못하고 헷갈릴 때가 있습니다. 미끄럼고환gliding testis은 고환이 음낭 내에 위치하는 것보다 음낭 위로 올라가서 음낭 내에 존재하는 시간이 많은 것을 말하는 것이고, 퇴축고환retractile testis는 고환이 음낭 위로 올라가 있는 시간보다 음낭 내에 머무르는 시간이 더 많은 것을 말합니다. 미끄럼고환과 퇴축고환을 구분하는 것이 중요합니다.

미끄럼고환은 미하강고환에 준하여 치료를 합니다. 퇴축고환은 나이가 들수록 증상이 좋아지는 경우가 많기 때문에 지켜볼 수도 있습니다. 하지만 고환의 크기가 정상 쪽 고환보다 작거나 당김 증상과 통증이 있다면 미하강고환에 준하여 치료를 받아야 합니다.

그럼 늦게라도 발견한 고환은 음낭 내에만 위치하면 되는 것인데, 굳이 빨리 찾아서 음낭 안으로 고정시키는 이유가 무엇일까요? 첫 번째로, 고환이 음낭 내에 위치해야만 성선세포가 발달을 하고 임신을

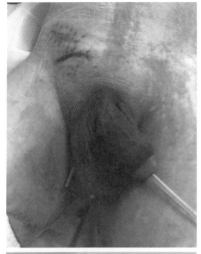

우측 탈장 수술 후 발견된 우측의 미하강고환인 성인 환
자이다. 고환이 서혜부 근처에 위치하였다. 우측 고환제
거술을 시행하여 고환암의 발생을 예방하였다.

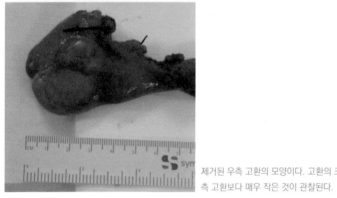

제거된 우측 고환의 모양이다. 고환의 크기가 정상인 좌
측 고환보다 매우 작은 것이 관찰된다.

위한 기능을 제대로 하기 때문입니다. 비뇨의학과 교과서를 살펴보면
고환이 음낭 안에 존재하지 않을 때에는 2세 이전에 치료하는 것을 원
칙으로 하고 있습니다. 5세 이후에는 고환고정술을 해도 치료효과가
많이 떨어진다고 보고되어 있습니다. 두 번째로, 고환이 음낭 밖에서
발견될 때는 고환암으로 바뀔 가능성이 40배 정도 높기 때문입니다.
고환암 환자의 약 10%는 잠복고환의 과거력이 있는 것으로 알려져
있습니다. 잠복고환으로 인하여 고환의 온도 상승, 내분비 장애, 종자

세포의 변화와 생식샘의 이상발육 등이 발생할 수 있습니다. 특히 사춘기 이후에 발견된 잠복고환은 조직검사를 필요로 할 만큼 위험도가 높아지기 때문에 각별한 주의를 필요로 합니다.

잠복고환의 치료법은 나이에 따라 달라집니다. 유아일 때 고환이 발견되면 고환을 음낭 안으로 내려서 고환을 고정하는 수술을 하면 됩니다. 사춘기 이후에 고환이 발견되고 고환이 해부학적으로 이상소견을 보이거나 고환을 음낭까지 내리기가 힘들 때는 어쩔 수 없이 고환 제거술을 시행하여야 합니다. 하지만 음낭의 양측에서 고환이 만져지지 않거나 양측의 고환이 복강 내에서 관찰되는 경우도 있습니다.

아이의 부모님께서는 시간이 지나면 좋아지겠지 하고 기다리지 마시고, 근처 비뇨의학과 전문의 선생님과의 상담을 추천드리고 싶습니다.

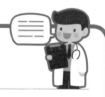

소아음낭수종

70. 왼쪽 음낭에 뭐가 만져져요. 말랑말랑한데 아프지는 않아요.

요즘 살 빼려고 자전거를 탑니다. 샤워 중에 음낭에서 말랑말랑한 것이 만져졌습니다. 부딪힌 것 같지도 않고 자전거 안장 때문에 그런 것 같지도 않습니다. 인터넷에 찾아보니 음낭수종일 수 있다고 합니다. 음낭수종이 무엇인가요?

Ⓐ 남자의 음낭 안에 액체가 고이는 것을 음낭수종이라고 합니다. 음낭수종은 성인형 음낭수종과 선천적으로 생기는 음낭수종으로

구분을 합니다. 대부분 수술치료를 하고 있으며 그 원인에 따라서 수술방법이 달라집니다. 너무 위험한 질환은 아닙니다.

남자의 음낭이 형성되는 과정을 설명하겠습니다. 엄마 뱃속에 있을 때 아이의 몸은 만들어지고 성숙하게 됩니다. 아이의 고환은 엄마의 뱃속에 있을 때 발생 7주에 고환의 특징을 갖기 시작합니다. 고환은 콩팥 밑에 위치를 하다가 점점 아랫 방향으로 내려가며 임신 3개월쯤에는 골반 안으로 내려갑니다. 임신 7개월까지는 서혜부를 따라 아래쪽으로 내려가다가 임신 8개월에는 음낭 안으로 들어가게 됩니다. 그러면 배 안의 장기를 감싸고 있는 복막이라 불리는 것이 닫히면서 배 안의 액체가 유지됩니다.

고환집돌기라 불리는 복막의 일부가 닫히지 않으면 배 안의 액체가 음낭 안으로 들어와서 고이게 되는 것을 음낭수종이라고 합니다. 출생시에 흔히 보이고 양쪽인 경우가 많기 때문에 생후 2세 전까지는 관찰을 하지만, 그 이후에도 증상이 지속되었을 경우에는 수술치료를 고려합니다. 일부 아이들은 누워있거나, 오전 중에는 괜찮았는데 오후에는 커진다고 합니다.

위의 환자분처럼 좌측에 음낭수종이 있으면 우측에도 같이 있을가 능성이 5~20% 정도 됩니다. 따라서 양측의 음낭수종 가능성을 확인해야 합니다. 보통 초음파를 통해 진단이 가능합니다. 환자들은 수술의 부담 때문에 동네 의원에 가서 주사기 바늘로 액체를 흡입제거를 하고 있습니다만, 비뇨의학과 의사로서 절대 권장할 수 없는 방법입니다. 그 이유는 첫 번째, 감염의 위험성이 있고 두 번째, 음낭 내의 고환, 부고환 등이 다칠 수 있고 마지막으로 완전한 치료법이 아니어서 결국 재발을 하기 때문입니다. 음낭수종에 대한 수술치료를 하면서 소장, 방광, 장을 쌓고 있는 장간막 등이 딸려나오는 탈장이 동반될 수 있기 때문에 음낭수종 제거술과 탈장을 억제하기 위한 결찰술을 같이 시행하는 것이 좋습니다.

음낭수종은 음낭 안의 불편함만이 문제가 아닙니다. 정확한 진단에 의한 알맞은 치료를 받으시기 바랍니다

정계정맥류

71. 음낭에 통증이 있는데, 혈관이 굵어졌다고 하면서 수술을 권유받았습니다.

의자에 앉아서 일을 오래합니다. 스트레스를 풀려고 3년 전부터 동네 헬스장에 다닙니다. 한 번씩 왼쪽 고환 쪽이 쭉 당기는 느낌이 들면서 통증이 옵니다. 왼쪽 고환에 물컹한 것이 만져집니다. 병원에서는 음낭에 있는 혈관이 굵어져서 그렇다고 하면서 수술을 권유하였습니다. 수술 말고 다른 방법은 없나요? 찜질하면 좋아지나요?

A 음낭에 존재하는 정맥혈관들에 의해서 발생한 정계정맥류로 의심이 됩니다. 정계정맥류는 환자분의 나이와 통증의 강도, 환자분의 임신과 출산의 가능성 그리고 반대 측 고환과의 크기를 고려해서 수술치료를 결정합니다. 너무 걱정하지 마시길 바랍니다.

성인 남자들과 청소년들은 근육질 몸매를 만들고 싶을 때 중량운동을 하게 되고 피부 겉에 튀어나온 혈관들을 당연하게 생각합니다. 하지만 필요하지 않은 부위에 혈관들이 튀어나와서 불임의 원인이 되고

통증까지 유발한다면 어떻겠습니까? 바로 음낭에 생기는 정계정맥류에 대한 것입니다.

음낭의 왼쪽에서 정계정맥류가 잘 생기는 이유를 설명 드리겠습니다. 앞서 말씀드린 것처럼 고환은 아이가 엄마 뱃속에서 형성되어 콩팥 아래쪽에 위치하였다가 점차 아래쪽으로 내려가서 태생기 8개월쯤에는 음낭 안으로 들어가게 됩니다. 그러면 고환에 영향을 공급하는 혈관들도 같이 이동을 하게 됩니다. 왼쪽 고환으로부터 나온 혈액은 왼쪽 신장의 정맥까지 수직으로 올라가서 아래 대정맥으로 들어가야 하므로 혈관 내 저항이 커지게 됩니다. 그리고 정맥 안에서 역류를 억제하는 판막 기능이 고장 나면 위로 올라가야 하는 정맥 내 혈액이 자꾸 밑으로 내려가게 되어 혈관이 굵어지고 꽈리를 형성하게 됩니다. 이 두 가지 원인에 의해서 발생하는 것으로 알려져 있습니다.

여기서 중요한 점이 있습니다. 왜 고환은 음낭 안으로 들어가야 할까요? 뱃속에 들어있으면 더 안전하고 보호받기 쉬울 텐데요. 그 이유는 복강의 온도는 음낭보다 2~4도 정도 높기 때문에 고환의 발육을 억제하고 정자 형성과 성숙 및 임신에 악영향을 주기 때문입니다.

정계정맥류는 1등급에서 3등급으로 구분합니다. 아랫배에 힘을 주어 복압을 올렸을 때 왼쪽 음낭 주위에 혈관이 튀어나오는 것을 1등급, 2등급은 배에 힘을 주지 않아도 음낭 피부에서 혈관이 만져질 때를 말하는 것, 3등급은 가만히 있어도 음낭 겉에서 혈관이 눈에 보일 때를 말합니다. 그리고 고환의 크기를 반드시 측정해야 합니다. 여기서 중요한 점이 있습니다. 정계정맥류는 수술을 통해 음낭 주위의 지렁이와 같이 튀어나온 정맥혈관들을 묶어주고 제거해주어야 합니다.

어떤 환자분을 치료해야 할까요? 그 치료의 기준은 고환의 크기입니다. 정맥혈관이 만져지거나 보이는 쪽의 고환의 크기가 반대쪽보다 20% 이상 작을 때를 말합니다. 또한 정계정맥류에 의해서 고환의 당김 증상 또는 음낭 주위가 무겁거나 묵직한 통증을 느껴서 사회생활이 힘들 때도 수술을 하게 됩니다. 수술 이후에도 드물게 통증이 남을 수는 있지만 중요한 것은 고환의 보호에 의한 정자의 형성과 임신에 좋은 영향을 주기 위합니다.

그리고 수술 이후에는 복압을 올릴 수 있는 보디빌딩과 같은 운동은 조심을 하시는 것이 좋습니다. 정계정맥류는 재발이 가능하기 때문입니다.

Chapter 13

성인에게 잘 생기는
음낭의 질환들

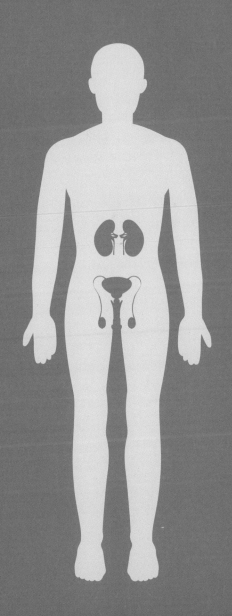

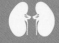 Department of Urology

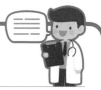

72. 3년 동안 음낭 통증으로 고생을 심하게 하고 있습니다.

60대 남자입니다. 동네 의원에서 부고환염으로 진단받고 3년째 치료를 했는데 자꾸 통증이 반복됩니다. 웬만한 병원은 다 가봤습니다. 여기저기서 약을 먹어도 그때 뿐이고. 조금 있으면 다시 통증이 옵니다. 약을 하도 먹어서 이제는 속이 헐었습니다. 집에 가만히 앉아있을 수도 없습니다. 제발 치료를 해주세요.

만성부고환염은 초기에는 항생제와 소염진통제를 통한 약물치료가 효과가 있을 수 있습니다. 재발을 자주하고 통증이 개선되지 않을 때는 수술치료도 고려해볼 수 있습니다. 환자분께서 임신에 연관성이 없다면 부고환제거술이 치료에 도움이 될 수 있습니다. 하지만 환자 상태에 따라서 수술 이후에도 음낭의 통증을 보고하는 경우가 있습니다. 그러므로 환자분과 보호자께서 충분히 상의 후 결정하시기 바랍니다.

환자분께서 3년 동안 만성고환통으로 받을 고통을 생각하면 안타깝습니다. 우리가 느끼는 대부분의 통증들은 언젠가는 좋아지거나 완치될 수 있다는 희망으로 약물치료, 수술치료 또는 물리치료와 전기자극치료 등을 하고 있습니다. 하지만 약을 복용할 때만 통증이 호전된다든지, 똑같은 약을 똑같은 복용 방법으로 먹는데도 어떤 날은 아프고 어떤 날은 안 아프다고 하면 그 환자분은 생활이 힘들고 삶의 질이 많이 떨어질 것입니다.

우리가 급성부고환염과 만성부고환염으로 구분하는 이유는 치료법

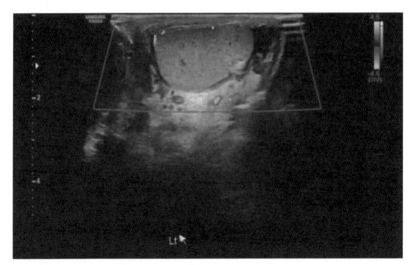

수년간 반복되는 우측 고환통증을 주소로 내원한 79세 남자이다. 좌측 고환은 정상으로 관찰된다.

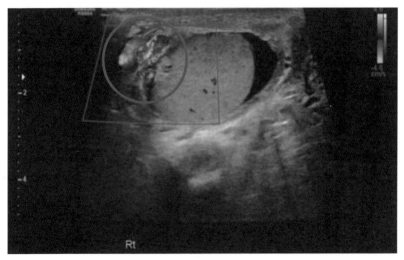

우측 고환의 실질에 특이소견은 없으며 우측 부고환 주위의 혈류 증가와 염증 소견이 관찰된다.

과 예후가 많이 다르기 때문입니다. 우선 급성부고환염부터 살펴보겠습니다. 같은 부위에 생기는 불편함이지만 나이에 따라 치료법과 예방법에 차이가 있습니다. 35세 이상의 남성에서 생기는 부고환염은 성전파성질환이 아닌 것으로 간주하여 대장균과 같은 그람음성균에 의해 가장 많이 침범을 받는다고 합니다. 이에 반해 35세 이하의 남성에서는 임균 또는 클라미디어와 같은 비임균성균에 의해 많이 생깁니다. 하지만 나이에 따른 분류는 참고사항일 뿐 절대적인 기준은 아니므로 오해하지 마시길 바랍니다. 또 소아와 청소년에서 생기는 부고환염이 자주 재발할 때는 요관 입구의 선천성 기형도 고려해봐야 합니다.

고환염과 부고환염 환자에서는 기본적인 소변검사, 혈액검사를 하고 음낭초음파를 통해 고환과 부고환의 여러 질환을 배제하고 항생제를 포함한 보존적인 치료를 하게 됩니다. 하지만 6주 이상 염증이 지속된다면 만성부고환염으로 진단명을 바꿉니다. 만성부고환염은 급성부고환염의 후유증으로 부고환 주위 섬유화로 인해서 생기는 경우가 많습니다. 또한 결핵에 의해서 유발된 부고환염을 감별하는 것이 중요합니다. 그리고 6개월 이상 지속되는 고환 주위 통증이 존재한다면 약물치료만으로는 만족스러운 결과를 얻기 힘들 수도 있습니다.

고환종양

73. 우측 고환 안에 딱딱한 게 만져지는데 아프지는 않습니다. 지켜봐도 되나요?

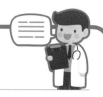

30대 중반의 가장입니다. 언제부턴가 목욕할 때 우측 고환에 통증 없이 딱딱한 게 만져집니다. 처음에는 없어지겠지 생각하고 있었는데, 조금 커진 것 같아서 동네 의원에 갔습니다. 주사를 맞았는데도 크기가 줄어들지 않습니다. 약만 계속해서 먹어도 되는지 걱정이 됩니다. 고환검사는 어떻게 하나요?

 고환 안의 종물은 고환암의 가능성을 염두에 두지만 많지는 않습니다. 너무 걱정하지 마시고 비뇨의학과 의원에 가셔서 진료를 받으시기 바랍니다. 비뇨의학과 외래를 방문하시면 초음파검사와 혈액검사 및 소변검사를 시행합니다. 혈액검사 중에는 혈청알파태아단백AFP, 혈청사람융모생식샘자극호르몬hCG, 혈청젖산탈수소효소LDH 농도를 측정하는 것이 중요합니다. 환자의 진단과 병기의 결정 및 치료 후 결과를 예측하는데 중요한 역할을 하기 때문입니다.

남성의 음낭에 대해 설명 드리겠습니다. 고환, 부고환, 정자가 이동하는 통로인 정삭을 담고 있는 주머니라고 생각하면 됩니다. 사람의 손과 발의 크기가 다르듯이 고환도 사람마다 크기가 다릅니다. 평균적으로 4.5×3cm 정도인데 작은 달걀 크기라고 보면 됩니다. 고환은 음낭의 안쪽 주머니에 쌓여있고 약간의 움직임이 있습니다. 양손으로 고환을 고정하면서 살짝 눌러보면 고무지우개를 만지는 느낌이 드는 것이 정상이고 딱딱함, 물컹함, 통증, 열감 등이 느껴지면 안 됩니다.

샤워할 때 우연히 고환 내의 이상소견이 발견되어 비뇨의학과 외래로 내원하는 경우가 제일 많습니다. 고환에 생기는 딱딱한 느낌이 전부 고환 내 악성종양이라고 할 수는 없지만 고환에 생기는 종양은 대부분 악성입니다. 고환을 검사할 때 보통은 통증이 없습니다. 서서히 커지기 때문에 환자가 느끼지 못하다가 우연히 발견되는 경우가 많고 작은 덩이 같은 것이 만져지게 됩니다. 모든 암의 치료가 그러하듯이 조기발견에 의한 적절한 치료가 중요합니다. 그런데도 대부분의 성인 환자들은 고환을 포함한 음낭에 대해서는 정기검진을 하지 않습니다. 어느 정도 증상이 생긴 후 외래를 방문하기 때문에 약간의 늦은감이 있습니다.

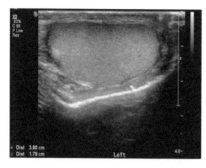

34세 남자환자의 음낭초음파 사진이다. 좌측 음낭 내에는 특이소견이 보이지 않는다.

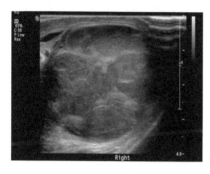

우측 고환 안에 균질하지 않는 고형의 덩어리가 관찰된 다.

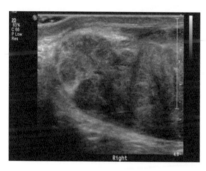

우측 고환 안의 종물이 고환막을 뚫고 나오지 않았다.

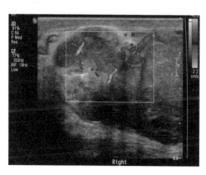

우측 고환 주위에 혈류가 증가되어 있는 것이 보인다.

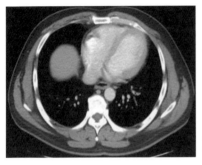

고환암 환자는 후복막전이가 잘 되지만, 이 환자는
임파선 전이는 관찰되지 않고 있다.

    환자들이 비뇨의학과를 방문하는 것에 대한 선입견이 있습니다. 환자들이 고환, 부고환, 음경 등의 문제에 대해서는 부끄러워하고 병원에 가는 것을 선뜻 내켜하지 않습니다. 어쩔 수 없는 상황이 되어서야 방문하는 경우를 종종 보게 됩니다. 기본적인 검사에서 고환에 종물이 의심될 경우에는 종물의 정확한 위치뿐 아니라 임파선과 다른 장기로의 전이를 확인하기 위해 복부의 컴퓨터단층촬영CT 및 가슴부위의 기본 촬영과 CT를 확인하여야 합니다.

    위의 환자분처럼 약물치료에 대한 반응이 만족스럽지 않거나 고환 내 종물이 만져지고 허리 통증, 식욕 부진, 기침, 다리 부종, 메스꺼움과 구토 등이 있다면 지체하지 말고 종합병원 비뇨의학과 외래로 방문하시기 바랍니다. 고환 내 종양이 진단되는 것은 환자분에게는 안타까운 소식이지만 다른 종양에 비해서는 예후가 좋은 편입니다. 너무 걱정하지 마시기 바랍니다.

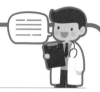

74. 어렸을 때는 괜찮았던 것 같은데, 언젠가부터 음낭이 커집니다.

언젠가부터 고환에 물혹 같은 것이 만져지는데 불안합니다. 운전할 때 밑이 눌리는 느낌이 들어서 불편하기도 합니다. 전에는 없었던 것 같기도 하고. 설마 고환암은 아니겠죠? 비뇨의학과에 가야 하나요?

A 성인형 음낭수종이 의심됩니다. 수술치료를 하면 결과가 좋습니다. 너무 걱정하지 마시고 비뇨의학과 외래를 방문하세요. 하지만 주사기로 음낭 안의 물만 빼는 것은 삼가하시기 바랍니다.

외래에 내원하는 환자들은 불편한 증상을 다양하게 표현합니다. 어르신들 중에는 음낭의 불편함을 아랫배가 묵직하다고 하시는 분도 계시고 '거시기' 쪽에 불편을 호소하시는 분들이 계십니다. 중요한 것은 그분들이 말씀하시는 아랫배라는 명칭이 꼭 하복부만을 말씀하시는 것이 아니라는 것입니다. '거시기'라는 것도 꼭 음경을 뜻하지는 않습니다. 우리가 음낭이라 부르는 부위를 어르신들이 그렇게 부르는 것을 보고 처음에는 생소하고 낯설었습니다. 환자들의 불편한 증상은 반드시 눈으로 확인하고 촉진을 포함한 신체검사를 해야 한다는 것을 명심하게 됩니다.

음낭의 크기가 테니스공, 심지어는 야구공보다 큰 환자분을 외래에서 상담할 때 깜짝 놀라게 됩니다. 그분들은 어렸을 때와 젊었을 때는 음낭의 크기가 정상이었는데, 나이가 들수록 커졌다고 합니다. 그렇게 커진 음낭이 양쪽 다리 사이에 존재하기 때문에 피부에는 반복적인 염증과 습진소견을 보입니다. 여름에는 불쾌한 냄새가 심해진다고 합니다. 하지만 일부 환자분들은 그냥 참고 계십니다. 문제는 이렇게 커진 음낭수종 안에는 고환집의 벽과 혈관들이 많이 두꺼워져 있습니다. 그래서 수술 중에는 출혈의 가능성이 높습니다. 또 음낭 내에 체액이 오래 머무르다 보면 염증, 악취, 돌가루 등이 존재하여 수술이 잘되어도 회복 중에 염증이 생기는 경우가 종종 있습니다.

수술 후 외래를 방문하면서 환자분들은 '몸이 가볍다', '목욕탕을 가도 창피하지 않다', '밑에서 냄새가 나지 않아서 좋다'라는 말씀을 하십니다. 40세 이후의 음낭수종은 고환 안의 액체가 분비되는 것이 흡수되는 것보다 많아지면서 생기는 것입니다. 누구나 생길 수 있으므로 정말 불편할 때까지 기다리지 마시고 가까운 비뇨의학과 전문의에게 상담 받으시기 바랍니다.

Chapter 14

남성의 불임에
대해서

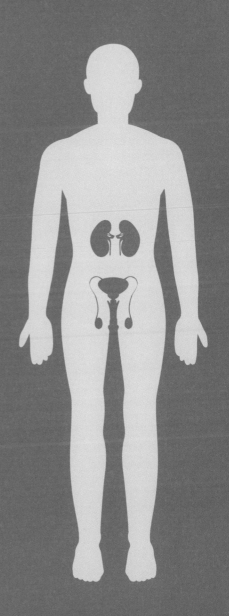

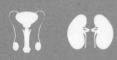

Department of Urology

불임

75. 저희 부부는 아이가 없습니다.
남편인 저는 무슨 검사를 받으면 좋을까요?

결혼 7년차 직장인입니다. 주위에 불임인 부부들이 없어서 쉽게 생각을 했습니다. 신혼을 즐기고 직장생활을 하려고 2년간 피임을 했습니다. 그러다가 아이를 가지려고 하니까 잘 안 됩니다. 집사람도 산부인과 치료를 받고 있습니다. 저는 무엇을 하면 좋을까요?

결혼 7년 차 부부로서 임신이 안 되니 스트레스를 많이 받으시겠습니다. 비뇨의학과 의사는 남성불임을 진단하기 위해서 정액검사만 하는 것은 아닙니다. 다음의 것들을 포함하여 다양한 검사를 같이 합니다. 환자의 키, 몸무게, 체형, 전신질환 등의 병력 청취와 음경과 음낭 안의 고환, 부고환, 정관을 검사합니다. 또 필요시에는 전립선과 항문 괄약근 등도 확인합니다. 정액검사를 통해 정자의 전체 수, 운동성, 형태, 생존율, 포함된 백혈구 수 등을 조사합니다. 그 외에 내분비검사와 사정 후 소변검사, 염색체검사와 음낭 초음파, 고환의 조직검사, 정관조영술 등도 고려해볼 수 있습니다.

불임의 정의를 살펴보겠습니다. 세계보건기구WHO와 대한비뇨의학회에서는 불임증을 동거를 하면서 피임을 하지 않고 성생활을 1년간 지속하였음에도 임신이 되지 않는 경우로 정의하고 있습니다. 불임증은 15~44세 여성의 15%에서 유병률을 보고하고 있습니다. 원인을 성별에 따라 분류하였을 때 여성의 1/3, 남성의 1/3, 남녀 모두에서 문제가 되는 경우를 1/3로 보고하고 있습니다. 따라서 불임과 난임 환자의 절반은 남자에게 원인이 있다고 하겠습니다.

임신을 위해서 남자는 어떤 검사를 해야 할까요? 우리 몸에서 정자가 형성되어 몸 밖으로 배출되는 것부터 설명하겠습니다. 남자의 생식에 대한 조절은 주로 호르몬에 의해 이루어집니다. 가장 윗 단계에 시상하부가 있고 그 아래 단계에 뇌하수체가 있습니다. 그리고 저 멀리 고환에서 정자를 형성합니다. 그 세 기관의 조화에 의해 정자가 만들어지는 것입니다.

첫 번째, 우리 머리 안의 시상하부는 생식관련자극호르몬GnRH을 합성하여 박동성으로 분비를 합니다. 두 번째, 두뇌 안의 뇌하수체 전엽에서 황체형성호르몬LH과 난포자극호로몬FSH를 분비합니다. 세 번째, 고환에서 황체형성호르몬의 자극으로 고환 내의 라이디히세포leydig cell은 남성호르몬인 테스토스테론을 분비하고 난포자극호로몬은 버팀세포sertoli cell로부터 인히빈inhibin을 분비하여 첫 번째와 두 번째 단계를 통해 난포자극호로몬을 조절하게 됩니다. 네 번째, 테스토스테론은 디하이드로테스토스테론으로 전환되어 고환의 종자세포germ cell에 영향을 줍니다. 다섯 번째, 고환 내의 종자세포는 1차와 2차 세포분열을 통해 정자를 형성하게 됩니다. 여섯 번째, 고환에서 생성된 정자는 미숙한 상태이므로 운동성이 없으며 스스로 난자와 결합을 할 수 없습니다. 정자는 부고환과 정관을 통해 이동하면서 성숙하게 되고 운동성을 갖게 됩니다. 일곱 번째, 전립선 아래 부위에 위치하는 사정관에서 사정 중에 정자를 이동시켜 요도를 통해 몸밖으로 배출이 되는 것입니다.

따라서 불임증의 원인은 고환 전 단계인 첫 단계와 두 번째 단계, 고환이 원인이 되는 세 번째, 네 번째, 다섯 번째 단계, 고환 이후의 단계가 원인이 되는 여섯 번째, 일곱 번째로 구분을 할 수 있습니다.

불임증 자체가 병일 수도 있지만 전신질환의 한 가지 증상일 수 있다는 비뇨의학과 교수님의 말씀이 생각납니다.

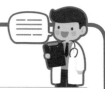

정관문합술

76. 정관수술 이후에 끊어진 정관을 이어주면 임신에는 문제가 없는 건가요?

재혼한 주부 3개월 차입니다. 남편과 저는 각자 아이들이 있습니다. 남편이 저를 만나기 전에 정관수술을 받았다고 해요. 정관을 묶으면 복원이 안 되는가요? 수술한 지 3년이 지났습니다. 아이를 갖고 싶어서 문의드립니다.

A   정관문합술은 끊어진 양쪽의 정관을 이어주는 수술입니다. 임신의 확률은 정관절제술 후 정관문합술을 시행할 때까지의 시간에 반비례합니다. 정관문합술 후 정자를 관찰하는 것이 곧 임신을 의미하는 것은 아닙니다. 정관을 이어주는 수술 후에 정자가 이동하는 개통률이 90%일 때 임신의 성공률은 50~60% 정도입니다.

정관절제술은 비뇨의학과 의원과 중소병원에서 많이 시행하는 수술 중 하나입니다. 비뇨의학과 교과서에서는 전 세계 남성의 5%, 우리나라에서는 10~12%가 정관절제술을 받았다고 합니다. 우리나라는 과거 가족관리협회에서 산아제한 정책으로 남성의 정관절제술을 장려한 적이 있었습니다. 지금도 일반 시민들은 남성의 정관절제술을 쉽게 생각하는 것 같습니다. 저희 외래에 내원하시는 환자분들은 정관을 묶으러 왔다고 표현을 합니다. 그리고 정관수술은 간단하고 술술 후에 일상생활이 가능하다는 얘기를 들었다고 합니다. 인터넷에서는 피부에 상처가 나지 않으면서 10분 만에 수술이 가능하다는 광고들이 보입니다.

교과서에서 설명하고 있는 가장 보편적인 정관절제술에 대해서 설명을 드리겠습니다. 고환이 2개이듯 정자가 이동하는 정관도 정상인에서는 2개입니다. 음낭 안에 숨어있는 정관을 찾아서 피부 밖으로 끄집어내고 정관과 주위 조직을 구분합니다. 정관이 확실하다고 판단되면, 정관을 자르고 정관 안쪽을 살펴봅니다. 자른 단면을 녹지 않는 실로 묶은 후 단면 안의 정관이 나가는 통로를 전기소작술로 지져버리는 것입니다. 그렇게 양쪽을 시행한 후 피부를 봉합하고 마무리를 합니다. 제대로 수술한 정관으로는 더 이상의 정자는 이동을 할 수가 없습니다.

수술 초기에는 막힌 정관에 상관없이 고환은 고환실질에서 새로운 정자를 계속 만들어냅니다. 그러면 환자의 60~80%에서 항정자항체가 형성됩니다. 항정자항체는 정자의 머리와 꼬리에 붙어서 정자의 운동성을 낮추고 정자를 뭉치게 하고 세포독성을 나타냅니다. 그리고 고환은 정자 형성을 줄이게 됩니다.

그러면 절제된 정관의 치료는 어떻게 하면 될까요? 의술과 기구의 발달로 현미경을 통한 미세수술을 하여 양측의 절단된 정관을 찾아서 이어주면 됩니다. 이것을 정관문합술이라고 합니다. 중요한 것은 수술을 성공적으로 했다고 해서 임신이 꼭 되는 것은 아니라는 것입니다. 임신의 확률은 정관절제술을 시행한 시간과 반비례합니다. 수술

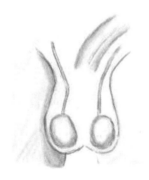

양측의 정관을 만져서 그 위치를 확인한다.

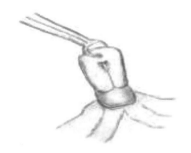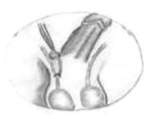

정관을 찾아서 피부 밖으로 끄집어내고 정관과 주위 조직을 구분한다.

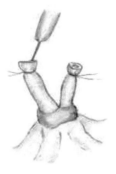

정관을 자르고, 자른 단면을 녹지 않는 실로 묶은 후
단면 안의 정관이 나가는 통로를 전기소작술을 하고 있다.

정관절제술의 모습

후 3년 이내 개통했을 때의 정자 통과는 97%지만 임신은 76%입니다. 수술 후 3~8년이 지난 후에는 각각 88%와 53%, 9~14년이 지났을 때는 79%와 44%, 15년이 지났을 때는 71%와 30%로 알려져 있습니다.

정관과 정관을 연결하는 수술 후에도 정자가 정관에서 관찰되지 않을 수가 있습니다. 그때는 정관보다 더 밑에 위치하는 부고환과 수술했던 부위의 정관을 연결하는 부고환-정관문합술을 시행하거나 정관-정관문합술을 재시도 해볼 수 있습니다. 중요한 것은 정관절제술 이후에 형성된 항정자항체가 임신을 방해한다는 것입니다. 그래서 과거에는 스테로이드 약물치료를 하였으나 부작용과 만족스럽지 못한 결과를 보고하였습니다. 현재는 자궁 내 정자주입법 또는 보조생식수정술을 하는 추세입니다.

따라서 불임치료를 전문으로 하는 병원에서 비뇨의학과, 산부인과 선생님과 충분한 상담 후에 좋은 방법을 찾으시기 바랍니다.

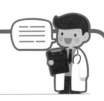

정관절제술

77. 정관절제술 후에 무정자증의 확진은 언제 받을 수 있나요?

아이 3명의 아버지입니다. 아내가 정관절제술을 하라고 합니다. 직장생활을 하기 때문에 중간에 나오기가 쉽지 않습니다. 정관수술 후에 정자가 없다는 것을 언제 확인하면 되나요? 검사의 기준은 사정 횟수입니까? 아니면 기간입니까?

A 정관절제술은 수술 후 검사를 통해 정자가 발견되지 않는

것을 확인하는 것이 중요합니다. 비뇨의학과 교과서에서는 정관절제술 이후의 정액검사는 자위행위 또는 부부관계 시의 콘돔 사용으로 15~20회의 사정 이후에 검사하는 것을 권장합니다. 보통 수술 후 4~6주 후에 검사를 하고 2번의 정액검사를 통해 정자가 없는 것을 확인하는 것이 좋습니다. 정관절제술 이후 1주일 정도는 무리한 활동을 자제할 것을 권장합니다. 환자분들과 일부 매스컴에서는 정관절제술을 외래에서 간단히 시행할 수 있는 수술로만 인식하는 경우가 많습니다. 수술동의서를 좀 더 꼼꼼히 읽어보고 주치의의 설명을 경청하신 후에 수술을 받으시기 바랍니다.

앞서 말씀드린 듯이 정관절제술은 양측의 정관을 절단 후 묶으면서 그 사이 정자가 지나가는 통로를 전기적 소작하는 것입니다. 정자는 고환에서 형성되어 부고환을 거쳐 정관으로 이동을 하면서 성숙하게 됩니다. 절단된 정관 아래쪽에서 만들어진 정자는 이동을 못합니다. 하지만 수술한 부위 위쪽에 있는 정관과 정관 끝부분에서 정액이 모여있는 정관팽대부 그리고 정낭에 남아있는 정자들은 임신을 가능하게 합니다. 정상적인 정액검사의 수치는 사정액검사에서 총 정자 수는 4천만 개 이상, 정자 농도는 1ml당 2천만 개 이상입니다. 따라서 1마리의 건강한 정자도 여성의 질 안으로 들어가지 못하게 하는 것이 중요합니다.

비뇨의학과 선생님들마다 정관절제술 후 정자를 확인하는 방법은 차이가 있을 수 있습니다. 만약 정자가 관찰된다면 2주 후에 정액검사를 다시 시행하는 것을 추천합니다. 보통 수술 3개월 이후에도 움직이는 정자가 관찰된다면 재수술을 시행합니다. 드물지만 운동성이 없는 정자가 관찰된다면 의사와 환자 모두 당황스럽습니다. 교과서에서는 더 이상의 피임은 안 해도 된다고 조심스럽게 언급하고 있지만, 수술을 집도한 의사로서는 확실하게 정자가 없는 것을 확인하고 싶고 환자 입장에서도 안심을 할 수 있기 때문입니다. 따라서 3번까지 반복된 정액검사에서 죽은 정자가 보인다면 무정자증과 같은 의미로 평가를 합니다. 시간이 지나면 결국 무정자증으로 진행하기 때문입니다.

정관절제술 이후에는 조심해야 할 것이 있습니다. 정관절제술 이후에 발생한 임신으로 인해 재판까지 열렸던 기사를 읽은 적이 있습니다. 환자분과 배우자께서도 정관절제술 이후에 정액검사에서 살아있는 정자가 없다는 것을 확인하기 전까지는 임신의 가능성이 있다는 것을 반드시 명심하셔야 합니다. 그리고 수술 부위에 혈종과 염증을 조심해야 합니다. 심할 때는 부고환염과 고환염으로 항생제를 길게 사용할 수 있습니다. 수술 후 1주일 동안은 안정을 하시고 일상적인 생활도 조심하시길 바랍니다. 드물지만 만성부고환염과 그로 인한 만성고환통이 생길 수 있습니다. 묶여 있는 정관 아래쪽의 부고환에 정자와 체액이 차이면서 부고환이 확장되고 압력을 받아 통증이 지속되기 때문입니다. 염증과 통증을 조절하기 위해서 진통제를 포함한 약물치료를 시행합니다. 하지만 수개월이 지나도록 불편감이 지속될 때는 정관-정관문합술 또는 부고환제거술을 시행해볼 수 있습니다. 논란이 있었던 정관절제술과 전립선암의 관계는 연관성이 매우 떨어지는 것으로 보고 있습니다.

Chapter **15**

발기력이 떨어지는 것은
부끄러운 일이 아닙니다

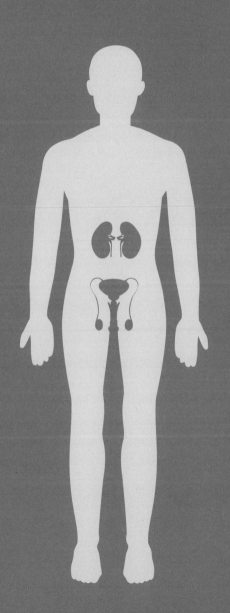

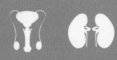 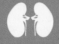 Department of Urology

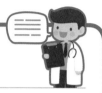

78. 젊은 남자인데 피곤하면 발기가 잘 안 됩니다. 도와주세요.

30대 중반의 덩치가 큰 남자입니다. 현재 고혈압약과 고지혈증약을 복용하고 있습니다. 결혼을 생각한 여자친구가 있는데 문제가 있습니다. 발기가 오래 지속되지 않는 것입니다. 5분 정도 지나면 발기가 유지되지 않습니다. 도와주세요. 창피해서 병원에 못 가겠어요.

A 나이가 듦에 따라 몸에 다양한 변화가 나타납니다. 성기능에 관련해서도 변화가 나타나기 마련입니다. 그런데 요즘에는 젊은 사람들 중에서도 성기능 장애인 발기부전 때문에 삶의 의욕과 자신감이 떨어지는 이들이 많습니다.

발기부전은 약만 먹어서 되는 질환이 아닙니다. 발기부전에 대한 맞춤치료가 필요합니다. 발기부전의 원인에 대한 교정과 치료를 하는 것이 중요합니다. 발기부전 치료제와 일시적인 남성호르몬 보충요법 등도 고려해볼 수 있습니다.

발기력이 떨어진다, 혹은 발기력 저하, 발기력 부전은 증상일까요? 아니면 병일까요? 개인마다 성관계 시의 발기능에 대한 문제점과 만족감 및 자신감의 차이가 다르기 때문에, 이 문제들을 해결하고자 다양한 연구가 시작되었습니다.

국제성기능장애연구학회에서는 발기부전의 정의를 만족스러운 성적 행위를 유지할 수 있을 정도로 발기가 충분하지 않거나 유지되는 않는 것을 말하고 있습니다. 그럼 발기가 잘되기 위해서는 ① 발기가 충분히 이루어져야 하고 ② 성관계 동안에 잘 유지되어야 하며 ③ 성교를 했을 때 사정을 통한 극치감을 느끼고 ④ 성관계 이후에는 만족스러움과 자신감을 가져야 합니다.

발기부전의 비율을 살펴보겠습니다. 현대생활이 편리해지고 고칼로리, 고지방식과 운동량 부족, 인스턴트 음식의 섭취 증가로 서양 문화와 비슷해지면서 우리의 발기력 또한 더욱 떨어질 것이라 예상할 수 있습니다.

미국의 자료를 살펴보면 18~29세에서 7%, 30~39세는 9%, 40~49세에서 11%, 50~59세에서 18%의 발기부전을 보고하고 있습니다. 메사추세스 남성노화연구에서는 40~70세 사이의 남자 약 1700명을 대상으로 검사하였을 때, 발기부전의 전체 유병률이 50%라고 하였고 완전 발기부전은 10%, 중등도는 25%, 경도는 17%라고 하였습니다. 나이가 증가할수록 중등도 이상의 발기력 문제와 그로 인한 불편함이 증가하는 것으로 나타났습니다.

그럼 우리나라는 어떨까요? 우리나라 30대 이상 800명을 대상으로 역학조사를 한 보고가 있습니다. 조사 결과 30대 약 15%, 40대 26%, 50대 37%, 60대 70%, 70대 84%로 평균 50%이상의 발기력 부전을 호소하였습니다. 서양뿐 아니라 우리나라와 같은 아시아 국가에서도 발기력 부전은 꽤 높은 비율을 차지하고 있습니다.

나이가 들수록 발기부전의 빈도는 늘어나고 발기부전의 증상도 더 심해지는 것을 알 수 있습니다. 문제는 환자들의 건강 수준, 의료 수준, 의식 수준이 향상되면서 환자의 전체 수명과 건강 수명이 연장되는 반면에, 발기능의 불편함은 단순히 증상일 뿐만 아니라 질환으로써 우리에게 다가오고 있다는 사실입니다.

그럼 발기부전의 원인에는 어떤 것이 있을까요? 혈관 문제, 신경인성 문제, 해부학적 문제, 내분비 문제 등의 기질적인 문제와 심인성 문제, 약물 부작용의 문제, 의인성 문제 등도 원인이 됩니다. 각각의 원인에 대해서 좀 더 자세히 설명을 하겠습니다.

혈관성 발기부전은 동맥성 발기부전과 해면체 또는 정맥성 발기부전으로 구분되어집니다. 정상적으로 음경동맥을 통한 혈액의 유입이 적거나, 음경정맥을 통한 혈액의 유출이 많아서 발기가 되지 않는 것을 말합니다.

동맥성 발기부전을 일으키는 원인으로는 내장골 동맥의 관상동맥경화, 심장혈관 수술, 반복된 신장이식, 방사선치료 등에 의한 혈관 손상과 골반골절에 의한 음경동맥 손상, 적절히 치료되지 않은 음경지속 발기증 등에 의한 외부 손상 등이 있습니다. 동맥성 발기부전의 특징은 정맥을 통한 혈액의 유출이 같이 동반되는 경우가 많다는 것입니다.

해면체성 또는 정맥성 발기부전은 정맥폐쇄기전의 장애로 정맥을 통한 혈류의 유출이 많을 때 발생합니다. 고지혈증, 당뇨, 노화 등에 의한 비정상적인 정맥폐쇄 기능과 음경지속 발기증의 수술, 페이로니씨 병의 수술 후에 발생하는 후천성 정맥성 발기부전 등이 있습니다.

신경인성 발기부전은 뇌, 척수, 음부신경, 해면체신경, 평활근의 장애나 질환에 의해 신경혈관계 조절이 안 되서 발생하는 발기부전을 말합니다. 뇌출혈, 뇌졸증과 같은 급성기 손상과 당뇨와 같은 만성질환에 의해 야기되며 손상 부위에 따라 발기능과 성기능에 차이를 보입니다. 심인성 발기부전이란 스트레스나 불안에 의한 교감신경의 항진으로 혈중 카테콜라민^{catecholamine} 의 분비가 증가되어 나타납니다. 음경혈관의 수축과 음경해면체 평활근의 이완이 방해되어 발기가 충분하지 않고 유지되는 것이 힘듭니다. 욕구 장애, 우울증, 불안 장애 등의 정신질환 등이 같이 나타날 수 있습니다. 중요한 점은 한 번 발생한 심인성 발기부전은 또 다른 발기부전의 원인이 되기도 합니다.

내분비성 발기부전이란 남성호르몬인 테스토스테론이 낮아 성욕과 성기능이 저하되는 것을 말합니다. 시상하부-뇌하수체-성선축의 이상(고환의 손상과 위축), 당뇨병, 갑상선 기능 항진증과 저하증, 신장질환과 간질환 등의 전신질환, 심한 스트레스나 일부 약물에 의하여 원인이 될 수 있습니다.

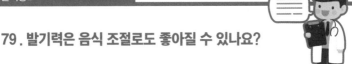

발기능2

79. 발기력은 음식 조절로도 좋아질 수 있나요?

발기부전치료는 약물로만 하나요? 회사생활이 바빠서 운동할 시간도 없고 약 먹기는 더욱 싫습니다. 식습관으로 조절할 수 있는 방법이 있을까요? 약을 먹으면 나중에 내성이 생겨서 몸에 안 좋다고 하는데, 진짜로 그런지도 알고 싶습니다.

Ⓐ 발기력과 남성 갱년기 증상에 도움을 주는 식품을 가까이 하고 악영향을 주는 식품을 멀리하는 것이 좋겠습니다. 건강한 식품의 섭취는 남성 갱년기분 아니라 우리 몸 전체에 도움을 준다고 할 수 있

습니다. 약물을 통해서 갱년기 증상과 발기능을 조절할 수 있지만 약물은 길게 복용하는 것이 아니기 때문에 내성은 없다고 보시면 됩니다.

남성 갱년기는 증상이 생기고서 약물치료를 하는 것보다 예방하는 것을 권장하고 싶습니다. 남성 갱년기의 정의는 남성 갱년기 증상이 있고 혈중 테스토스테론이 3.5ng/mL 미만일 때로 진단합니다. 남성 갱년기 증상에는 발기력 저하, 무기력함, 우울함 같은 증상, 피부와 모발 이상, 골밀도 감소 등의 신체적 변화가 나타날 수 있습니다. 나이가 증가함에 따라 당연하다고 생각하지 마시고 약물치료뿐 아니라 생활습관과 음식 조절을 통해 증상을 호전시킬 수 있습니다.

먼저 평소 신체 활력 증진에 도움을 줄 수 있는 음식에 대해 말씀을 드리겠습니다. 남성호르몬 분비에 도움이 되는 성분에는 아연, 셀레늄과 마그네슘, 항산화물질, 비타민E와 불포화지방산이 있습니다.

첫 번째, 아연은 굴, 게, 새우 등의 해산물과 콩, 깨, 호박씨 등에 많이 포함되어 있습니다. 남성호르몬인 테스토스테론의 분비를 촉진하기 때문에 남성들은 나이가 들수록 아연 섭취에 신경 쓰는 것이 바람직합니다. 식품 속 아연의 체내 흡수율은 10~40%이므로 보충제를 사용하는 것도 한 가지 방법이 될 수 있습니다.

두 번째, 셀레늄은 남성호르몬의 생성에 관여를 하고 노화를 막아줍니다. 마늘, 깨, 버섯, 양파, 견과류 등과 고등어와 같은 등푸른 생선에 많이 들어있습니다. 마그네슘은 혈당을 조절하고 전신의 혈류를 원활하게 해서 테스토스테론의 생성에 중요한 역할을 하고 등푸른 생선, 견과류, 콩 등에 많이 들어있습니다.

세 번째, 토마토에 들어있는 라이코펜lycopene은 항산화물질로 전립선질환의 예방에 도움을 주고 베타카로틴betacarotin성분은 남성호르몬의 형성에 도움을 줍니다. 알리신allicin은 마늘의 매운 맛을 내는 역할을 하는데, 노화를 방지하며 남성호르몬의 분비를 촉진하고 혈액순환을 원활하게 합니다. 파이토케미칼phytochemical이 많이 포함된 양배추와 브로콜리는 체내 테스토스테론의 비율을 높이고 여성호르몬인 에스트로겐을 약화시키는 것으로 알려져 있습니다.

네 번째, 땅콩, 잣, 호두 등의 섭취는 비타민E와 불포화지방산을 다량 함유하여 남성호르몬의 생성과 근력 유지에 도움을 줍니다.

남성호르몬을 억제하는 것에는 어떤 것이 있을까요?

첫 번째, 포화지방산은 육류, 버터, 치즈, 라면, 마가린, 패스트푸드 등에 많이 들어있습니다. 남성의 유리남성호르몬의 활성을 억제하고 테스토스테론 수치를 떨어뜨려 남성의 성욕 감퇴를 유발하게 됩니다. 두 번째, 우리가 자주 접하는 커피와 강장제에 포함된 카페인은 일시적인 각성 효과로 피로감을 잊게 해줄 수 있지만 너무 많이 섭취하면 이뇨, 부정맥, 불면증 등을 일으켜 갱년기 남성의 증상을 악화시킵니다.

세 번째, 알코올과 흡연이 몸에 좋지 않다는 것은 누구나 공감을 합니다. 알코올의 지속적인 섭취는 장기간 고환을 자극하여 테스토스테론을 만드는 라이디히leydig 세포가 손상됩니다. 항이뇨호르몬의 억제 효과로 야뇨증에 의한 수면 방해와 테스토스테론을 감소시키는 것으로 알려져 있습니다. 흡연의 초기 증상은 주로 혈관 수축 작용을 통해 발기력 저하를 가져옵니다. 지속적인 흡연은 혈관의 염증 반응과 테스토스테론의 분비를 저하시켜 발기력을 떨어뜨리게 합니다.

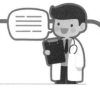

발기능3

80. 발기를 좋게 하고 소변도 잘 보게 하는 약이 있다면서요?

비아그라는 발기부전에 사용하잖아요. 뉴스에서 비아그라가 높은 산에 올라갈 때도 효과가 있다고 들었습니다. 또 소변보는 것도 좋게 한다는 얘기를 들은 것 같습니다. 보험이 안 되니까 비싸기는 한데 먹는 것이 좋을까요?

비아그라는 발기부전에 좋은 효과를 보이지만, 작용시간이 짧기 때문에 배뇨 장애를 위한 치료제로는 적합하지 않습니다. 현재는 남성의 발기력과 배뇨 장애를 같이 호전시킬 수 있는 약물을 사용 중입니다. 우리나라뿐 아니라 미국과 유럽비뇨의학회에서도 인정을 받고 있습니다. 아직 보험적용을 받지 못하지만 발기능이 약하고 배뇨 장애의 불편감이 있는 환자들에서 성공적으로 치료한 사례가 보고되고 있습니다. 정상적인 성생활에 대한 필요성을 공감하면서 적극적인 치료를 원하는 환자들에게 권유하고 싶습니다.

발기부전 치료제로 사용하는 약물은 작용 부위와 작용 기전에 따라 중추신경계에 작용하는 약물과 말초에서 음경에 작용하는 약물로 구분되어집니다. 현재는 음경에 작용하는 약물이 효과가 뛰어나고 약물에 의한 부작용이 적기 때문에 보편적으로 사용하고 있습니다. 1998년 3월 미국 FDA 승인을 받아 세상에 등장했던 실데나필sildenafil 성분의 비아그라는 원래 협심증 치료를 목표로 개발되었습니다. 하지만 남성의 발기부전 치료에 뛰어난 효과가 밝혀지면서 발기부전 치료를 위한 대표적인 경구약제로 자리 잡았습니다.

소변보는 것을 원활하게 하면서 발기부전에 도움이 되는 약제가 있을까요? 감사하게도 그런 약제들이 있습니다. 발기부전의 치료는 성관계를 할 때만 효과가 있어도 가능합니다. 하지만 배뇨는 하루 평균 8번 이하의 소변을 보는 것이기에 때문에 배뇨 장애의 치료를 위해서는 꾸준한 효과가 있어야 합니다.

그런 의미에서 현재 보편적으로 사용하는 방법은 타다라필tadalafil 제제의 약물을 소량으로 꾸준히 복용하는 방법과 일부 선생님들이 사용하는 우데나필udenafil과 미로데나필mirodenafil 성분의 약을 소량으로 꾸준히 복용하는 방법이 있습니다.

실데나필은 약효 지속 시간이 최대 4시간인 반면에, 타다라필은 38시간, 우데나필은 4~12시간, 미로데나필은 6~8시간으로 약효의 지속 시간이 길기 때문입니다. 특히 타다라필은 소량을 5일 이상 꾸준히 복용하면 중간 용량 정도의 효과가 몸속에 축적되어 있습니다. 이미 2014년에 발표된 논문들에서는 소량의 타나라필을 꾸준히 복용한 남성이 그렇지 않은 사람들보다 배뇨 장애를 포함하는 하부요로 증상에 좋은 효과를 보인다고 하였습니다.

2016년 유럽비뇨의학회와 우리나라의 대한비뇨의학회와 대한배뇨장애요실금학회에서도 전립선비대증 환자에서 타다라필과 같은 PDE5-억제제인 발기부전 치료제와 알파차단제를 같이 사용하는 방법의 우수성을 설명하고 있습니다.

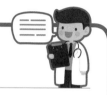

81. 발기를 좋게 하는 약을 먹으면
얼굴이 붉어져서 오해를 받습니다.

친구가 발기부전 약을 몇 알 줬습니다. 효과는 좋은데 먹을 때마다 얼굴이 붉어져
요. 입술이 붓는 것 같기도 하고요. 약이 잘못된 건가요? 아니면 제 몸이 문제인가
요? 병원에 가려니까 창피해서 물어보지 못하겠습니다.

상담을 주신 분께서 복용하신 약물은 첫 번째 의사의 처방전
을 통해 약국에서 구입했을 경우와 두 번째 그 외의 경우로 구분할 수
있습니다. 의사의 처방전을 통해 구입한 약의 경우에는 발기부전제의
고유 성분의 차이에 의해서 발생할 수 있습니다. 그런 경우에는 효과
가 비슷하지만 다른 성분의 약물로 대체하시면 됩니다.

그렇지 않고 의사의 처방전 없이 정상적인 과정으로 구입한 약이 아
니라면 약물의 순도와 함량을 정확히 예측할 수가 없습니다. 심한 경
우에는 6시간 이상의 발기 지속증으로 음경 안의 조직이 괴사될 수도
있고 뇌혈관과 심장혈관에 손상이 올 수도 있습니다. 일반적으로 발
기부전제를 복용할 때는 특히 조심해야 할 것이 있습니다. 최근 6개월
사이에 심근경색과 뇌졸중이 발생했거나 조절되지 않는 저혈압과 고
혈압, 협심증 치료제를 복용하는 분들 그리고 간 기능이 심하게 나쁜
분들은 발기부전의 치료제를 사용하시면 안 됩니다.

발기부전의 치료는 1998년 비아그라 출시 후에 많은 변화가 있었
습니다. 발기가 안 되고 성관계에 대한 고통과 불편이 많았던 분들에
게 도움을 주었습니다. 그 후 과학적으로 효과가 검증된 치료법이 개

발돼 더욱 안전해졌습니다. 2003년경에 발데나필vardenafil 성분의 레비트라levitra와 타다나필tadanafil 성분의 시알리스cialis가 출시되었고, 2005년 우데나필udenafil 성분의 자이데나zydena, 2007년 미로데나필mirodenafil 성분의 엠빅스mvix, 2010년 아바나필avanafil 성분의 제피드zepeed가 개발되면서 환자들에게 좋은 효과를 보이고 있습니다.

초기에는 알약 성분의 제형이 나왔고 나중에는 필름처럼 물 없이 입속에서 녹여먹는 약과 가루 형태로 입 안에 털어넣는 약 등 환자의 기호에 맞게 다양한 제제가 출시되었습니다. 또한 필요시 성관계 1시간 (30분~2시간 사이) 전에 복용하던 약들이 소량 매일 꾸준히 복용하는 약물로 진화를 하였습니다. 현재는 약의 효과는 유지하고 부작용을 줄일 뿐 아니라 배뇨 문제도 호전시키는 약들이 하나둘씩 선보이고 있습니다.

그럼 앞서 말씀드린 여러 약제들은 성분과 회사만 다르고 똑같은 효과를 보이는 것일까요? 절대 그렇지 않습니다. 우리는 발기부전 치료제를 '포스포디에스터라제phosphodiesterase 5번 억제제PDE5-I'라고 부릅니다. 우리가 발기부전 약제를 복용하면 음경 안에서 '포스포디에스터라제'라고 불리는 효소 중 특히 5번을 억제하여 음경 내에서 발기를 지속시키기 때문입니다. 그리고 우리 몸에는 5번뿐 아니라 10가지 이상의 포스포디에스터라제의 아형이 존재합니다.

현재 제가 비뇨의학과 외래에서 주로 사용하는 약물들을 비교해보겠습니다. 타다라필 성분의 약제는 과거에는 릴리제약의 시알리스만 출시되었습니다. 하지만 현재는 국내의 여러 회사에서 동일 성분의 약물을 제조하고 있습니다.

타다라필은 포스포디에스터라제 5번과 11번을 같이 억제합니다. 따라서 음경 안의 음경해면체에서 음경의 팽창과 발기능의 시간을 연장시키는 장점이 있지만 일부 환자에서는 11번의 억제를 통해 근육통이 동반될 수 있습니다.

실데나필은 포스포디에스터라제 5번과 6번을 억제합니다. 그러면 음경해면체에 작용하여 발기가 되지만 얼굴에 홍조, 시각 장애 등이 동반될 수 있습니다. 우데나필은 포스포디에스터라제 5번과 6번을 억제하고 미로데나필은 포스포디에스터라제 5과 11번을 함께 억제하고 있습니다. 따라서 환자분이 약물 복용 후에 나타나는 증상을 반드시 확인하는 것이 중요합니다. 약물 복용 후에 만족스러운 발기능이 나타났어도, 일상생활에 불편함이 발생하면 즉시 약물을 교체하는 것을 권유드립니다.

82. 운동을 하면
남성 갱년기 증상이 좋아진다는 것이 사실인가요?

운동을 하면 심장에도 좋고 혈관에도 좋다는 얘기를 들었습니다. 남성의 발기력도 좋아진다고 하던데, 남성 갱년기 증상도 좋아지나요? 맞는 얘기인가요? 먹는 약이 많아서 그럽니다. 남성에게 좋은 운동은 어떤 것이 있나요?

A 　　남성 갱년기 증상을 극복하는 방법은 음식과 생활환경을 바꾸고 운동을 하는 것입니다. 그리고 부족한 부분을 약물로 보충하는 방법을 추천드립니다. 단순히 약물에 의존하다 보면 머지않아서 증상이 재발할 가능성이 높기 때문입니다.

남성 갱년기를 극복하는 방법을 설명드리겠습니다. 남성의 테스토스테론은 항상 일정하게 유지되는 것이 아닙니다. 30대 전후부터 해마다 몸안에서 0.4~1.3%씩 줄어들게 됩니다. 따라서 70대 이상 노인은 30대 이전의 건강한 남성보다 남성호르몬이 절반 이하로 떨어지게 됩니다. 50~70대의 남성의 30~50%는 남성 갱년기 증후군을 앓고 있는 것으로 알려져 있습니다. 또 바쁜 일상생활과 불규칙한 식습관이 갱년기 증상을 더욱 악화시킵니다.

약물치료에 앞서서 생활 환경과 음식 조절을 함께 할 필요가 있습니다. 그 첫 번째가 운동입니다. 미국 신체 활동 안내서와 2009년 미국 스포츠의학회·미국 심장협회의 노인 운동 권고안에 따르면 65세 이상 노인뿐 아니라 50세 이상의 성인을 위한 운동지침으로 활용될 수 있기 때문에 환자들의 나이와 신체 조건에 알맞게 변형하여 사용하시면 됩니다.

성인 남자는 테스토스테론이 감소하게 되면 근육량, 근력과 운동 능력 모두가 감소하는 것으로 알려져 있습니다. 전체 운동량이 적으면 강도가 높은 운동이라도 테스토스테론의 단기반응을 충분히 유발하지 못합니다. 역치 이상의 강도로 운동을 할 때 비로소 테스토스테론의 단기반응을 유발할 수 있습니다. 또한 큰 근육을 사용하는 것이 작은 근육을 사용하여 운동을 하는 것보다 좋습니다.

운동량이 증가하면 테스토스테론이 더욱 상승하는 순기능을 합니다. 같은 무게의 운동을 하더라도 장력이 일정하면서 근육길이가 짧아지는 구심성 운동(아령을 들 경우의 이두박근)은 장력이 일정하면서 근육길이가 길어지는 편심성 운동(아령을 내려놓을 경우의 이두박근)보다 테스토스테론의 반응이 높아집니다.

추천드리는 운동은 다음과 같습니다.

① 지구력 운동은 걷기가 가장 일반적인 유형입니다. 체중을 지지하기 힘든 사람에게는 수중 운동과 고정 사이클 운동이 도움이 될 수 있습니다. 몸의 상태를 고려하여 중간 강도의 운동은 최소 10분 단위로 하루에 30~60분을 시행하고 1주에 5회 정도를 합니다. 격렬한 강도의 운동은 최소 10분 단위로 하루에 20~30분 이상을 하여 1주에 3~5회 하는 것이 좋습니다.

② 저항성 운동은 무산소 운동에 의한 근력강화 운동을 말합니다. 푸쉬업, 스쿼트, 레그레이즈 등의 자신의 몸을 이용하는 운동과 덤벨, 바벨을 들어올리는 기구 운동 등이 있습니다. 보통 회당 8~10개로

8~12회 반복하는 것이 좋습니다. 1주에 2일 이상을 권장합니다.

③ 유연성 운동은 스스로의 스트레칭 힘을 발휘하여 시행하는 능동적 스트레칭과 파트너나 스트레칭 기구를 이용하여 스트레칭을 하는 수동적 스트레칭이 있습니다. 약간의 불편함이 느껴지는 시점에서 30초~1분간 스트레칭 동작을 지속하는 것이 좋습니다. 목, 어깨, 가슴, 몸통, 허리, 고관절, 다리, 발목 순으로 내려가면서 2~4회 반복하면, 관절 운동 범위가 향상되는 것을 느낄 수 있습니다. 중간 강도의 운동을 1주에 2~3일 권장합니다.

④ 균형 운동은 뒤로 걷기, 옆으로 걷기, 발뒤꿈치로 걷기, 발끝으로 걷기, 앉았다 일어서기 등이 있습니다. 하루에 20~30분 이상, 1주에 2~3일 이상, 총 60분 이상의 균형 운동을 권장하고 있습니다. 그 외에도 다양한 운동이 있지만, 기본적인 운동을 점차 늘려나가는 것이 좋습니다.

Chapter 16

남성의 중요한
그곳에 대하여 알아봅시다

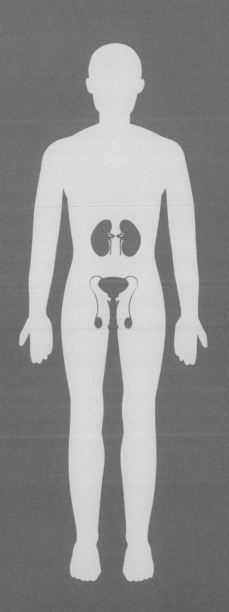

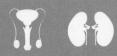

Department of Urology

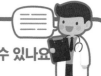

83. 귀두포피염이 여러 번 재발하면 수술을 할 수 있나요?

저희 아이는 6살입니다. 고추 끝이 빨갛게 부어서 3번 정도 소아청소년과에서 약만 처방받아 복용했습니다. 이번에는 비뇨의학과에 처음 가봤습니다. 증상이 반복되면 수술을 할 수 있다고 하는데, 걱정이 됩니다. 어떻게 관리를 해야 하나요?

A 귀두포피염의 재발을 막는 방법을 설명 드리겠습니다. 음경과 포피는 미지근한 물에 손, 발 씻듯이 잘 씻어주고 건조시키는 것이 좋습니다. 아이가 습관적으로 고추를 만지지 않도록 교육을 하는 것이 무엇보다 중요합니다. 재발성 귀두포피염은 포경수술의 적응증이 되기 때문에 예방을 하는 것이 중요합니다. 심하지 않다면 항생제 연고를 사용하고 증상이 심하다면 항생제를 복용하여 치료하면 좋은 결과가 있을 것입니다.

귀두를 덮고 있는 음경의 피부를 포피라고 부릅니다. 포피는 피하지방 없이 얇고 탄력적입니다. 귀두 끝부분의 6시 방향에는 주름띠가 존재하여 포피와 귀두를 연결하고 있습니다. 귀두 밖의 피부 끝부분은 포개져서 음경꺼풀을 만들고 있습니다. 중학생보다 어린 남자아이의 엄마들이 많이 물어보는 것이 있습니다. 아이의 포경수술을 꼭 해야 하는 것인가와 언제 하는 것이 좋은지에 대한 것입니다.

포경이란 음경의 귀두가 음경의 포피로 완전히 쌓여있어서 포피를 뒤로 제쳐도 귀두부가 완전히 노출되지 않는 상태를 말합니다. 어른들이 우스갯소리로 말하는 고래를 잡는다는 포경과는 전혀 다른 뜻입

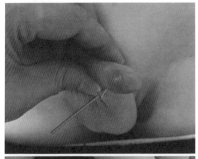

7세 남아 환자이다. 수차례 소아청소년과에서 귀두포피염으로 약물치료를 받았다. 내원 시에 음경포피 입구가 너무 좁아져 있었다.

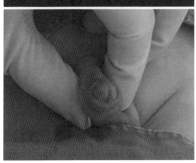

포피 입구를 확장시키고 귀두 주위의 염증소견을 소독하였다. 귀두와 포피를 너무 과하게 벗기지 않도록 하는 것이 중요하다.

니다. 남자아이의 귀두는 태어날 때는 포피와 붙어있습니다. 시간이 지날수록 그 사이의 상피조직이 떨어져 나오면서 흰색의 비지밥처럼 형성되는데, 이것을 귀두지라고 합니다. 이 귀두지로 인하여 자연스럽게 귀두와 포피사이가 벌어지고 아이는 발기가 될 때 귀두와 포피의 분리가 가속화됩니다. 아이가 무의식중에 자다가 고추를 만지거나 혹은 특별한 이유 없이도 귀두 끝이 빨갛게 부어오르고 소변보기 힘들어 하는 것을 귀두포피염, 귀두염, 포피염이라고 합니다.

중요한 것은 아이 어머니가 아이의 고추 상태를 확인하고 병원을 방문할 때 어느 분야의 선생님에게 진료를 하느냐에 따라 진료방법에 차이가 날 수 있습니다. 귀두포피염은 염증소견이기 때문에 항생제와 소염진통제를 사용하는 것은 비슷합니다. 하지만 원인에 따라서 또 다른 치료를 필요로 할 수도 있습니다.

저를 찾아왔던 귀두포피염 환자들은 포피의 입구가 너무 좁아져있고 염증소견이 심했습니다. 치료방법은 좁아진 귀두포피를 확장시켜서 요도 끝에서 배출된 소변이 귀두와 포피 사이에 남아있지 않도록 하는 것입니다. 그렇지 않으면 염증이 자주 재발하기 때문입니다. 따라서 음경 포피 앞쪽을 넓혀줘서 배농을 하고 요도 입구의 모양과 위치를 확인하는 것이 중요합니다. 또한 일부 아이의 경우에는 보호자가 단순히 귀두포피염으로 생각하고 내원하였다가 아이의 음경이 왜소하고 포피 입구가 심하게 좁아져 있기 때문에 약물치료 후 수술을 한 경우도 있었습니다.

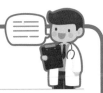

포경수술

84. 남자아이는 포경수술을 꼭 해야 하나요? 언제 하면 되나요?

저희 아이는 6학년 남자입니다. 아이에게 포경수술을 시키려고 하는데, 아이는 하지 않으려고 합니다. 요새는 포경수술을 잘 안 한다는 얘기도 들었습니다. 하는 게 좋을까요, 안 하는 게 좋을까요? 한다면 언제 하는 것이 좋을까요?

A 재발성 귀두포피염은 꼭 포경수술을 해야 합니다. 그 외의 경우에는 반드시 수술이 필요하지는 않습니다. 포경수술의 장점과 단점을 말씀드릴 테니까 생각해보시고 결정하시면 될 것 같습니다. 대부분의 비뇨의학과 선생님들은 자신의 아이들의 포경수술에 대해 긍정적으로 생각하는 것 같습니다. 포경수술의 시기는 아이가 어느 정도 성장을 한 이후에 하는 것이 바람직합니다.

포경수술은 비뇨의학과 외래에서 시행하는 가장 보편적인 수술입니다. 포경의 정의는 음경 귀부두 밖으로 돌출된 포피를 뒤로 제쳐도 귀두가 노출되지 않은 상태를 말합니다. 포피가 귀두 밖으로 돌출되어 있지만 뒤로 제쳤을 때 귀두가 돌출되는 것은 과잉포피라고 불리며, 포경과는 다릅니다.

그럼 포경수술은 무엇일까요? 정확한 명칭은 환상절제술입니다. 불필요한 귀두의 포피를 제거하고 귀두를 노출시킨 후에 남은 포피를 접합하는 것으로 기원전 3000년부터 보고되고 있습니다. 사실 포경수술만큼 논란이 많은 수술이 있을까 의심해봅니다.

포경수술을 찬성하는 선생님들은 음경 주위의 청결함과 HIV, 인간유두종바이러스, 단순포진을 포함한 성병과 요로감염의 예방, 음경암의 조기발견 등을 강조합니다. 포경수술을 부정하는 분들은 의학이 들어온 미국과 독일에서도 포경수술을 하지 않는 남자들이 있다면서 포경수술을 거부합니다. 또 아이에게 불필요한 통증을 느끼게 하고 싶지 않고, 성행위 시에 만족감이 떨어지고, 어른이 되면 포피가 자연스럽게 벗겨져서 쉽게 귀두가 노출된다고 하면서 포경수술을 꺼려합니다.

제가 경험했던 환자분들의 이야기를 말씀드리자면 항생제 치료와 깨끗한 음경 관리에도 반복적인 귀두포피염이 생기고 음경포피가 심하게 좁아져서 소변 배출이 힘든 아이는 포경수술을 반드시 해야 합니다. 하지만 통증 조절을 위해 전신마취를 해야 하는 부담감이 있습니다. 중년 또는 노년의 남성분들이 포경수술을 하는 이유는 따뜻한 날씨가 되면 음경 주위에 악취가 날 수 있으며, 매일 씻는 것이 쉽지

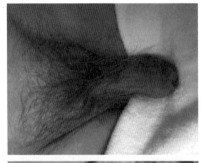

73세의 남자환자이다. 평소 음경 주위의 악취와 배 뇨 후 팬티가 젖는 것에 대한 불편함을 주소로 내원하 였다. 환상절제술을 시행하기 직전 사진이다.

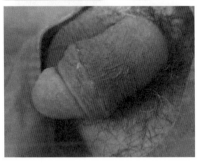

환상절제술 2주 후의 사진이다. 배뇨 시의 불편감이 사라졌고 더 이상의 악취는 없다고 한다.

않기 때문입니다. 고령의 환자분들 중에서 특히 신체가 불편한 분들에게서는 포피 안이 상당히 지저분하고 염증과 궤양이 있는 것을 수차례 봤습니다. 음경암은 발생빈도는 낮지만 포경수술을 받지 않았거나, 불량한 위생상태, 흡연, 다수의 성 파트너는 음경암의 위험요인으로 거론되고 있습니다. 음경암으로 음경의 부분절제술을 시행한 환자분도 포경수술을 하지 않는 상태였습니다.

그럼 포경수술을 언제 하는 것이 좋을까요? 저는 이렇게 물어보실 때마다 먼저 아드님과 부모님이 충분히 상의를 하시라고 말합니다. 다시 말해 아드님이 수술의 필요성을 이해하고 수술을 하고 싶다는 생각이 들 때 하라고 말씀을 드립니다. 음경, 귀두, 포피는 모두 사춘기 때까지는 성장하기 때문에 음경이 어느 정도 성장한 이후에 수술을 하는 것이 좋습니다. 수술 후에 포피가 과도하게 남으면 미용효과가 떨어질 수 있고, 반대로 포피가 부족하면 발기 시에 통증이 발생하면서 음경이 휘기 때문입니다.

제가 전공의 때 대한비뇨의학회에서 교수님들이 포경수술의 장점과 단점을 가지고 토론을 하였습니다. 토론 이후에 좌장선생님께서 비뇨의학과 선생님들 중에서 아들이 있는 분은 손을 들라고 했습니다. 그리고 손을 든 분들 중에서 포경수술을 안 시킬 분은 계속 손을 들고 있으라고 했습니다. 그 자리에 참석했던 저를 포함한 모든 선생님들은 손을 내렸습니다. 이것이 저의 대답이 될 것 같습니다.

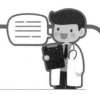

음경만곡증

85. 발기가 되면 음경이 아래로 휘는데, 그것도 문제가 되나요?

언제부터인지 모르겠는데, 발기가 되면 음경이 오른쪽 아래로 휩니다. 다친 적도 없고 부딪힌 적도 없습니다. 부부생활에는 문제가 없는데 발기가 되면 그렇게 단단하지는 않아요. 친구는 발기가 되면 성기가 아프다고 하는데, 저는 그렇지는 않습니다. 치료를 해야 되는 것인지요? 그리고 치료하면 좋아지나요?

A 평소에는 음경의 휘어짐을 잘 모르는 경우가 많습니다. 음경이 휘는 것이 꼭 병이라고 단정 짓고 치료를 하지는 않습니다. 만약 발기 시에 음경의 심한 휘어짐으로 성관계가 불편하거나 통증이 있다면 비뇨의학과 전문의 선생님과의 상담을 필요로 합니다.

음경이 휘는 것을 좀 더 자세히 말씀드리겠습니다. 음경의 휘어짐은 음경만곡증이라고 합니다. 평소에는 불편감과 성기의 이상을 못 느낍니다. 하지만 음경 안의 음경해면체에 혈액이 증가하면 음경의 발기가 이루어지고 그때 양측 음경해면체 사이의 막과 양측의 백색막의 부조화로 음경이 휘게 되는 것입니다. 따라서 환자들은 자신의 음경 몸통을 만져볼 때 삭대라 불리는 딱딱한 밴드chordee를 찾을 수 있습니다. 소변이 나오는 요도 입구가 정상이라면 요도하열이라 불리는 질환을 배제하고, 선천성 음경만곡증과 후천성 음경만곡증으로 구분을 하게 됩니다.

선천성 음경만곡증은 주로 사춘기 이후에 음경이 발기된 상태에서 음경이 휘는 것을 발견하게 됩니다. 주로 6시 방향과 3시 방향으로 휘게 되며 12시 방향으로 휘는 것은 많지 않습니다. 그럼 젊었을 때는 괜찮았는데 언젠가부터 발기 시에 음경이 휘는 이유는 왜 그럴까요? 성인형 음경만곡증이라고 하면 페이로니병peyronie's disease를 연상합니다. 페이로니병은 발기 시에 음경이 휘거나 짧아지고 통증을 느끼면서 발기가 잘 안 될 수도 있습니다. 대부분은 음경의 미세한 골절 또는 음경 손상 이후에 발생합니다. 왜냐하면 음경 안의 백색막 일부가 손상된 이후에 염증 반응에 따라 섬유화 반응이 나타나기 때문입니다.

사실 환자분 입장에서는 원인보다는 앞으로 어떻게 치료할지를 궁금해 하십니다. 환자분 음경의 휜 정도는 발기된 상태에서 확인하는 것이 좋습니다. 검사실에서 생리식염수를 넣어서 발기를 유발할 수도 있고 환자분의 음경의 굽은 정도와 발기력을 같이 확인하기 위해서 발기유도제를 주사하여 음경을 확인하기도 합니다. 치료를 결정하는 데 제일 중요한 것은 환자분이 성관계 시에 느끼는 불편함입니다. 발기가 될 때 음경이 휜 각도가 60~70도 이상이면서 성관계 시에 삽입이 잘 안 되거나 통증을 유발하는 경우에는 적극적인 치료를 권유합니다.

부부관계에 문제가 있어서 내원하는 분보다는 음경에 딱딱한 게 만져진다고 내원하시는 분이 더 많습니다. 삭대를 확인한 후 환자분과 면담을 하다 보면 음경이 휘기는 하지만 부부관계가 안 된다고 하시는 분은 많지 않습니다. 성기가 휘는 것 때문에 일상생활에 불편함을 느끼는 분들이 적어서 그럴 것이라 생각합니다.

음경만곡증으로 부부관계가 힘들 경우에는 어떤 치료를 할 수 있을까요? 약물의 복용과 병변 내 주사요법을 시도해 보고 효과가 없을 때는 수술을 고려합니다. 음경의 변형과 굽은 것이 1년 이상 지속되고 그에 따른 성생활이 힘들며, 음경이 심하게 짧아졌을 때는 수술의 적응증이 됩니다. 음경만곡증의 치료는 경험이 많은 남성의학 전문의인 비뇨의학과 선생님께 상담을 받으시길 권유드립니다.

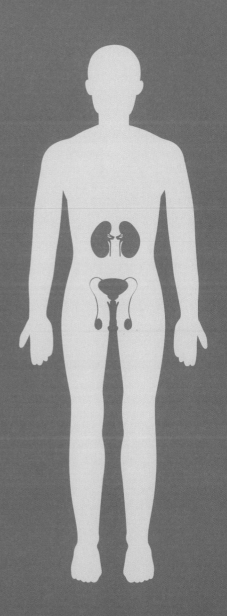

Chapter 17

외상에 의한
비뇨기 질환들

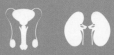 Department of Urology

86. 음경도 꺾이면 부러지고 상처가 생기나요?

부끄러운 이야기라서 병원에 가질 못하겠습니다. 가족들에게 말하기도 창피하고요. 일주일 전 여자친구랑 성관계를 가졌습니다. 그때 음경이 꺾이는 일이 있었습니다. 당시에는 살짝 통증만 있고 바로 괜찮아졌습니다. 그런데 1달 후부터 발기가 덜 되고 음경이 휘는 느낌을 받았습니다. 진짜로 성기가 휘기도 하나요? 시간이 지나면 좋아지겠죠?

A 음경은 뼈처럼 부서지거나 부러지지는 않습니다. 강한 충격을 받으면 음경 안의 해면체를 쌓고 있는 막이 상처가 나거나 터질 수는 있습니다. 심한 경우에는 6시 방향에 위치하는 요도까지 찢어질 수 있습니다. 음경이 손상되면 음경이 굽거나 통증이 발생할 수 있고 성관계 시의 불편함을 유발할 수 있습니다. 음경 손상이 발생하면 즉시 응급실 또는 비뇨의학과로 내원하시는 것이 좋습니다. 창피한 것은 그 다음 문제라고 생각합니다. 환자분을 진료하는 어떤 선생님도 환자분을 창피하게 생각하지 않습니다.

우선 음경의 해부학적 구조를 설명하겠습니다. 음경은 아래쪽 6시 방향에 요도가 지나가는 1개의 요도해면체와 1시부터 5시 방향과 7시부터 11시 방향에 발기를 가능케 하는 2개의 음경해면체로 구성되어 있습니다. 그물망 모양의 해면체는 백색막에 의해 쌓여있고 그 밖은 음경의 Buck 근막(깊은 음경근막), 피부 밑 조직, 피부로 구성되어 있습니다.

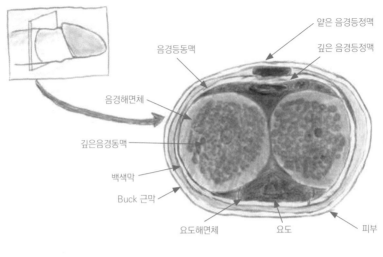

음경등동맥 | 얕은 음경등정맥
깊은 음경등정맥
음경해면체
깊은음경동맥
백색막
Buck 근막
요도해면체 | 요도 | 피부

음경의 단면도

음경 안의 2개의 음경해면체에는 각각 깊은 음경동맥이 있고 음경의 12시 방향에는 음경의 등쪽 동맥과 음경의 정맥이 존재합니다. 따라서 발기가 되면 음경해면체 동맥에서 유입된 혈액이 양측 음경해면체를 팽창시켜서 음경의 길이와 두께가 늘어납니다. 음경의 백색막이 팽창하면 음경의 정맥을 압박하여 음경의 강직도를 높이게 됩니다.

발기 중에 음경이 손상되는 이유는 왜 그럴까요? 음경이 발기된 상태에서는 음경의 백색막도 같이 팽창되어 있기 때문에 얇고 탄력이 떨어져 있습니다. 음경에 갑작스러운 충격이 가해지면 음경의 손상이 일어납니다. 대부분의 원인은 격렬한 성행위나 무리한 체위에서 성관계를 할 때 음경이 꺾이거나 여성의 신체에 부딪히면서 발생합니다.

환자와 면담할 때 환자의 불편한 증상과 신체검사, 손상된 원인에 대해 물어보면 진단을 할 수 있습니다. '퍽'하는 소리와 함께 음경에 통증이 오고 발기력이 떨어집니다. 음경의 백색막이 찢어지거나 터지면 음경 안쪽으로 출혈과 함께 음경 주위에 피멍이 든 것처럼 색깔이 변하고 심할 때는 부종이 생깁니다. 간혹 음경 안쪽의 근막을 따라서 음낭까지 피멍이 들 때도 있고 배꼽 아래의 음모가 있는 곳까지 퍼지는 경우도 있으므로 세심한 관찰을 필요로 합니다.

앞서 말씀드린 것처럼 음경 안에는 두 개의 음경해면체와 1개의 요도를 싸고 있는 요도해면체가 있습니다. 만약 음경의 손상과 함께 요도에서 피가 나오거나, 혈뇨, 소변을 보는 것이 굉장히 불편하다면 요도의 손상을 확인하기 위한 검사를 꼭 시행하셔야 합니다. 환자분들은 극심한 통증과 이상 소견이 있을 때는 응급실을 통해 내원하는 경우가 많습니다. 하지만 제가 경험했던 일부의 환자분들은 진통제를 복용하면서 수일이 지나도록 증상이 좋아지지 않을 때 내원하는 경우가 있었습니다. 음경이 손상된 초기에는 손상 부위를 치료하는 것이 비교적 어렵지 않고 합병증도 적습니다. 그러나 늦게 치료를 시작하였을 경우에는 음경의 손상 부위에 피딱지와 염증소견이 동반되어 술술을 해도 합병증이 제법 남습니다.

비뇨의학과 교과서에서는 음경 손상 이후에 음경이 휘는 경우가 10% 정도 발생한다고 보고하고 있습니다. 음경이 심하게 휠 때는 성관계를 위한 삽입에 문제가 생길 수도 있고 불편함을 유발할 수도 있습니다. 따라서 음경 손상이 의심될 때는 빠른 시간 내에 비뇨의학과 외래 또는 응급실로 방문하시길 바랍니다. 음경의 손상 정도에 따라서 수술이 필요 없는 보존적인 치료와 수술치료를 구분해서 진료를 해야 합니다.

87. 교통사고로 신장에 상처가 생겼는데 집에서 안정해도 될까요?

빗길에서 시속 50km로 달리다가 돌면서 가드레일을 받았습니다. 응급실에서 검사를 했더니 신장에 상처가 발견되었습니다. 남편은 며칠 입원하라고 하는데 사실 집에서 아이들을 봐줄 사람이 없어서 퇴원했습니다. 집에서 안정하면 괜찮을까요?

A 외상에 의한 신장 손상을 받으면 초기와 후기에 조심해야 할 것이 있습니다. 지금 현재의 증상이 없다고 해도 환자분께서는 집에서 안정을 취하는 것보다는 병원에서 절대적인 안정을 하면서 관찰을 하는 것이 좋을 듯합니다.

우선 외상에 의한 신장 손상을 설명하겠습니다. 신장 손상은 크게 1단계부터 5단계로 구분합니다.

1단계는 타박상에 의해 발생하는 눈으로 보이는 혈뇨와 눈에는 보이지 않지만 현미경에서 미세하게 보이는 혈뇨, 그리고 콩팥실질에 열상이 존재하지는 않지만 콩팥피막 밑에 피가 고여 있는 것을 말합니다. 2단계는 복막 뒤 공간에만 존재하는 피딱지와 1cm 미만으로 콩팥 겉껍질이 찢어진 것입니다. 다행히 콩팥의 신우는 손상되지 않은 것을 말합니다. 3단계는 신장 겉껍질의 실질이 1cm 이상 찢어져 있으나 집뇨계의 손상은 되지 않아서 소변이 새지 않는 것입니다. 4단계는 콩팥 겉껍질과 속질 그리고 집합계에 이르는 공간에 열상이 생깁니다. 콩팥의 동맥과 정맥의 일부가 손상된 것을 말합니다. 5단계는 신장이 다발성으로 찢겨지거나 으깨지는 것을 말합니다. 또 신장의

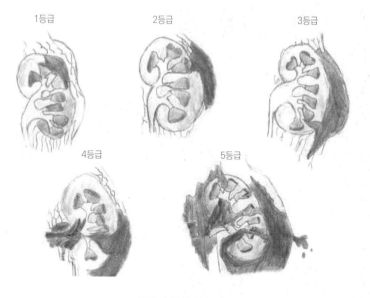

1등급   2등급   3등급

4등급   5등급

콩팥 손상의 분류

동맥과 정맥의 혈관들이 막히게 되는 것도 포함됩니다.

환자분은 응급실에서 기본적인 신체검사, 혈액검사, 소변검사, 복부 CT 등의 영상검사를 시행했을 것으로 추측이 됩니다. 여기서 중요한 점은 콩팥 손상 환자의 치료목표는 환자의 생명을 구하고 콩팥 조직을 최대한 보존하며, 합병증을 최소화하는 것입니다. 따라서 지금 현재 환자의 이상 징후가 없다고 해서 환자와 보호자의 사정으로 집에서 안정을 취하는 것은 적절하지 않다고 봅니다.

신장 손상의 합병증으로는 4주 이내에 발생하는 조기합병증과 그 이후에 발생하는 후기합병증으로 구분됩니다. 초기에는 괜찮았으나 나중에 발생할 수 있는 지연출혈, 콩팥 주위의 고름주머니 형성, 패혈증과 소변 누출 등을 조심해야 합니다. 후기합병증으로는 고혈압, 수신증, 신장의 동맥과 정맥 사이의 샛길 형성, 콩팥염, 신장의 수축 등

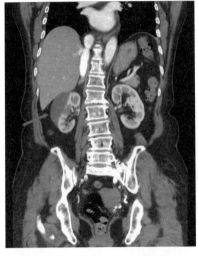

48세 여자환자이다. 넘어지면서 우측 옆구리를 부딪혀 육안적 혈뇨를 주소로 내원하였다. 우측 신장의 겉껍질은 찢어지지 않았지만 그 안에 혈종이 관찰되고 있다.

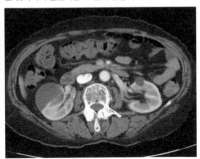

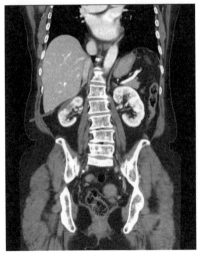

4주 후의 관찰된 복부CT 소견이다. 우측 신장의 혈종은 감소하였지만 아직 일부 관찰되고 있다.

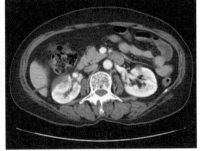

이 생길 수 있습니다. 환자분이 입원을 하면 주치의 선생님은 주기적으로 환자의 생체활력지수, 소변양, 혈색소, 혈청 크레아틴 등의 신기능을 확인하는 검사를 시행합니다. 손상 7~10일 후에는 복부CT를 반복 시행하여 환자의 콩팥 손상이 진행되고 있는지 또는 호전되는지를 확인해야 합니다.

콩팥 손상의 60~80%는 다른 장기의 손상이 동반됩니다. 교통사고에 의한 1단계와 2단계인 경증 콩팥 손상의 경우, 신장제거술과 같은 수술치료를 필요로 하지는 않습니다. 하지만 절대 안정, 항생제 사용, 수액치료 등의 보존적인 치료를 시행하여야 합니다. 따라서 병원에 입원하여 2주 이상 절대 안정과 치료를 권장하고 싶습니다.

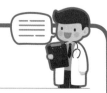

음낭 손상

88. 축구공에 음낭을 맞은 후에 통증과 함께 뭐가 만져집니다.

고1 학생입니다. 2주 전에 축구하다가 축구공에 아래 부위를 맞았습니다. 맞은 후 2~3일은 엄청 아파서 걷지도 못했습니다. 그 후 왼쪽 고환 위에 무언가가 만져져요. 병원에 가야 하나요? 걱정하실 것 같아서 부모님에게 아직 말하지 못했습니다.

환자가 음낭 부위에 축구공에 의한 충격을 받으면 음낭피부로부터 고환의 실질을 쌓고 있는 백색막 안쪽까지 어느 깊이까지 손상을 받았는가에 따라 치료방법이 달라집니다. 음낭만 손상될 수도 있고 음낭 안의 고환이 같이 다칠 수도 있습니다. 음낭과 고환의 외상은 빠른 시기에 병원을 방문하는 것이 정확한 진단과 치료에 도움이 됩니다. 너무 걱정하지 마시기 바랍니다.

음낭은 주름진 피부로 이루어져 있습니다. 음낭 근육에 의해 늘어나거나 수축하는 역할을 하여 음낭의 온도를 체온보다 낮게 유지하는 역할을 합니다. 음낭의 겉주름은 다른 피부와 다르게 탄력성이 있어서 잘 늘어납니다. 하지만 음낭 내의 출혈이 있을 때는 압박에 의한 지혈을 못한다는 단점이 있습니다. 따라서 음낭이 외부충격을 받으면 출혈, 부종, 염증소견이 다른 부위보다 오래가기도 합니다. 음낭 안의 고환과 부고환은 3개의 근막으로 쌓여있어서 보호를 받고 있습니다. 이 근막은 태생기 때의 배 안쪽의 근막과 같은 기원을 갖고 있기 때문에 음낭에 심한 염증이 발생할 때는 하복부까지 염증이 이어지기도 합니다.

음낭의 가장 중요한 구조물은 고환, 부고환 그리고 정관입니다. 고환은 가로, 세로, 높이가 평균 4.5×3×2cm의 계란형 구조입니다. 고환은 음낭 안에 가라앉은 것처럼 위치하는 것이 아니고 음낭 안에서 줄에 매달린 것처럼 존재를 합니다. 따라서 심한 추위, 놀람, 자지러지게 울 때는 음낭 위쪽으로 달라붙고 날씨가 따뜻해질 때는 고환이 좀 더 밑으로 내려옵니다.

고환의 가장 안쪽에 위치하는 고환실질은 성게알의 모양과 느낌이 비슷하다고 보시면 됩니다. 여기서 종자세포가 여러 단계를 거쳐서 정자가 되는 것입니다. 고환실질을 감싸고 있는 두껍고 단단한 섬유조직이 백색막tunica albuginea이고, 백색막은 고환집막tunica vaginalis에 쌓여 있습니다. 이 고환집막은 주머니 역할을 하여 그 안에 고환과 소량의 윤활액이 들어있습니다.

성인 남자에서 생기는 음낭수종은 그 고환집막 내의 윤활액이 흡수되지 않고 모여서 되는 것을 말합니다. 고환집막은 안쪽 정삭근막internal spermatic fascia으로, 그 밖은 고환올림근으로 쌓여있으며 활주고환과 견축고환 등의 미하강고환의 원인이 되기도 합니다. 그리고 그 밖은 바깥 정삭근막으로 쌓여있고 바깥 정삭근막 밖은 음낭근막으로

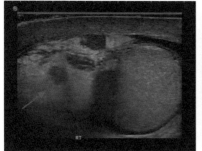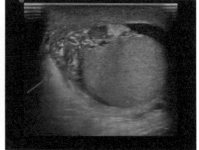

자전거 낙상에 의해 발생한 우측 고환 손상이다. 우측 고환을 쌓고 있는 막의 일부가 손상되었고 주위에 혈종이
관찰된다.

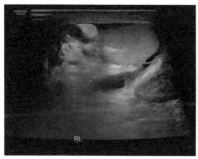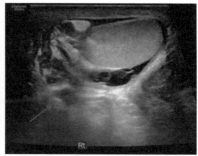

2주간의 치료 후에 시행한 초음파 사진이다. 우측 고환 주위에 고름주머니는 관찰되고 있지 않으며 여전히 혈종
이 관찰된다.

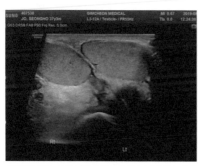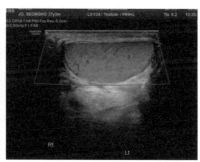

4주간의 치료 후에 시행한 음낭초음파 사진이다. 우측 음낭 내에 존재했던 혈종은 관찰되고 있지 않으며 양측
고환의 실질에 차이가 없어 보인다.

쌓여있어서 음낭 주름이 늘어나고 수축하는 데 도움을 줍니다. 가장
바깥 부분에는 음낭피부로 구성됩니다.

보통 외부 충격에 의해 음낭 주위에 손상이 오면 고환 손상의 유무를 확인하는 것이 중요합니다. 고환의 손상 없이 음낭 안에 피가 고이면서 멍든 자국이 있을 때는 안정을 취하면서 약물치료로 증상을 호전시키는 경우가 많습니다. 그러나 고환의 손상 없이 음낭에 찢긴 상처가 있을 때는 손상 부위를 깨끗이 소독하고 상처 부위의 상태에 따라서 바로 봉합을 하는 방법과 염증치료 후에 나중에 봉합을 하는 방법이 있습니다. 만약 음낭피부가 심하게 손상되었을 경우에는 피부이식수술을 받을 수도 있습니다.

음낭과 고환이 함께 손상되었다면 어떻게 해야 할까요? 고환은 여러 겹의 막으로 쌓여있어 겉으로 봐서는 정확한 평가가 어렵습니다. 음낭 손상 환자의 고환은 매우 커지고 음낭 주위와 아랫배에 심한 통증이 올 수 있으며, 매스껍고 구토를 하기도 합니다. 또 심한 부종으로 정확한 신체검사가 힘들 때가 있기 때문에 음낭초음파를 시행하고 필요시에는 음낭과 골반 주위의 CT를 통해 정확한 진단을 해야 합니다.

고환의 파열이 확인되거나 의심되는 경우에는 조기에 수술을 하여 혈종을 제거하고 손상된 부위를 복구하는 것이 중요합니다. 간혹 심한 염증과 고름주머니가 생길 수도 있습니다. 만약 고환이 심하게 손상되어 수박 깨지듯이 으스러져 있다면 고환을 복구하지 못하고 고환 제거술을 시행하기도 합니다.

따라서 음낭과 고환의 외상은 빠른 시기에 병원을 방문하는 것이 정확한 진단과 치료에 도움이 됩니다

성병도 비뇨의학과에서
진료하나요?

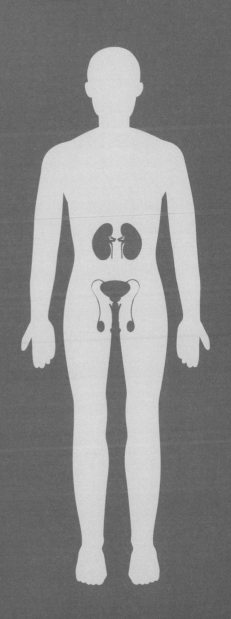

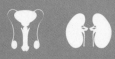 Department of Urology

89. 1달 전 성관계 후부터
소변을 보면 통증이 있네요. 성병 맞나요?

한 달 전에 마지막으로 성관계를 가졌습니다. 지금까지는 괜찮다가 하루 전부터 소변을 누면 통증이 있습니다. 인터넷을 찾아보니 요도염은 잠복기가 1주일이라고 합니다. 비뇨의학과에 가보니 요도염이 의심되고 성관계가 대부분의 원인이라고 하던데, 뭐가 뭔지 모르겠습니다.

A 한 달 전에 성관계를 가졌는데, 성관계 때문에 요도염이 의심된다는 말씀이죠? 환자분이 1개월 이내 생긴 요도감염이라면 만성요도염에 준해서 치료를 하는 것이 좋습니다. 즉, 기본적인 소변검사뿐 아니라 소변 내의 균배양검사, 결핵검사와 요로감염균에 대한 유전자증폭검사PCR를 권장하고 싶습니다. 약물치료에 반응을 하지 않거나 치료 후에 증상이 반복된다면 요도와 방광 안쪽을 확인하기 위해 요도방광내시경검사를 필요로 합니다. 또한 만성전립선염과의 구분도 하셔야 합니다.

환자분이 1개월 전에 성관계를 했고 첫 1~2주 동안에는 특이한 증상이 없었다면 급성요도염이 생길 가능성은 낮습니다. 만성요도염은 비임균성요도염이 급성기 치료에 적절하지 않거나 임균요도염 치료 후에 계속 남았을 때, 혹은 요도의 해부학적 이상이 생겼을 때 발생하기도 합니다.

우리가 성병이라 불리는 것은 성행위가 매개체가 되어 발생할 수 있는 질환들입니다. 흔히 말하는 임질과 비임질성요도염뿐만 아니라 매독, 연성하감, 성기에 발생하는 단순포진, 성기에 나타나는 성기 사마귀, 후천성면역결핍증^{AIDS}, 간염 등과 옴, 사면발이 등도 성행위에 의해 퍼질 수 있습니다.

성매개질환을 치료할 때는 본인의 증상만 치료하는 것이 아니고 성적 배우자를 찾아서 같이 치료를 하여 사회로 전파되는 것을 막는 것이 중요합니다. 만약 내가 치료를 받아도 성적 배우자가 질환에 노출되었다고 하면 또 다시 질환이 발생할 수 있기 때문입니다. 문제는 같은 성행위에 의해 질환이 발생하여도 질환들마다 잠복기가 다르다는 것입니다. 잠복기^{incubation period}란 환자가 감염된 이후에 질환의 특징들이 나타날 때까지의 기간을 말합니다. 임균성 요도염은 보통 5~14일, 비임균성요도염은 7~21일, 매독은 10~90일, 단순포진은 약 4일, 연성하감은 1~21일, 후천성면역결핍증은 4~12주 후에 양성의 반응을 보입니다. B형간염은 1~6개월, C형간염은 1~5개월의 잠복기를 가진다고 보면 됩니다. 따라서 한 번의 접촉에 의해서 감염이 100% 발생하는 것은 아니지만 조심을 하는 것이 좋습니다.

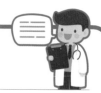

성병2

90. 창피하지만 여쭤봅니다. 구강성교도 성병이 생기나요?

20살 남자입니다. 구강성교를 할 땐 콘돔을 사용하지 않았고 질 내에 삽입할 때 사용했습니다. 4일이 지나고 나서 소변을 보니 따갑습니다. 창피하기도 하고 딱히 물어볼 곳도 없어서요. 생애 첫 관계인데 성병인가요? 오줌 나오는 곳 안에 뭐가 묻는 것 같기도 하고, 소변볼 때 시원하질 않습니다.

제가 외래를 볼 때 가끔 내원하는 환자들의 이야기입니다. 외래에 내원하는 많은 분들은 성관계 시 음경이 질내로 삽입해야만 전파가 가능하기 때문에 콘돔을 사용하면 완벽하게 방어를 할 수 있다고 생각하는 것 같습니다. 하지만 임질균은 구강, 인두, 항문, 자궁, 질 등의 신체점막에 접촉을 통해 전파가 가능합니다. 환자들은 황당한 표정 또는 억울한 표정을 짓기도 합니다. 요새는 젊은 친구들이 인터넷과 유튜브 등을 통해 얼마든지 좋은 정보를 얻을 수 있습니다. 그렇기 때문에 환자들이 성교육을 좀 더 잘 받았으면 좋았을 텐데 하는 아쉬움이 남습니다.

우리가 과거 임질이라고 불렀던 것의 정확한 명칭은 임균에 의해 유발되는 임균요도염입니다. 그 외에 비임균성요도염과 구분을 합니다. 임균성요도염의 잠복기는 보통 3~10일 정도이고, 요도 끝에서 고름과 같은 노란색의 끈적끈적한 분비물이 관찰되거나 팬티에 묻게 됩니다. 환자들은 소변을 볼 때 찌릿함과 같은 통증, 평소와 다르게 소변을 자주 보거나 소변을 봐도 시원하지 않고 잔뇨감을 느끼기도 합니다.

그럼 임질균은 요도염만 생기나요? 아닙니다. 임질균에 의해서 임균요도염, 질염, 자궁염, 항문염, 인두염, 심지어 신생아에서는 임균으로 인해 눈에 염증이 생길 수도 있습니다. 환자분이 성기를 질 내에 삽입할 때 콘돔을 사용했다고 해서 절대 감염이 되지 않는 것은 아니라는 말씀을 드리고 싶습니다.

그렇다면 임균의 치료는 어떻게 할까요? 그에 알맞은 항생제를 사용하는 것과 동시에 성매개에 의한 다른 질환들을 확인해보는 것이 좋습니다. 구강성교에 의한 문제인지, 콘돔의 찢어짐과 벗겨짐에 의한 문제인지를 정확히 알 수 없기 때문입니다. 앞장에서도 설명했듯이, 성병마다 잠복기가 전부 다르다는 것을 아셔야 합니다. 1주일 전 성관계를 했고, 지금 인간면역결핍바이러스HIV, 매독, B형간염, C형간염검사를 했다면 정상으로 나왔을 확률이 높습니다. 하지만 3개월 이후에 검사를 한다면 결과는 지금과 다를 수 있습니다. 본인과 배우자, 서로의 건강의 위해 지킬 것은 지키는 것이 좋겠습니다.

성병3

91. 성병은 소변검사를 하고 약만 먹으면 간단히 치료되는 건가요?

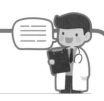

40대 남자입니다. 처음으로 동남아 여행을 하고 1주일 전에 돌아왔습 니다. 술이 원수입니다. 소변볼 때 따갑다는 생각이 듭니다. 소변검사를 하고 약 먹으면 되겠죠? 집에는 말도 못하겠고요. 인터넷에 찾아보니까 고름이 묻는다고 하는데 저는 팬티에 뭐가 묻는 것 같지는 않습니다. 도와주세요. 출근을 하면 낮에 병원에 가기가 힘듭니다.

Ａ 환자분은 임균성요도염 또는 비임균성요도염이 의심됩니다만, 단정 지어서 말하기가 어렵습니다. 같은 질환으로 같은 약제를 처방하더라도 성적배우자의 특징을 고려하지 않고 우리나라의 기준에만 맞춰서 치료를 하다 보면 낭패를 볼 수 있습니다. 또 외국인과의 성관계 이후는 다른 성매개질환을 고려하여 최소 90일 동안은 조심을 하셔야 합니다.

같은 질환이라도 나라마다 치료방법과 치료결과가 다르다는 것을 명심하셔야 합니다. 동남아시아 여행하는 것을 폄훼하는 것이 아닙니다. 하지만 제게 왔던 환자분들은 외래 진료실로 들어올 때의 모습과 진료 후 나갈 때의 모습이 너무도 다르기 때문에 안타까워서 이 주제에 대해 설명을 드리려고 합니다.

과거에는 임균성요도염, 비임균성요도염이 의심될 때 의사의 처방 없이 약국에서 항생제의 경구 투여가 가능했었습니다. 문제는 임균치료의 내성균들이 자꾸 생겨나고 있다는 것입니다. 현재는 비뇨의학과 외래에서 환자의 소변을 채취하여 현미경에서 보이는 염증세포와 혈뇨 및 요도 분비물에서 그람염색검사를 같이 하고 있습니다. 최근에는 민감도와 특이도가 높은 중합효소연쇄반응PCR검사를 시행하여 좀 더 세밀한 진찰이 가능해졌습니다.

임균요도염 환자들은 이성 간의 성관계에서 15~25%, 동성 간의 성관계에서 5% 정도 감염됩니다. 이런 환자들은 클라미디어와 같은 비임균성요도염이 같이 감염되므로 임균과 비임균성 요도염에 대한 검사와 치료를 같이 하게 됩니다. 왜냐하면 임균성요도염과 비임균성요도염의 잠복기가 크게 차이 나질 않기 때문입니다.

모든 성매개질환들의 잠복기는 같지 않습니다. 특히 매독과 간염 심지어 에이즈 등은 잠복기가 상당히 깁니다. 매독을 예로 설명을 드려보겠습니다. 매독에 감염이 되었다고 가정을 했을 때, 진단을 바로 하고 한 번의 주사제 또는 경구 항생제를 통해 치료가 되는 간단한 질환이 아닙니다. 매독은 통증 없이 성기 주위에 궤양이 생겼다가 자연스럽게 없어지는 1기 매독, 피부에 반점과 전신 무력감 등이 생기는 2기 매독, 심장과 척수, 뇌 등에 영향을 주는 3기 매독으로 구분합니다. 치료가 끝나도 6개월과 12개월 후에 혈액검사를 하여 치료의 결과를 판정합니다. 잠복기는 10~90일이고 보통은 감염 3주 후에 1기 매독 증상이 나타나게 됩니다.

또 하나 중요한 사실이 있습니다. 우리는 요로감염에 대한 치료를 할 때 대한요로생식기감염학회와 대한감염학회 등의 권고사항을 바탕으로 진료를 합니다. 예를 들면, 10년 전에는 임균요도염에서 세프트리 악손ceftriaxone과 세픽심cefixime이 일차 항생제였다면 지금은 세프트리 악손과 아지트로마이신azithromycin이 일차 치료제로 사용하는 것처럼 세월이 지남에 따라서 치료 약제도 바뀌고 있습니다.

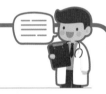

단순포진1

92. 입술에 물집이 생겼는데
왜 성병이라 부르죠? 억울합니다.

몸이 피곤할 때 가끔씩 입술에 물집이 생기고 따갑습니다. 회사에 일이 많거나 며칠 동안 늦게 집에 들어가는 날이면 물집이 바로 생깁니다. 인터넷에서는 입술 주위에 생기는 물집을 단순포진으로 부르면서 성병이 원인이 된다고 설명했습니다. 진짜인가요? 억울합니다. 퇴근하는 길에 약국에 갔더니 연고를 줬습니다. 연고만 바르면 되나요?

A 단순포진은 상반신, 특히 입가에 잘 생기는 1형과 하반신, 특히 외음부에 주로 생기는 2형으로 구분합니다. 단순포진 바이러스에 감염되어 체액이나 병변을 통해 바이러스가 배출되고 있는 사람과 구강성교와 같은 육체적인 접촉을 한 경우에는 단순포진의 원인이 1형과 2형으로 뚜렷하게 구분되지 않아서 인터넷에서 그렇게 설명을 한 것 같습니다. 더구나 단순포진은 면역력이 떨어졌을 때 생긴 것인 만큼 효과적인 치료를 위해서는 수포가 발견된 즉시 비뇨의학과 외래

에 내원하시는 것을 권유드립니다.

입술 주위와 성기 주위에 포진이 자주 생긴다면 스트레스가 많을 것입니다. 환자분은 직장생활을 열심히 하고 몸이 피곤했을 뿐인데 입술에 물집이 자주 생겼다고 합니다. 피부의 수포 주위가 따갑고 화장을 하려고 해도 신경이 쓰이며, 주위 사람들이 물집에 대해서 뭐라 하는 것 같다고 합니다.

단순포진만큼 오해를 많이 받는 질환도 없는 것 같습니다. 제가 의과대학에 다닐 때만 해도 단순포진 바이러스인 단순헤르페스 바이러스HSV는 1형과 2형으로 구분하였습니다. HSV-1형은 주로 입술, 얼굴, 눈 주위에서 분리되고, HSV-2형은 주로 생식기 주위 감염을 일으키기 때문에 2형은 성접촉에 의한 질환이라고 배웠습니다. 하지만 지금은 HSV 1형과 2형의 구분이 뚜렷하지 않습니다. 그만큼 더 오해를 받기 쉬운 상황이 되었다고 할 수 있습니다.

그럼 HSV에 대해 자세히 알아보겠습니다. HSV-1형은 좀 더 젊은 연령에서 잘 생기고 주로 구강내로 침입하여 3차신경절에 숨어 있습니다. 면역력이 떨어져 있을 때 새롭게 감염이 되거나 활성화되면 인두염, 치은염, 구내염, 결막염과 각막염 등이 생길 수 있습니다. HSV-2형은 성적활성도가 높은 사춘기 이후 성인들에서 발생한다고 볼 수 있고 HSV-1형보다는 적게 발생합니다. 중요한 것은 성적활성도와 유병률이 비례하는 것으로 알려져 있지만 항상 그런 것은 아니라는 것입니다. 제가 만나 본 환자분 중에서도 5~6번 이상 재발하는 직장여성이 있었기 때문입니다.

산모가 HSV-2에 감염이 되면 자궁 내 또는 분만 시 감염으로 인해 조산과 사산, 황달 그리고 신경학적 이상이 발생할 수 있기 때문에 제왕절개의 필요성이 생깁니다. 그러므로 산전 진단 시에 단순포진을 확인하는 것이 중요합니다. 만약 음부에 포진이 있었던 가임기 환자는 꼭 산부인과 선생님과 상담을 받으시기 바랍니다.

단순포진의 경로에 대해서 자세히 알아보겠습니다. 초기에는 단순포진 바이러스에 감염된 사람과의 접촉에 의해서 전파됩니다. 주로 인두, 눈의 결막, 자궁경부의 점막과 피부 상처를 통해 바이러스가 침범합니다. 감염의 병변이 없어져도 우리 몸의 신경절에 잠복해 있다가 면역력 저하, 전신 쇠약, 여성의 생리와 스트레스 등에 의해서 재발이 됩니다. 피부 병변이 나타나기 전에 병변 주위에 가려움증과 화끈거림, 따가움 등의 국소 증상과 발열, 근육통, 구통, 피곤함 등의 전신 증상이 나타날 수 있습니다. 환자와 보호자는 얼굴과 음부 주위에 물집이 생겼을 때 병변을 확인할 수 있습니다.

환자들은 항바이러스 연고를 사용하다가 효과가 없거나 증상이 더 악화되었을 때 내원하는 경우가 많습니다. 효과적인 치료를 위해서는 수포가 발견된 즉시 비뇨의학과 외래에 내원하시는 것을 권유드립니다. 경구용 약제인 아시클로버acyclovir, 팜시클로버famcyclovir, 발라시클로버valacyclovir 등을 사용하면 단순포진 바이러스 1형과 2형의 치료에 효과적입니다. 환자의 면역력이 떨어진 경우에는 입원 후 집중관찰을 하면서 정맥주사를 필요로 합니다.

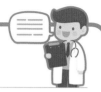

단순포진2

93. 성기에 물집이 생기는데, 자주 재발합니다.

창피해서 병원에 가질 못하고 문의를 드립니다. 한 번 씩 거기에 물집이 생기는 것 같습니다. 시간이 조금 지나면 물집이 터지고 따갑고 화끈거립니다. 약국에서 상처에 바르는 연고를 사다가 발랐는데, 시간이 지나면 또 생깁니다. 왜 자꾸 생기나요?

성기에 생기는 물집이면서 재발하는 것으로 봤을 때는 단순 포진일 가능성이 높습니다. 단순포진이 성기에 생길 경우에는 환자분들이 바로 확인하는 것이 어렵습니다. 주의할 점은 병변에 염증이 생기지 않도록 조심하시고, 병원에 내원하시기를 바랍니다. 절대 창피해하지 마시길 바랍니다. 그리고 단순포진에 대해 주의할 점을 알고 있어야 재발을 막을 수 있습니다.

단순포진은 재발을 잘하는 질환 중 하나입니다. 제가 외래에서 만나는 많은 환자분들은 초기에 연고를 사용해도 증상이 깨끗이 호전되지 않는 것 같아서 내원합니다. 또 단순포진의 전구 증상인 피부병변 주위의 가려움증과 따가움, 욱신거림과 감기와 비슷한 증상은 국소 연고제를 사용하여 치료하기에는 어려움이 많습니다.

음부포진은 성기 부위에 궤양, 물집 등이 생기게 됩니다. 과거 잠복되었던 바이러스가 발현하거나 병변이 있는 사람과 성접촉을 한 사람들 중에서 90%가 증상이 나타나는 것으로 알려져 있습니다. 성접촉 후 3일에서 2주 사이에 발생할 수 있으며, 허리 위쪽에서 잘 발현하는 HSV-1형보다 재발률이 16배 이상 높은 것으로 보고되어 있습니다. 문제는 매년 3~4번 이상 재발을 하는 것으로 알려져 있다는 것입니다. 결국 얼굴에 생기는 포진보다 성기포진이 있을 때 더 관리를 잘해야 합니다.

단순포진 환자에서 가장 중요한 예방 방법은 면역 상태를 좋게 유지하는 것입니다. 단순포진은 초기 감염과 재발 병변의 차이가 없습니다. 단순포진은 초기 감염 후 항체가 형성되어 재발을 억제하거나 예방이 가능한 질환이 아닙니다. 따라서 한 번 단순포진이 생긴 환자들은 안심하실 것이 아니라 재발가능성을 염두에 두어야 합니다. 특히 입술과 얼굴, 엉덩이, 남성의 성기, 여성의 음부 주위에 생기는 물집은 피부접촉을 통해 전파가 가능하므로 더욱 조심하셔야 합니다.

피부에 생기는 단순포진이 치료가 완전히 되지 않거나 면역력이 회복되지 않은 경우에는 피부병변이 악화되어 2차 세균감염으로 진행할 수 있습니다. 간단하게 피부의 통증과 흉터로 끝나기도 하지만 심

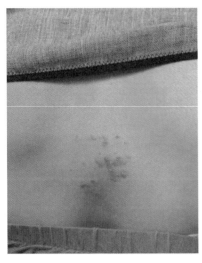

병원에서 환자를 간병 중 발생한 둔부의 통증을 주소로 내원한 50대 중반의 여성이다. 수차례의 반복적인 병변으로 치료를 한 기왕력이 있다.

할 경우에는 뇌수막염, 간과 폐 등에 염증을 일으킬 수 있습니다. 음부포진바이러스에 감염된 여성은 자궁경부암의 확률이 4배 증가합니다. 따라서 병변이 있을 때는 피부에 직접적인 접촉을 피하고 성관계도 주의하시기 바랍니다.

연성하감

94. 성기 피부가 헐었는데 따가워요. 성병인가요?

인터넷을 찾아보다가 깜짝 놀라서 문의드립니다. 성기 가운데 부분에 상처가 나고 파였습니다. 바지 지퍼에 긁힌 것 같지는 않은데요. 성관계 때문인지도 정확히는 모르겠습니다. 상처가 아프지 않으면 더 위험한 것이라고 하던데, 이해가 가질 않습니다. 쓰리고 따가워요. 성병인가요? 병원 가기가 창피해요.

환자분께서 인터넷에 찾아보신 것은 경성하감이라 불리는 1기 매독에 대한 내용입니다. 환자분의 성기의 병변은 매독의 병변과는 차이가 있습니다. 무른궤양이라 불리는 연성하감은 성기에 생기는 성매개질환 중 하나이지만, 매우 드문 질환입니다. 정확한 것은 근처 비뇨의학과 선생님께 진료를 받아보시기 바랍니다. 절대 창피한 일이 아닙니다.

비뇨의학과 외래에 내원하는 남성 환자분들 중에는 성기 부위에 쓰리고 따가운 증상을 가벼운 상처로 생각하시는 분이 계십니다. 그리고 집에서 항생제 연고를 발라보다가 1주일이 지나도 증상이 완전히 좋아지지 않고 반복하는 경우에 내원하는 경우가 많습니다. 제가 진료한 환자분들 중에는 젊은 남성도 있었지만 60대 이후 남성 환자분으로 대수롭지 않게 생각했다가 증상이 지속되어서 오는 경우가 있었습니다.

연성하감이란 말은 일반 사람들에게는 익숙하지 않는 질환이고 많이 생기는 질환도 아닙니다. 병변이 발생한 초기에는 환자의 과거력과 지금의 증상 및 이학적 검사를 통해 진단과 치료를 하는 것이 필요합니다. 하지만 병변의 초기 이후에 염증이 지속되고 관리가 소홀해지면 2차 감염이 되는 경우가 많습니다. 그러면 주치의 입장에서는 진단에 어려움이 많습니다.

환자분의 성기에 궤양과 같은 병변을 일으키는 질환에는 제일 먼저 1차 매독, 무른궤양이라 불리는 연성하감, 음부포진, 베쳇병, 성병림프육아종, 피부암 등이 있습니다. 갑작스럽게 생긴 질환이라면 베쳇과 피부암을 배제할 수 있고, 성기 궤양과 짓무른 부위에 통증이 없는 것으로 매독을 구분할 수 있습니다. 하지만 병변 주위에 염증이 있으면서 불편함을 호소하는 경우도 있고 음부포진과 무른궤양이 항상 극심한 통증을 동반하는 것은 아닙니다.

교과서에서는 매독, 성병, 림프육아종, 단순포진 바이러스 감염을 배제하기 위해 조직검사를 하고 궤양의 고름과 진물에서 헤모필루스 듀크레이haemophilus ducreyi균을 배양하라고 권유하고 있습니다. 하지만 균 검출이 항상 되는 것은 아닙니다. 따라서 외래에 내원한 환자분의 정확한 진단과 성매개질환들을 배제하기 위해 소변검사와 혈액검사를 반드시 하시기를 바랍니다. 항생제의 복용으로 쉽게 치료가 가능한 질환도 있지만 추가적인 검사와 장기간의 관찰을 필요로 하는 질환도 있기 때문입니다.

그리고 병변이 완치될 때까지 성접촉을 피하시는 것이 좋습니다. 연성하감이 의심된다면 연성하감의 잠복기가 1~21일인 만큼 증상이 발현되기 최소 10일 이내에 성접촉을 한 분들은 무증상이라고 해도 예방적 치료가 필요합니다.

매독1

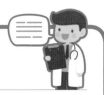

95. 저보고 매독일 수 있다고 하던데, 요새도 매독에 걸리나요?

제가 의심하는 성관계는 2년 전이고 그 후론 없습니다. 성기에 뭐가 생겼다가 없어졌는데 아프지 않아서 그냥 대수롭지 않게 생각했습니다. 친구 중에 한 명이 의사인데, 제 병이 매독일 수 있다고 합니다. 요새도 매독에 걸리나요? 저는 성관계 할 때 안전하게 합니다.

A 성관계 할 때의 제일 안전한 방법은 신체적으로 건강한 배우자와 성관계를 하는 것입니다. 성관계 이후에 생길 수 있는 성 관련 질환은 다양한 경로를 통해 전파됩니다. 지금도 가끔씩 매독으로 진료를 보러 오는 환자분들이 있고 특히 직업여성이 종종 찾아옵니다. 환자분은 근처의 비뇨의학과 병원 또는 의원에 가서 검사받으시는 것이 좋겠습니다.

성매개질환은 성행위에 의해 전파되는 질환을 말합니다. 남성 성기가 여성의 질 내 삽입에 의한 전파뿐만 아니라 항문, 구강 내 점막을 통해 전파될 수 있습니다. 요도분비물, 정액, 타액, 혈액 등이 원인이 됩니다. 성행위 이후 빠르면 10일 후부터 길게는 3개월에서 수십 년 후에 증상이 발현되는 경우도 있습니다.

지금은 성병보다는 성매개병으로 불리고 있습니다. 1980년대까지는 성병이라고 하면 임질과 비임질성요도염, 매독, 연성하감 등을 말하였습니다. 교통의 발달, 인터넷과 통신의 발달, 여행의 자유화로 인종 간, 지역 간, 나라 간의 왕래가 빈번해지면서 다양한 질환들이 퍼져나갔는데, 성행위에 의한 질환들도 마찬가지입니다. 특히 HIV에 의한 후천성면역결핍증, 사람유두종바이러스에 의한 성기 사마귀 감염, 단순헤르페스바이러스 감염, 간염 등은 청결하지 않고 비정상적인 성관계에 의한 것임이 알려지면서 성매개병으로 불리게 되었습니다.

그 중에서 매독은 가장 보편적으로 들어봤지만 정확히는 알지 못하는 질환이 아닐까 합니다. 외과의사들은 일반적으로 환자들을 수술하기 전에 필요한 검사를 하게 됩니다. 기본적인 혈액검사, 소변검사, 심장 검사와 가슴 사진을 찍습니다. 그 중에는 간염검사와 매독검사가 같이 포함되어 있습니다. 환자의 생활에 문제가 있어서가 아니라 그만큼 나도 모르게 누군가에게는 감염의 원인이 될 수 있고, 수술을 집도하는 의료진에게도 전파가 가능하기 때문입니다.

저의 경험을 말씀드리겠습니다. 남편과 사별한 지 5년이 지난 60대의 방광암 수술 예정인 여자 분이 계셨습니다. 매독에 양성판정 TPLA와 매독 전염력을 확인하는 검사VDRL에서 전염력이 높게 평가되어 매독치료를 먼저 하였습니다. 또 60대 남자 분은 과거 원양어선의 선원생활을 했는데 성인형 음낭수종의 진단 하에 수술을 위한 준비과정 중 매독이 확진되었습니다. 주치의 입장에서 성매개질환을 환자 본인과 가족들에게 물어보는 것은 참 어렵습니다. 그렇다고 대충 넘어갈 수 있는 질환도 아닙니다.

96. 성기가 헐면 매독인가요?
매독 치료는 어떻게 하나요?

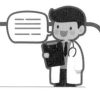

손바닥과 발바닥에 수포가 있고 성기가 헐었습니다. 일반 의원에서는 매독이 아니라고 했는데, 보건소 혈액검사에서는 이상소견이 있다면서 비뇨의학과에서 정밀검사를 하라고 했습니다. 매독의 검사는 어떻게 하고, 치료는 어떻게 하는 것인지 알고 싶습니다.

A 　보건소에서 추가 검사를 권유받으면 많이 놀랐을 것이라 생각됩니다. 하지만 너무 걱정하지 마시기 바랍니다. 매독검사는 혈액검사를 통해 정확히 알 수 있습니다. 성행위 후 보통 4~6주가 지났다면 VDRL검사와 TPHA 또는 FTA-ABS검사를 추천드립니다. 매독의 진단이 확실하다면 본인의 치료와 함께 성배우자뿐 아니라 가족들까지도 검사와 치료를 받을 수 있다는 것을 알고 계셔야 합니다.

과거 베토벤의 청력 이상이 매독 치료에 대한 수은중독이란 것과 두개골의 변화가 매독이 원인이라는 얘기도 있었습니다. 하지만 2000년 베토벤의 모발분석을 통해 베토벤은 수은중독이 아닌 납중독이고 과량의 알코올 섭취에 의한 간경화로 죽었다는 논문이 발표되면서, 베토벤의 성병에 대한 오해가 풀리기도 했습니다. 그럼 여기서 매독이 어떤 질환인지 알아보겠습니다.

매독은 크게 두 가지의 임상 양상으로 구분할 수 있습니다.

초기 매독은 잠복기를 거쳐 1기 매독과 2기 매독 그리고 잠재기 매독까지를 말합니다. 후기 매독은 잠재기 이후에 나타나는 심장, 신경

등의 전신질환이 나타나는 3기 매독과 그 외에 선천성 매독이 있습니다. 매독은 이성 또는 동성 사이의 성접촉에 의해 생기는 경우가 제일 많습니다. 1기 또는 2기 환자와 성접촉을 하게 되면 50% 정도에서 감염을 보고하고 있습니다. 매독균이 접촉을 한 성기 부위, 질, 항문, 직장, 입술, 구강 등을 통해 감염이 됩니다.

1기 매독은 성접촉 후 2~4주가 지나면 피부 생식기 주위에 반점으로 시작하여 딱딱하고 살짝 올라온 모양의 궤양이 생깁니다. 하지만 통증이 없다는 특징이 있습니다. 환자가 유심히 관찰하지 않으면 2~6주 이후에는 자연스럽게 없어집니다. 따라서 환자들은 몸의 면역력을 통해 치료가 된 것이라고 생각 할 수 있겠지만, 전혀 그렇지 않습니다.

이제부터는 트레포네마 팔리둠treponema pallidum이란 매독균이 전신의 피부로 퍼져서 증상을 나타낸다고 할 수 있습니다. 1차 매독인 경성하감이 발생한 수주부터 6개월 사이에 2차 매독이 생길 수 있습니다. 2차 매독의 경우에는 손바닥, 발바닥에 발진과 편평한 모양의 사마귀가 생깁니다. 피곤하고 열과 두통 등의 감기 증상과 체중감소가 유발될 수 있습니다. 간염, 뇌염, 관절염, 신장병, 눈의 포도막염 등도 보고됩니다. 2차 매독은 비뇨의학과만의 문제가 아닙니다. 내과, 신경과, 정형외과, 안과 등에서도 치료를 필요로 하는 질환으로 진행된 것입니다. 이후에 잠재기의 시간이 오게 되는데 보통은 1년 이상 경과를 하게 됩니다.

그리고 나서 피부, 뼈, 간 등에 탄력이 있는 쌀알에서 달걀 크기의 결절이 생기는 고무종이 생기게 됩니다. 심장혈관과 뇌신경계를 침범할 수도 있습니다. 이것을 3차 매독이라 불리는데, 치료를 하지 않은 환자의 1/3에서 발생합니다.

매독의 치료와 주의점을 말씀드리겠습니다. 매독은 매독에 대한 항체검사(TPHA 또는 FTA-ABS)와 매독의 감염도와 활성도[VDRL]를 확인하는 검사를 통해 치료를 결정합니다. 치료는 페니실린 주사제를 사용하고 페니실린을 사용하지 못하는 경우에는 경구 항생제로 대체합니다. 환자와 성적배우자 모두에게 검사를 필요로 합니다. 우리나라의 질병관리본부에 따르면 1기 매독으로 진단받은 사람은 증상 시작 3개월 전부터, 2기 매독이라 진단받은 사람은 6~9개월 전부터, 초기 잠재기인 환자는 1년 이내 성접촉자, 후기 잠재기인 환자들은 배우자와 자녀 모두까지 검사하는 것을 권장하고 있습니다. 또한 치료 후에도 3개월, 6개월, 12개월, 24개월에는 반드시 검사를 하여 치료결과에 대한 확진을 받아야 합니다.

HIV1

97. 에이즈는 한 번의 성관계로도 생길 수 있나요? 진단은 어떻게 해요?

작년 겨울에 친구들과 태국으로 여행을 갔습니다. 마사지숍에서 후회되는 행동을 했습니다. 선생님 도와주세요. 비뇨의학과에서 수차례 검사를 받았습니다. 그래도 무섭습니다. AIDS 진단은 어떻게 하나요?

제게도 비슷한 내용으로 진료를 받는 환자분들이 늘어나고 있습니다. 비행기 이용이 늘어나고 해외여행의 자유화로 인해서 발생하는 하나의 현상이라고 생각합니다. 가장 기본적인 방법은 효소면역측정법[ELISA]라 부르는 HIV항체검사입니다. 감염 6~12주 후, 평균 8주

후에 혈액검사를 통해 검사를 합니다. 한 번 검출이 됐다고 확진을 하는 것은 아닙니다. HIV유전자증폭검사PCR는 감염 초기의 가장 예민한 검사로 매우 적은 농도의 바이러스에서도 발견이 가능합니다. 하지만 거짓양성과 거짓음성으로 나타날 가능성이 있습니다. HIV유전자검사는 담당선생님과 충분히 상담 후 검사하시는 것을 권유드립니다.

에이즈AIDS는 후천성면역결핍증후군이라고 부르며 HIV라 불리는 인간면역결핍 바이러스가 활성화되어 나타나는 증상을 발생합니다. 바이러스에 의해 CD4도움T세포라 부르는 면역세포가 파괴되면 면역 기능이 떨어지고 기회감염이 발생합니다.

임상의사로서 환자분이 걱정하는 의심질환에 대해서 설명드리겠습니다. HIV에 한 번 노출되었을 때의 감염비율을 말씀드리겠습니다.

성행위에 의한 감염은 0.1~1%이고 수혈에 의해서는 95%이상, HIV에 감염된 산모에 의한 아이의 전파는 30%, 주사기를 공동사용에 의한 발생은 0.5~1%, 의료인이 오염된 바늘에 의해 감염될 확률은 0.3% 미만입니다.

하지만 모든 에이즈 환자들의 전파경로에 따른 분포를 분석했을 때는 결과가 달라집니다. 성교에 의한 전파가 70~90%, 감염된 엄마에서 아이에게 전파가 10~20%, 마약 중독자의 주사기 공동사용이 5~10%, 수혈이 3~5%, 의료종사자가 감염되는 확률이 0.01%입니다. 하지만 모기에 물리거나 키스, 식사, 화장실과 욕실 등을 같이 사용한다고 해서 전파된다는 것은 오해임을 말씀드립니다.

HIV에 감염된 환자들은 어떤 증상이 나타날까요? 처음에는 무증상입니다. 성관계 후 3~6주가 지나면 감염환자의 50~85% 정도는 춥고, 한기 들고, 열 나고, 두통, 목 아픔 등의 몸살 증상이 나타납니다. 중요한 것은 치료를 안 해도 1~2주 후에는 쉽게 회복되기 때문에 환자들은 원인을 모르고 지나갈 수가 있습니다. 문제는 이때를 급성 HIV증후군이라고 부르는데, HIV감염에 대한 항체검사를 해도 검출이 되지 않기 때문에 안심할 수 없습니다. 효소면역측정법ELISA라 부르는 HIV항체검사는 감염 6~12주 후, 평균 8주 후에 혈액검사를 통해 검출이 됩니다.

그럼 HIV 감염은 어떻게 진단할까요? HIV 감염 후 초기에는 항체가 생기지 않아 검사가 정확하지 않습니다. 그래서 성관계 후 6~12주(평균 2개월)가 지나서 검사하는 것을 권장합니다. HIV의 검사는 한 번의 진단으로 확진을 하지 않습니다. 엘리사ELISA로 기본 선별검사를 합니다. 민감도와 특이도가 99% 이상인 검사이므로 양성이 판명되면 ELISA검사를 한 번 더 시행합니다. 그러고 나서 양성의 결과가 나왔을 때 웨스턴 블롯western blot검사를 통해 확진을 합니다. 그리고 양성일 때 HIV 감염으로 진단하게 됩니다. 만약 HIV의 감염에 노출되었는데 검사 결과가 음성일 때가 있습니다. 그때는 ELISA검사를 3~6개월 이후에 다시 하고, western blot검사는 1개월 뒤에 다시 해야 합니다. 이렇게 HIV가 확진되면 CD4도움T세포의 개수와 HIV-RNA역가를 검사합니다.

최근에 많은 분들이 관심 있어 하는 HIV 유전자증폭검사PCR는 감염 초기의 가장 예민한 검사로 매우 적은 농도의 바이러스에서도 발견이 가능합니다. 신속 검사법들은 신속한 결과가 필요한 상황에서 시행합니다. 하지만 주의할 점은 HIV 바이러스가 측정될 수 있는 범위보다 적게 존재할 때는 거짓음성으로 나타날 수 있습니다. 또 검사 과정에서의 오염으로 인해서 거짓양성으로 나타날 수 있습니다. HIV의 판독에서 거짓음성이 거짓양성보다 더 무서운 결과를 초래할 수 있습니다. 따라서 HIV유전자검사는 담당 선생님과 충분히 상담 후 검사하시는 것을 권유드립니다.

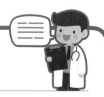

HIV2

98. 만약 에이즈에 걸리면 죽나요, 치료제가 있다고 들었습니다.

톰 행크스가 주연으로 나오는 '필라델피아'라는 오래된 영화를 봤습니다. 에이즈에 대한 내용이었습니다. 에이즈에 걸렸다고 하면 소문이 나고 직장생활도 못 할 것 같습니다. 궁금한 점은 지금도 에이즈에 걸리면 죽는 건가요. 아니면 치료가 가능한지 문의드립니다.

Ⓐ   브루스 스프링스틴Bruce Springsteen이 부른 'Streets of Philadelphia'라는 노래의 가사를 보시면 과거 80년대의 에이즈에 대한 인식과 증상을 알 수 있습니다. 40년이 지난 지금은 HIV에 의해 유발된 에이즈는 치료가 되는 만성질환으로 인식을 하고 있습니다. 칵테일 요법의 약물치료를 통해 증상을 억제시킬 수 있습니다.

환자분들은 HIV에 의해 CD4도움T세포가 500개/ul 보다 적어 질 때까지 특별한 증상 없이 10년 이상의 잠복기를 가집니다. 그 이후 초기 증상기에는 체중 저하, 원인을 알 수 없는 열, 식욕 부진, 설사, 심하게 땀이 나거나 전신의 다양한 부위에서 커진 임파선이 촉진됩니다. 왜냐하면 HIV가 주로 증식하는 부위가 림프계이기 때문입니다. 이후에 부어있던 림프절이 줄어들면서 면역력이 떨어졌을 때 나타나는 입안의 궤양, 대상포진과 같은 증상들이 생기게 됩니다. AIDS 환자의 1/3 정도는 HIV에 의한 치매 증상이 오고 뇌수막염과 손발저림 증상이 나타납니다. HIV에 의한 CD4도움T세포가 감소했을 때 환자분들이 병원을 찾는 가장 큰 이유는 폐렴입니다. 그 외에 고열과 피부에 생기는 카포시 육종, 단순포진, 대상포진, 곰팡이 감염, 눈의 망막염증 등이 발생합니다.

HIV에 의한 기회감염은 HIV가 환자 몸의 CD4세포를 얼마만큼 빠르게 감소시키느냐에 따라서 차이가 납니다. HIV의 치료를 잘하고 CD4세포가 유지된다면 건강을 지킬 수 있습니다. HIV의 치료는 단일 약제를 사용할 경우 약제의 내성이 생길 가능성이 높습니다. 따라서 3가지 약제를 병합하는 칵테일 요법을 사용합니다. HIV 치료제는

① 뉴클레오사이드 역전사효소 억제제 ② 비뉴클레오사이드 역전사효소 억제제 ③ 단백분해효소 억제제 ④ 인터그레이즈 억제제 등이 있습니다.

2011년 대한에이즈학회의 지침에 따르면, CD4도움T세포수가 350개/ul 미만이면 치료를 시작하지만 가능하면 조기 투여를 권장하고 있습니다. 왜냐하면 바이러스가 증식을 억제하여 CD4세포의 감소에 의한 기회감염과 면역력 저하와 관련된 합병증을 줄이기 때문입니다. 현재는 항바이러스 치료제들의 좋은 효과로 AIDS는 불치병이 아닌 만성질환의 개념으로 바뀌고 있습니다. 또 2007년 독일과 2019년 영국에서 HIV 감염된 환자의 완치 사례가 보고되고 있습니다.

HIV의 감염에 대한 치료는 감염내과 주치의 선생님과의 상담을 통해 치료방법을 결정하시기 바랍니다.

성기사마귀

99. 성기에 사마귀가 생기면 성병인가요? 치료는 간단한 것 맞죠?

오늘 성기에 사마귀 같은 게 있어서 병원에 가보니 곤지름이라고 하네요. 냉동치료를 하자고 하는데, 전에는 전기로 태운 것 같습니다. 한 번에 안 될 수도 있고 몇 번할 수 있다고 하면서 치료하기 전에 혈액검사를 하자고 하던데요. 과잉진료하는 것아닌가요? 어떤 치료법이 좋은지 설명해주세요?

A 성기 사마귀는 성매개질환이 맞습니다. 성행위 후 유발되는 질환은 여러 질환을 동반할 수 있기 때문에 미리 확인을 하는 것이 좋습니다. 사마귀가 위치하는 곳에 따라서 치료방법이 다양하기 때문에, 한 가지 방법이 제일 좋다고 말하기는 어렵습니다. 특히 요도근처에 생기는 성기 사마귀는 반드시 추가적인 검사를 필요로 합니다. 그리고 본인의 성기 사마귀 치료와 함께 성배우자의 검사도 중요합니다. 곤지름 또는 콘딜로마라고 불리는 성기 사마귀는 남성들이 우연히 발견했다면서 병원에 내원하는 경우가 많습니다. 일부 환자분들은 개인 의원에서 제거를 했는데 또 생겼다면서 간단히 제거만을 원하는 경우도 있습니다. 하지만 성기 사마귀가 무엇이고 왜 생겼는지에 대한 설명을 듣고 나면, 외래 처음 내원했을 때보다 환자분의 표정이 좀더 진지하고 조심스러워 한다는 것을 느끼게 됩니다.

이번에는 성기 사마귀에 대해서 자세히 말씀을 드리려고 합니다. 환자분들이 어렸을 때 한 번 쯤은 경험했던 다양한 사마귀 질환들이 있습니다. 손등과 발등에 생기는 보통 사마귀(심상성 사마귀), 손바닥과 발바닥에 생기는 수장족저 사마귀, 무릎과 손등에 생기는 편평 사마귀처럼 음경과 음낭, 음모에 생기는 성기 사마귀도 그냥 생겼겠지! 라고 생각합니다. 사마귀질환은 모두 사람유두종바이러스에 의한 감염으로 생깁니다. 보통 사마귀와 수장족저 사마귀는 사람유두종바이러스 아형 2, 4, 7, 27, 29가 원인이고 편명 사마귀는 3, 10, 28, 49가 영향을 줍니다. 하지만 성기에 생기는 사마귀는 6, 11, 16이 주로 원인이 됩니다.

그런데 왜 성기 사마귀는 다르게 생각해야 할까요? 바로 성접촉에 의한 것이기 때문입니다. 성접촉 2~3개월 후에 성접촉 시의 조직이 손상되기 쉬운 부위에 생기게 됩니다. 귀두 근처, 음경포피의 밑 부분, 성기의 몸통 부분뿐 아니라 여성의 질 주위, 항문 주위, 회음부, 음모 사이에도 존재합니다. 문제는 이것이 성매개질환이기 때문에 다른 성병질환도 같이 동반될 가능성이 있다는 것입니다. 저희 환자도 성기 사마귀를 치료 전에 검사를 통해 매독이 확진되면서 매독치료를 같이 받았습니다. 그리고 성배우자들도 같이 감염될 수 있습니다. 또한 조직검사상 성기 사마귀가 2차 매독의 특징 증상 중 하나인 편평콘딜로마로 판명될 수 있습니다. 사마귀를 제거하는 시술하기 전에 성매개질환에 대한 검사를 꼭 권장하고 싶습니다.

성기 사마귀에 사용되는 치료법을 살펴보겠습니다. 사마귀 크기와

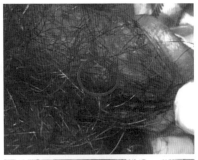

성기 사마귀를 주소로 내원한 65세 남자환자. 음경 주위에 성기 사마귀가 관찰된다. 인유두종바이러스6으로 확인되었다.

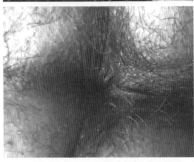

항문 주위에도 성기 사마귀가 관찰된다.

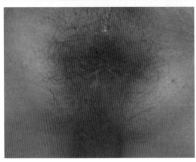

4주간의 이미퀴모드 크림 도포 후의 모습이다. 항문 사마귀의 크기가 많이 줄었고 일부는 없어진 것이 관찰된다.

숫자, 위치, 그리고 환자가 선호하는 시술방법을 고려하여 결정합니다. 치료방법에는 전기소작술, 냉동요법, 레이저 기화술 등이 있고 시술이 어려운 부위에 생긴 사마귀에는 이미퀴모드 크림을 도포하여 치료를 합니다. 하지만 완치는 절반 정도이고 25~50%에서 재발을 하기 때문에 꾸준한 관찰을 필요로 합니다.

본인의 성기 사마귀 치료와 함께 성배우자의 검사도 중요합니다. 성기 사마귀가 요도 입구에 생기는 경우에는 단순히 제거만을 해서는 안 됩니다. 성기 사마귀가 요도와 방광 안쪽에 생길 가능성이 있기 때문에 요도방광내시경을 조심스럽게 시행하여야 합니다. 비뇨의학과 선생님만이 방광과 요도 안쪽을 검사할 수 있습니다. 그리고 적정 연령에서는 MSD제약의 가다실® 백신주사를 통해 성기 사마귀에 대한 예방을 권장드립니다.

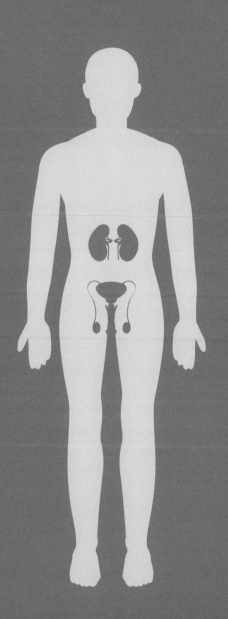

Chapter 19

비뇨의학과에서
많이 보는 피부 질환들

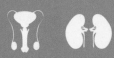

Department of Urology

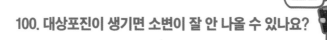

100. 대상포진이 생기면 소변이 잘 안 나올 수 있나요?

어머니가 최근에 일을 심하게 하셨다고 합니다. 엉덩이 쪽에 대상포진이 와서 치료 중입니다. 얼마 후에 소변보기가 힘들어서 동네 의원을 가니 몸이 약해서라고 합니다. 3일 뒤 비뇨의학과에서 진료를 볼 때는 신경을 침범해서 그렇다고 합니다. 대상포진이 통증을 유발하는 것은 알고 있는데, 소변을 보는 것도 방해할 수 있나요? 누구 말이 맞는 건가요?

A   대상포진은 침범한 신경절의 위치에 따라서 나타나는 증상이 다르게 됩니다. 골반 주위와 음낭, 음경, 회음부, 항문 주위에 생기는 대상포진은 통증뿐만 아니라 배뇨 장애도 같이 나타날 수 있습니다. 따라서 대상포진에 의한 하복부 아래쪽의 피부병변과 통증 그리고 배뇨의 불편감이 있을 때는 꼭 비뇨의학과 선생님과의 상담을 권유드립니다.

배뇨의 불편한 증상은 크게 2가지로 나뉩니다. 첫 번째는 폐색 증상입니다. 소변줄기가 약하고, 잔뇨가 생기면서 소변을 볼 때 힘을 써야 하는 것입니다. 변기 앞에서 한참을 기다리거나 배뇨 중에 소변줄기가 끊겨서 다시 보기도 합니다. 두 번째는 자극 증상입니다. 소변을 자주 보고 소변 참는 것을 힘들어합니다. 심할 때는 급하게 화장실을 찾다가 팬티를 적시기도 하고, 밤에는 자다가 소변을 보기 위해서 2번 이상 깨기 때문에 삶의 질이 떨어집니다. 주로 전립선비대증, 방광 기능의 문제, 전립선암, 전립선염에서 나타납니다.

배뇨 장애의 불편함이 꼭 비뇨의학과 질환에 의해서만 나타나는 것은 아닙니다. 신경과, 내과, 정형외과, 신경외과, 외과 환자들에서도 배뇨 장애의 증상이 나타날 수 있습니다. 뇌졸중과 뇌출혈 등의 뇌손상 환자, 외상에 의한 목, 가슴, 허리 쪽 척수손상 환자, 허리디스크와 협착증 환자, 당뇨 환자, 악성빈혈, 만성 알콜중독, 신경매독, 변비와 치질 환자 등에서도 얼마든지 배뇨 장애가 나타납니다.

앞서 말씀드린 것처럼 대상포진은 완치되는 질환이 아닙니다. 대상포진바이러스는 척수 안의 감각 신경절에 머무르다가 면역력이 떨어졌을 때 발현되는 질환입니다. 따라서 골반 아래쪽에 발생하는 대상포진은 통증뿐 아니라 배뇨 장애도 같이 나타날 수 있습니다. 대상포진 초기에는 소변을 참는 것이 힘들고 자주 보는 증상이 생깁니다. 대상포진의 후반에는 소변이 방광 안에 저장되는 감각이 떨어지고 잔뇨가 남으면서 소변의 배출이 어렵게 됩니다. 특히 기존의 전립선질환과 방광 기능에 이상이 있었던 분들은 더욱 불편함을 느끼게 됩니다.

따라서 대상포진은 환자의 병변에 맞게 치료하는 것이 중요합니다. 첫 번째로 대상포진바이러스와 피부의 통증 및 불편한 증상을 호전시키는 치료를 합니다. 두 번째로 대상포진의 재발과 대상포진 후 신경통의 발생을 낮추기 위한 치료를 같이 합니다. 세 번째로는 대상포진이 발생한 위치에 따라서 배뇨 장애를 꼭 확인해봐야 합니다. 대상포진의 통증이 호전되면 배뇨 증상도 호전된다고 하여 환자에게 참고 기다리라고 얘기해서는 안 될 것입니다. 정상인은 하루에 8번 이하의 배뇨를 합니다. 따라서 환자는 커다란 불편감을 느낄 수 있고 심한 경우에는 방광과 신장의 손상 가능성이 있습니다.

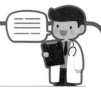

모낭염

101. 음모에도 여드름이 생길 수 있나요?
짜니까 통증이 심해집니다.

저는 취업을 준비하는 남자인데요. 요새 많이 피곤합니다. 전에는 한 번씩 무리하면 음모에 여드름 같은 것이 생겨요. 자꾸 재발하고 지금은 딱딱합니다. 짜니까 더 아프기만 합니다. 도와주세요.

A 환자분께서 여드름이라 생각하시는 것은 모낭염이라 생각됩니다. 주로 몸이 피곤하고 컨디션이 떨어질 때 생기는 것으로 화농성 병변이 생깁니다. 초기의 치료법과 병변이 말랑말랑해졌을 때의 치료법이 다르기 때문에, 무턱대고 짜는 것을 추천하진 않습니다. 병변이 생기는 위치에 따라서 치료방법이 달라질 수 있으므로 가까운 병원에 내원하셔서 상담을 받으시기 바랍니다.

젊은 분들과 나이 드신 분들 중에는 반복적인 피부염증으로 불편해서 내원하시는 분들이 계십니다. 문진을 해보면 최근에 성관계를 하지 않았고 무리를 한 적도 없다고 합니다. 평소 고혈압과 당뇨, 면역질환으로 진료를 받거나 약물을 복용하지도 않습니다. 단지 피곤하면 그 부위에서 염증이 생겨서 아프고 욱신거리다가 심하면 곪아서 터진다고 합니다. 바로 모낭염에 대한 이야기입니다.

모낭염은 모낭에서 기원하는 염증성 병변이고 진행을 하면 염증성 결절인 종기와 고름집이 형성되는 질환입니다. 환자들은 주로 여드름이 심해서 왔다거나 여드름을 짜도 또 생겼다는 얘기를 합니다. 즉 모낭염은 여드름과 구분을 해야 하는 질환 중 하나입니다. 모낭염은 포도상구균의 감염에 의해서 발생합니다. 주로 목 주위의 헤어라인과 턱 등에 생기지만 우리 몸의 털이 있는 곳은 어디든 가능합니다. 비뇨의학과에 내원하시는 분들은 엉덩이와 성기 주위의 음모, 살갗이 접히는 부위와 겨드랑이에 생기는 것을 특히 불편해 하십니다.

우리 몸은 세균의 침입 또는 상처 등의 원인으로 공격을 받으면 손상된 부위 주위에서 열감, 통증, 부종, 발적 등의 방어작용을 통해 손상된 부위를 회복하는 과정을 거칩니다. 피부에 고름이 생기는 것은 우리 몸을 방어하는 백혈구와 죽은 미생물 및 여러 단백질 등이 모여서 형성되는 것입니다. 모낭염이 심해지면 중심 부위에 1~2cm 가량의 괴사된 조직과 눌렀을 때 통증이 나타나는 절종이 생깁니다. 그리고 절종이 몇 개 합쳐진 3~10cm 크기의 종기 모양을 옹종이라고 합니다. 절종과 옹종은 가운데 부분에 노란색의 농포가 형성되고 며칠이 지나면 딱딱했던 부분이 말랑해집니다. 형성된 고름과 괴사된 조직이 배출되면 가운데 부위에 노란색의 중심점이 보입니다.

치료방법은 배농과 항생제를 포함한 염증치료입니다. 주의할 점은 병변이 완전히 화농되기 전에 짜거나 절개를 하지 않아야 합니다. 피부 밑층으로 염증이 더욱 확산될 수 있기 때문입니다. 단단한 결절이 말랑해지면서 화농되었을 때 절개를 하고 배농하는 것을 추천합니다. 또 콧 속, 귀 안에 생기는 종기는 절개하는 것을 매우 조심해야 하고 가능하면 절개를 하지 않는 것이 좋습니다. 엉덩이 주위에 모낭염과 종기가 재발하는 사람들은 엉덩이가 눌림으로 인해서 습하고 진물이 흐르는 경우가 많습니다. 따라서 앉아 있을 때 쿠션을 통해 엉덩이가 눌리는 부위의 압력을 분산시키는 것이 중요합니다. 그리고 병변 주위는 항상 청결하게 하는 것이 좋습니다.

성인 남성의 턱수염과 콧수염 근처에 생기는 모낭염은 포도상구균에 의해 생길 수 있고 곰팡이균인 백선균의 가능성을 고려하여 치료를 해야 합니다. 그 외에 면도기와 피부 자극에 의해 턱 주위에 생기는 모창이 있습니다. 병변 근처의 화끈거림, 따가움과 가려움 등이 동반되면서 중심에 농포가 존재합니다. 오염된 면도기의 사용이 원인이 되기도 합니다. 면도기는 가능하면 1회용 면도기를 사용하거나 전기 면도기를 사용하여 피부에 상처가 나지 않도록 주의해야 합니다.

음모에 생기는 절종은 치료하기가 까다로울 때가 많습니다. 바지와 속옷에 의해 통풍이 잘 안되어 습하고 마찰에 의해서 더 자극을 받기 때문입니다. 초기 치료에 효과가 없거나 재발을 한다면 포도상구균뿐만 아니라 곰팡이, 바이러스 등도 원인이 되기 때문에 다양한 원인을 염두에 두시고 치료를 받는 것이 좋겠습니다

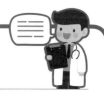

태선화

102. 몇 개월 전부터 거기가 계속 가려워서 자면서도 긁습니다. 어떻게 치료해요?

고환 주위가 3~4개월 전부터 미칠 듯이 가려워요. 병원에서 성병검사, 옴, 사면발이 등 검사를 다했는데, 괜찮다고 했습니다. 몇 군데 병원에 갔었는데, 연고하고 약만 줍니다. 그리고 심할 때는 엉덩이 주사를 맞습니다. 그래도 약 효과가 떨어지면 다시 가려워요. 어제는 자다가 깼어요. 도와주세요.

A 환자분의 증상은 만성단순태선으로 생각됩니다. 피부를 오랫동안 반복하여 긁음으로써 피부가 두꺼워지고 어두운 색의 색소침착이 일어나게 됩니다. 무의적으로 심하게 긁는 경우 세균감염이 발

생할 수도 있고 증상이 악화될 수 있습니다. 약물의 복용뿐 아니라 주사제 사용 및 행동요법이 필요할 수 있습니다.

두드러기는 여러 가지 원인들에 의해서 피부 밑 진피층이 부어오르는 증상을 말합니다. 가려움증이 동반되고 경계가 명확하지 않는 흰색 또는 분홍색의 융기가 같이 일어납니다. 전체 인구의 20%는 한 번 이상 불편함을 느끼는 질환입니다. 급성두드러기는 빠르면 수일에서 길게는 수주 안에 증상이 없어집니다. 하지만 급성두드러기의 치료가 호전되지 않거나 뚜렷한 원인 없이 6주 이상 증상이 지속되는 것을 만성두드러기라고 합니다.

만성두드러기는 만성위염, 만성간염처럼 치료가 까다롭습니다. 환자와 보호자는 두드러기 원인에 대하여 혼란스러워 합니다. 어떤 원인에 의해 두드러기가 발생한 것 같다고 생각을 하다가도 또 다른 원인에 의해서 증상이 나타나기 때문입니다. 따라서 환자의 병력을 물어보고 환자의 신체검사를 하면서 환자의 거주 환경, 직업 환경, 현재 가지고 있는 질환과 복용하는 약물 등을 확인합니다. 그리고 혈액검사를 통해 알레르기에 대한 염증 정도를 확인하고 피부 접촉에 의해 알레르기 원인을 찾는 첩포검사를 시행합니다.

현재는 혈액을 통해 90여 가지의 항원을 알아보는 화학발광검사인 MAST 등을 이용하여 편리하게 검사를 해볼 수 있습니다. 중요한 것은 이렇게 다양한 검사를 해도 뚜렷한 원인을 못 찾고 환자는 계속해서 불편을 호소할 때입니다. 원인으로 알려진 물질을 멀리해도 증상이 지속될 수 있습니다.

장기간의 가려움증으로 외래에 방문하시는 환자들 중에서는 원인보다는 앞으로 어떻게 치료를 할 것이고 얼마나 좋아질 것인가를 더욱 궁금해 합니다. 환자들은 사타구니, 항문, 음낭, 음모 주위의 가려움증을 더욱 불편해 합니다. 다른 사람이 있을 때는 가려움을 해소하기가 쉽지 않기 때문입니다. 특히 항문 주위 소양증은 가려움증 자체가 문제일 수도 있고, 항문선이 찢어지는 치열, 항문 겉부터 안쪽에 통로가 생기는 치루, 정맥이 항문 밖으로 돌출되는 치질 같은 질환에 대한 증상일 수도 있습니다.

환자들은 증상이 생기면 다른 사람의 눈을 피해서 강한 힘으로 긁게 되고 이것은 진피 내의 신경을 자극하여 증상을 더욱 악화시킵니다. 심지어 어떤 환자들은 자다가 깰 때도 있고 잠을 자는 중간에도 긁고 있다는 느낌이 든다고 합니다. 증상이 지속되면 피부는 두꺼워지고 우둘투둘하면서 피부색이 어두어지는 과색소 침착이 생기게 됩니다.

그럼 만성단순태선을 포함한 만성가려움증에는 어떻게 치료를 하는 것이 좋을까요?

첫 번째 치료방법은 원인에 대한 회피입니다. 환자와 보호자가 환자의 알레르기 유발 원인을 모른다면 의심이 되는 음식과 생활습관을 멀리하는 것이 좋습니다. 특히 피부를 건조하지 않게 하려고 목욕과 사우나를 자주 하는 것, 가려운 부위를 시원하게 하려고 목욕타월로 문지르는 것, 더운 물에 몸을 담그는 것, 컨디션을 좋게 한다면서 무리하게 운동을 하고 땀을 내는 행동은 결코 바람직하지 않습니다.

두 번째 방법은 스테로이드 연고를 포함한 항히스타민제 약제를 사용합니다. 스테로이드 제제는 장기간 강하게 사용하면 문제가 생깁니다. 알맞은 시기동안 병변의 위치에 맞는 강도의 스테로이드 제제를 사용하는 것을 추천드립니다. 증상의 호전 여부와 발생 장소에 따라서 주사제와 자외선 치료 등을 할 수 있습니다. 필요시에는 정신과 선생님과의 상담을 필요로 합니다.

따라서 만성가려움증은 약물치료뿐 아니라 다른 원인에 대한 검사를 꼭 해보시길 바랍니다.

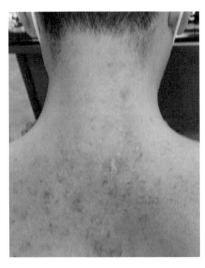

3년 이상 반복되는 피부 가려움증과 화끈거림을 주소로 내원한 42세의 남자환자. 약물치료와 환경의 변화 및 음식 조절을 교육하였다.

대상포진예방접종

103. 대상포진에 한 번 걸리면 대상포진 예방접종은 안 해도 되나요?

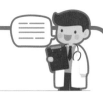

저희 어머니가 가슴 주위에 대상포진이 넓게 퍼져서 2주 정도 입원치료를 받았습니다. 지금도 한 번씩 그 부위가 쑤신다고 하시네요. 대상포진 예방접종을 알아봤는데, 가격이 비쌌습니다. 한 번 걸린 사람은 항체가 생겨서 예방접종을 할 필요가 없는가요?

 　대상포진의 예방접종은 새롭게 대상포진이 생기는 것과 대상포진 이후에 발생하는 신경통의 빈도를 낮추는 효과가 있습니다. 한 번 생긴 대상포진의 항체가 재발하는 대상포진을 억제하는 것은 아닙니다. 60세 이후의 모든 분들과 50대 이후의 면역력이 떨어진 분들에게는 꼭 권유하는 백신입니다. 가격이 비싸다는 단점이 있어서 안타깝게 생각을 하고 있습니다만, 대상포진이 발생하였을 경우의 고통과 치료과정을 생각하면 예방접종은 꼭 필요하다고 생각합니다.

제가 외래에 내원하시는 환자분들에게 특별히 신경을 쓰는 예방접종은 두 가지입니다. 대상포진과 사람유두종바이러스에 대한 것입니다. 보통 수두의 예방접종은 생후 12~15개월에 1회 실시합니다. 대상포진은 과거에 수두에 걸렸거나 수두 예방접종을 한 사람의 신경절에 잠복해 있던 수두대상포진바이러스가 면역력 저하와 전신 쇠약, 만성질환이 있을 때 재활성화되는 것입니다.

대상포진은 주로 가슴, 허리, 안면부 등에 발생합니다. 병변 부위에는 통증과 물집 등의 피부증상이 생깁니다. 문제는 60세 이상 환자의 50%에서 대상포진에 의한 신경통으로 3개월 이상 고통을 받을 수 있다는 것입니다. 특히 눈 주위와 눈 안의 각막까지 침범하는 눈 대상포진, 귀의 대상포진이 생길 수 있습니다. 성기와 회음부에 생기는 대상포진은 배뇨 신경을 마비시켜 배뇨 장애와 급성요폐를 일으키기도 합니다. 심할 때는 안면신경마비와 전신에 퍼지는 대상포진도 가능합니다. 대상포진 이후 발생하는 신경통에 의한 불편함과 정기적인 치료를 생각한다면, 대상포진에 대한 예방접종을 꼭 권장하고 싶습니다.

대상포진의 예방접종은 어떤 것이 있을까요? 대상포진의 예방접종은 생백신과 사백신이 있습니다. 사백신은 2~3번의 접종을 필요로 하지만 생백신은 1번의 주사로 효과가 있습니다. 현재 우리나라는 효과와 안전성이 입증된 생백신 제제인 MSD제약의 조스타박스®와 SK케미컬의 스카이조스터®를 사용하고 있습니다. 생백신을 주사하면 대상포진의 발생을 낮출 수 있지만, 면역력이 떨어진 환자들에서는 주의를 해야 합니다. 2013년 6월 조스타박스®를 접종하면서부터 대상포진의 예방에 좀 더 강력한 무기를 갖게 된 셈입니다.

대상포진의 예방접종을 반드시 피해야 할 사람이 있을까요? 백신에 대해 심한 알레르기가 있는 환자, 면역억제제나 고용량의 스테로이드를 꼭 복용해야 하는 경우와 백혈병, 악성종양, 진행성 HIV와 에이즈 환자, 치료되지 않는 활동성 결핵과 임산부 및 임신 가능성이 있는 경우에는 접종을 피해야 합니다. 그 외에 심장, 간, 만성신장질환 환자와 투석 환자, 당뇨 환자에서는 모두 투여가 가능합니다. 또한 면역력을 억제하는 치료를 하는 분들은 1개월 정도 간격을 두시는 것을 권장하고 있으며 면역억제치료의 주치의 선생님과 상담을 하시기 바랍니다.

대상포진의 예방접종은 언제 시행하는 것을 권장하고 있을까요? 50세 이상 성인에서 1회 예방접종을 시행합니다. 주사 주위의 열감, 가려움증, 주사 부위의 붓기와 가벼운 몸살 증상이 생길 수 있습니다

1~2일 정도는 심한 육체 활동을 삼가는 것이 좋습니다. 보통 대상포진이 50세 이상의 면역력이 떨어진 환자들에서 발생하기 때문에 40대 이하의 젊은 분들에게는 예방접종을 권장하지 않습니다.

대상포진의 예방접종을 하면 어떤 장점이 있는지 살펴보겠습니다.

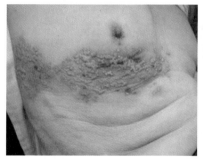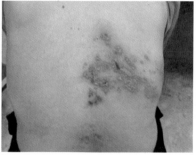

82세의 남자환자. 과거 대상포진 예방접종을 하지 않았으며 1주일간의 등과 옆구리의 통증 및 피부병변을 주소로 내원하였다.

우리가 독감예방주사를 맞아도 독감에 걸릴 수는 있지만 약하게 오는 것과 마찬가지로 보시면 됩니다. 50세 이상 성인을 대상으로 1년 이상의 관찰을 연구한 논문에서 백신의 효과는 70%이고 대상포진 예방접종 후 대상포진 환자 수가 확연히 줄었다고 보고하였습니다. 60대와 70대, 80대의 성인을 대상으로 3년 이상 관찰한 보고에서도, 대상포진의 예방효과는 각각 64%, 41%, 18%로 전체 50% 이상의 효과가 있다고 하였습니다. 특히 대상포진 이후 발생하는 신경통을 67% 감소시켰습니다. 대상포진 발생의 예방효과는 3년 평균 52%와 5년 평균 47%였고 대상포진 후 신경통의 예방효과는 3년 평균 71%와 5년 평균 68%로 뛰어난 효과를 보였습니다.

하지만 대상포진의 예방접종은 단순포진바이러스에 대한 예방효과와는 관계가 없습니다. 단순포진바이러스는 수두와 대상포진의 바이러스와 같은 계열인 인간헤르페스바이러스HHV 중 하나지만 단순포진바이러스HSV는 HHV-1과 2이고 대상포진바이러스HZV는 HHV-3입니다. 서로 다른 바이러스이고 질병의 양상과 예방법도 다릅니다.

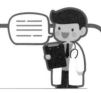

104. 자궁경부백신 주사를 남자도 맞는 것이 좋다는 게 무슨 뜻인가요?

아이 엄마가 진료를 하러 갔다가 딸이 초등학교 4학년 이후부터 자궁경부암 예방 접종을 하는 것이 좋겠다는 얘기를 듣고 왔다고 하네요. 요새는 남자아이들도 주사 맞는 것을 권장한다면서, 오해하지 말라고 했답니다. 아이들에게 자궁경부암 예방 접종이라니, 이해는 가지만 선뜻 내키지가 않아서 그럽니다. 정말 아이들에게 도움이 되는 것인가요?

A 사람유두종바이러스HPV는 자궁경부와 자궁뿐 아니라 방광의 종 양, 성기 사마귀 등과 연관성이 밝혀져 있기 때문에 그렇게 얘기를 한 것 같습니다. 보통 예방주사를 생각하면 소아과에서 시행하는 아이들의 접종과 어른들에서 시행하는 독감주사를 생각합니다. 하지만 오늘은 비뇨의학과질환과 관련되어 꼭 신경을 써야 하는 예방접종에 대해 말씀드리고자 합니다.

HPV에 의해 유발되는 질환은 비뇨의학과, 산부인과, 이비인후과, 내과, 외과 등에서 치료를 해야 하는 다양한 병들과 관련이 있습니다. 현재는 90여 가지 이상의 HPV가 발견되었고 30여 가지 이상의 세부 타입이 종양과 연관성이 있는 것으로 알려져 있습니다. 보통 사마귀와 손바닥, 발바닥에 생기는 사마귀, 성기 사마귀, 눈의 질환, 후두염과 같은 양성질환이 있습니다. 이것을 저위험군 HPV에 의한 것이라 부릅니다. 자궁경부, 자궁, 질, 방광, 음경, 항문, 구강, 식도, 후두, 피부에 종양 등이 생길 수 있는데, 이것은 고위험군 HPV에 의해 유발되는 것으로 알려져 있습니다. Bharti 등은 HPV가 신체에 미치는 영향을 발표하면서 HPV의 16번, 18번, 31번, 33번, 35번은 침습적인 종양과 관련성이 많다고 하였습니다.

우리가 HPV의 예방을 위한 예방접종에는 어떤 것이 있을까요? MSD제약의 가다실 9가®, 가다실 4가® 그리고 GSK제약의 서바릭스®가 있습니다. 가다실 9®는 HPV의 6, 11, 16, 18, 31, 33, 45, 52, 58에 대한 예방을 합니다. 가다실 4®는 HPV의 6, 11, 16, 18을 예방하고 서바릭스®는 HPV의 16과 18의 예방하는 것으로 알려져 있습니다. 특히 가다실 9®를 예방접종 하였을 경우에는 성기 사마귀와 연관된 6, 11과 자궁경부, 자궁, 질, 방광, 음경, 항문의 암과 연관성이 있는 16, 18, 31, 33, 45, 52, 58에 대한 예방을 할 수 있습니다.

그럼 언제부터 예방접종을 하면 될까요? 만 9세에서 14세 사이와 만 15세와 26세까지는 예방접종의 시기와 간격이 다릅니다. 9세에서 14세까지는 0과 6~12개월 일정으로 2회 접종을 하거나 0, 2, 6 개월 일정으로 3회 접종을 할 수 있습니다. 만 15~26세까지는 0, 2, 6개월 일정으로 3회 접종을 해야 합니다. 그리고 미국 FDA에서는 45세 이하의 여성과 남성에서도 HPV의 예방접종의 효용성을 인정하였고 현재 사용 중입니다. 중요한 것은 1년 이내에 예방접종을 모두 마친 경우에 효과가 있기 때문에 정확한 일정을 지키는 것이 좋습니다.

따라서 HPV에 대한 예방접종을 권유드리고 남성은 자신의 건강 뿐 아니라 사랑하는 배우자를 보호하기 위해서도 예방접종은 필요하다고 생각합니다.

105. 수두 예방접종을 해도 대상포진이 생기나요?

TV에서 수두와 대상포진이 같은 바이러스라는 것을 알게 되었습니다. 그럼 어렸을 때 수두에 걸리면 대상포진은 안 생기나요? 저는 어렸을 때 수두 예방 접종을 받은 것으로 알고 있습니다. 대상포진은 수두와 어떻게 다른 건가요?

대상포진은 수두바이러스가 우리 몸의 신경절에 들어와 있다가 면역력이 떨어지면 신경을 따라서 나타나는 피부 증상입니다. 수두 예방접종은 수두의 발생을 억제하는 것입니다. 대상포진 예방접종은 수두 예방접종보다 10배 이상의 수두바이러스 농도를 가진 예방주사를 통해 대상포진을 억제해야 합니다.

수두대상포진바이러스VZV는 헤르페스바이러스 중의 하나입니다. 헤르페스바이러스 군에 포함된 다른 바이러스로는 단순포진바이러스 HSV 1형과 2형, 거대세포 바이러스CMV, 엡스테인바바이러스EBV 등이 있습니다. 수두대상포진바이러스는 2가지 질환으로 나타납니다. 초기 감염은 수두로 나타나고, 이것이 활성화되면 대상포진으로 나타납니다.

먼저 수두에 대해서 설명드리겠습니다. 수두는 소아의 90% 이상에서 발생하지만 성인에서도 나타날 수 있는 질환입니다. 환자의 재채기, 기침, 말하는 과정 등 입에서 나온 작은 침방울들이 퍼지거나 피부병변이 직접 접촉에 의해 발생할 수 있습니다.

수두는 약 11~21일의 잠복기를 가집니다. 주로 몸통에서 시작하여 얼굴과 팔, 다리까지 퍼지게 됩니다. 초기에 미열과 감기 증상 등이 나타난 후에 물집과 심한 가려움증이 생깁니다. 증상 발생 1~2일 후부터는 염증성 물집으로 변하게 됩니다. 보통 1~3주 후에 물집의 딱지가 떨어지면서 몸에 흉터가 남게 됩니다. 수두의 전염력은 임상 증상이 발생하기 1~2일 전부터 몸에 생긴 딱지가 떨어질 때까지로 간주합니다. 따라서 그 사이에는 격리를 필요로 합니다.

수두는 강한 전파력과 전신에 생기는 가려움증 및 피부질환 그리고 2차로 발생하는 피부의 세균성 감염과 신경학적 문제가 생길 수 있기 때문에 법정전염병으로 신고를 해야 합니다. 수두는 어린소아에서는 대부분 합병증 없이 지나가는 경우가 많으나, 임산부나 면역 저하자는 치명적일 수 있고 청소년이나 성인에서 발병할 경우 심하게 앓고 지나가는 경우가 많으므로, 접종은 반드시 하는 것이 좋겠습니다. 수두의 예방접종은 생후 12~15개월에 시행합니다.

다음은 대상포진입니다. 대상포진은 피부 발진이 생기기 4~5일 전부터 몸살 증상과 피곤함이 나타날 수 있습니다. 몸의 한쪽 방향으로 통증과 함께 띠 모양의 물집이 나타납니다. 문제는 통증은 있으나 전형적인 피부병변이 없을 때도 있고, 피부병변은 명확하지만 통증은 심하지 않은 분들도 있다는 것입니다.

따라서 환자분은 스스로 판단하지 않을 것을 권유드립니다. 피부병변은 절반 이상의 환자분들이 가슴 부위에 나타나고 얼굴, 허리, 엉덩이 순으로 발생합니다. 한쪽의 팔과 다리에 물집과 통증이 발생하여 내원하시는 분들도 제법 계십니다.

대상포진의 치료는 시간과의 싸움입니다. 환자분들은 초기에 피부 병변 없이 통증만 있을 때는 근육통으로 생각하여 정형외과, 재활의학과, 통증의학과에서 진료를 받습니다. 제게 오시는 분들 중에는, 통증과 함께 피부병변이 동반되었을 때 통증약과 피부약을 같이 복용하다가 증상이 호전되지 않아 내원하는 경우를 종종 봅니다. 안타깝게도 이미 1~2주의 시간이 경과한 상태입니다. 대상포진의 치료는 가급적 빨리 시작하는 것이 좋습니다. 대상포진의 급성통증을 조절하기 좋고 대상포진 후에 발생하는 신경통의 가능성을 낮추기 때문입니다. 환자분 스스로가 대상포진과 성인형 수두 및 대상포진 후 신경통을 구분하기는 쉽지 않습니다. 가장 좋은 방법은 심한 불편감을 느낄 때까지 참거나 기다리지 마시고 가까운 의원과 병원을 방문하여 진료를 받으시기 바랍니다.

수두 예방접종

106. 수두바이러스가 대상포진의 원인이라면 수두 예방접종은 하지 않는 것이 좋은 건가요?

수두 예방접종은 아이들이 전부 하잖아요. 수두바이러스가 대상포진의 원인이 된다고 하면 수두백신도 대상포진의 원인이 되는 것 아닌가요? 그렇다면 수두 예방접종을 하지 않는 것이 좋지 않은가요? 헷갈려서 문의드립니다.

A 수두와 대상포진은 같은 바이러스가 맞습니다. 하지만 수두는 그 전염성이 훨씬 큽니다. 그리고 대상포진은 면역력이 떨어진 일부의 환자들에서 발생하는 것입니다. 그러니 유아일 때는 수두 예방

접종을 꼭 하시고, 성인이 된 이후에는 대상포진의 예방접종을 하는 것을 권유드립니다.

수두와 대상포진에 대해서 먼저 설명을 드리는 것이 좋겠습니다. 수두의 증상은 새로 유입된 수두바이러스에 의해 발생하는 것입니다. 대상포진은 수두대상포진바이러스VZV가 다시 활성화되어 생기는 것입니다. 원인은 과거 침범했던 수두바이러스가 수두질환을 유발하고 잠복해 있거나 혹은 과거 수두백신 접종 후의 잠복해 있던 수두바이러스에 의해 발생하는 것입니다. 바이러스가 잠복하는 위치는 척수신경의 뒤 뿌리절입니다.

대상포진의 증상은 기저질환에 의해 면역력이 저하되거나 정상인에서도 컨디션이 떨어질 때 나타나는 것입니다. 대상포진과 그로 인한 신경통은 주로 50대 이후에 생깁니다. 대상포진 후 발생한 신경통은 대상포진 이후에 통증이 지속되는 것을 말합니다. 환자분마다 말씀하시는 증상이 다양합니다. 콕콕 찌르는 느낌, 칼로 베이거나 따가운 느낌, 쓰리고 가렵고 어떨 때는 남의 살을 만지는 느낌 등이 있다고 합니다. 증상이 주로 저녁 이후에 심하다고 호소하시는 분도 있고 증상이 호전되었다가 악화되는 것을 반복하기도 합니다.

그럼 수두백신을 맞고 잠재적인 대상포진의 원인이 되는 것과 수두의 예방접종을 하지 않고 수두에 감염되는 것 중 어느 것이 이득일까요? 수두백신에 대해서 설명을 드리면 이해하기가 좋을 것 같습니다. 수두백신은 독성을 인위적으로 약화시켜서 인체에 주입하는 생백신입니다. 예방접종을 하면 체내에서 증식을 하지만 질병을 일으키지는 못하고 면역체계를 자극하여 새로운 수두균에 대한 항체를 만들어 놓습니다. 수두 접종 후에 발생한 대상포진은 자연감염자에 비하여 증상이 경미하고, 그 발생율도 낮습니다. 수두백신의 VZV 함유량은 1350 플라크형성단위PFUs 입니다. 대상포진의 예방접종은 수두백신과 같은 종류지만 바이러스의 농도가 14배 높습니다. 따라서 수두에 대한 항체가 이미 존재할 때 대상포진 예방접종을 해야 합니다. 우리나라의 성인들은 이미 수두에 대한 면역력을 가지고 있기 때문에 대상포진에 대한 항체를 검사하지 않고 대상포진의 예방접종을 합니다. 하지만 과거 수두감염이나 수두의 예방접종에 대해서는 확인할 필요가 있습니다.

대상포진의 예방접종은 나라별로 차이가 있습니다. 우리나라는 대한감염관리학회의 성인예방접종권고안과 질병관리본부의 권유에 따라 60세 이상의 성인과 예방접종을 꼭 해야 하는 50~59세 사이에서 예방접종을 권유하고 있습니다. 미국의 예방접종자문위원회는 60세 이상 성인에서 접종을 권장하고 있고, 미국 식약처에서는 50세 이상의 성인에서 접종이 가능한 것으로 보고합니다. 영국의 국가의료제도에서는 70세 이상에서 예방접종을 권장하고 있습니다. 왜냐하면 65세 이상에서는 VZV에 대한 세포매개면역이 저하되어 젊은 연령층에 비해 발생률이 8~10배 가량 높기 때문입니다. 하지만 80세 이상에서는 대상포진 예방접종에 대한 면역반응이 떨어진다는 결과가 있습니다. 따라서 어렸을 때는 수두 예방접종을 하고 성인이 되면 대상포진에 대한 예방접종을 하는 것이 좋겠습니다.

참고문헌

★ 단행본

대한남성과학회. 남성과학 제3판. 군자출판사. 2016

대한배뇨장애요실금학회. 배뇨장애와 요실금 3판. 에이플러스. 2015

대한비뇨의학회. 비뇨의학 제6판. 일조각. 2019

대한소아과학회편집부. 예방접종 지침서 제 9판. 대한소아청소년과학회. 2018

대한전립선학회. 전립선비대증. 일조각. 2004.

Wein, Kavoussi, Partin, Peters. Campbell-Walsh Urology. 11th ed. Elsevier. 2016

★ 인터넷자료

경희의료원 가정의학과 홈페이지

국가암정보센터

남성질환 자가진단 – 대한남성과학회 홈페이지

성매개감염 진료지침 2016 – 대한요로생식기감염학회, 질병관리본부

에이즈 완치 낙관 일러. 백신개발 통한 예방이 우선돼야 – 동아사이언스 2019.04.05.

전립선비대증 진료권고안 2015년. 대한비뇨의학회와 대한배뇨장애요실금학회

질병관리본부 국가건강정보포털

제5회 골드리본 캠페인에서 발표한 과민성방광 유병률 데이터 – 대한비뇨의학회·대한배뇨장애요실금학회

2011년 남성 갱년기 유병률 – 대한남성과학회와 대한남성갱년기학회의 조사 결과

EBS 한국인을 위협하는 침묵의 암 – 신장암 – EBS 명의 2012.09.28.

European Association of Urology guideline 2016. 유럽비뇨의학회

KIMS의학정보센터 – 서바릭스, 가다실

Gardasil 9 – U.S. food & Drug administration

NCCN Clinical Practice Guideline in Oncology-V.2.2020 Kidney Cancer

NCCN Clinical Practice Guideline in Oncology-V.1.2020 Prostate Cancer

★ 학술지

박영민. 대상포진의 고찰 및 최신지견 이해. J Korean Med Assoc. 2018;61:116-22.

박흥재. Korean J Urogenit Tract Infect Inflamm. 2014;9(1):21-26.

이선희. HIV 감염 진단의 최신 지견. Korean J Med. 2016;90:469-473.

차우헌 등. Korean J Urol. 2012;53(5):349-354.

최종보. Korean J Fam Med. 2010;31:661-671.

최광성. 한국인의 두피모발 특성과 남성형탈모증. J Korean Med Assoc. 2013;56:45-54.

American Urology Association. AUA Update Series. 2005.

Belker AM, Thomas AJ Jr et al. Results of 1,469 microsurgical vasectomy reversals by the Vasovasostomy Study Group. J Urol. 1991;145:505-11.

Bharti AC, et al. Anti-human papillomavirus therapeutics: facts & future. Indian J Med Res. 2009;130:296-310.

Choi HC, et al. Physical Activity and Exercise for Men with Late Onset Hypogonadism. Korean J Androl. 2011;29:181-90.

Fantl JA, et al. Efficacy of bladder training in older women with urinary incontinence. JAMA. 1991;265:609-13.

Fralick RA, et al. Urethroscopy and urethral cytology in men with external genital condyloma. Urology 1994;43:361-4.

Gayatri Amirthalingam at el. Evaluation of the effect of the herpes zoster vaccination programme 3 years after its introduction in England: a population-based study. Lancet Public Health 2017, S2468-2667(17)30234-7

Juarez MC, et al. A systematic review of evidence based treatments for lichen simplex chronicus. J Dermatolog Treat. 2020;6:1-9.

Keag OE, et al. PLoS Med. 2018;15(1):e1002494.

Morrison VA, Johnson GR et al. Long-term persistence of zoster vaccine efficacy. Clin Infect Dis. 2015;60:900-9.

Oxman MN, et al. Shingles Prevention Study Group. A vaccine to prevent herpes zoster and postherpetic neuralgia in older adults. N Engl J Med 2005;352:2271-84.

Rosenberg MT, et al. A practical primary care approach to lower urinary tract symptoms caused by benign prostatic hyperplasia (BPH-LUTS). Can J Urol. 2014;21:12-24.

Schisterman EF et al. Effect of Folic Acid and Zinc Supplementation in Men on Semen Quality and Live Birth Among Couples Undergoing Infertility Treatment: A Randomized Clinical Trial. JAMA. 2020;323:35-48.

Shamberger RJ. Validity of hair mineral testing. Biol Trace Elem Res. 2002;87:1-28.

Stulberg DL, et al. Common bacterial skin infections. Am Fam Physician. 2002;66:119-24.

Zaichick VY et al. Zinc in the human prostate gland: normal, hyperplastic and cancerous. International Urology and Nephrology. 1997;29:565-74.

Zaichick VY, et al. Zinc concentration in human prostatic fluid: normal, chronic prostatitis, adenoma and cancer. Int Urol Nephrol. 1996;28:687-94.